图书在版编目（CIP）数据

脊柱翻修手术要点与难点 /（美）格雷戈里 D.施罗德（Gregory D. Schroeder），（美）阿里 A.巴伊（Ali A. Baaj），（美）亚历山大 R.瓦卡罗（Alexander R. Vaccaro）主编；陈雷，李玉才主译. —沈阳：辽宁科学技术出版社，2021.7

ISBN 978-7-5591-2029-8

Ⅰ.①脊… Ⅱ.①格…②阿…③亚…④陈…⑤李… Ⅲ.①脊柱—外科手术 Ⅳ.①R681.5

中国版本图书馆CIP数据核字（2021）第070103号

© 2020 by Taylor & Francis Group, LLC

Authorized translation from the English language edition published by CRC Press, a member of the Taylor & Francis Group, LLC.
All Rights Reserved.

本书原版由 Taylor & Francis 出版集团旗下 CRC 出版公司出版，并经其授权翻译出版。版权所有，侵权必究。
Liaoning Science and Technology Publishing House Ltd. is authorized to publish and distribute exclusively the Chinese (Simplified Characters) language edition. This edition is authorized for sale throughout Mainland of China. No part of the publication may be reproduced or distributed by any means, or stored in a database or retrieval system, without the prior written permission of the publisher.

本书中文简体翻译版授权由辽宁科学技术出版社有限责任公司独家出版并仅限在中国大陆地区销售。未经出版者书面许可，不得以任何方式复制或发行本书的任何部分。

Copies of this book sold without a Taylor & Francis sticker on the cover are unauthorized and illegal.

著作权登记号 06-2019-55　　　　　　　　　　　　　　　　版权所有　侵权必究

出版发行：	辽宁科学技术出版社
	北京拂石医典图书有限公司
地　　址：	北京海淀区车公庄西路华通大厦 B 座 15 层
联系电话：	010-57262361/024-23284376
E-mail：	fushimedbook@163.com
印 刷 者：	青岛名扬数码印刷有限责任公司
经 销 者：	各地新华书店
幅面尺寸：	185mm×260mm
字　　数：	483 千字
印　　张：	19.75
出版时间：	2021 年 7 月第 1 版
印刷时间：	2021 年 7 月第 1 次印刷
责任编辑：	李俊卿　方菊花
责任校对：	梁晓洁
封面设计：	潇　潇
封面制作：	潇　潇
版式设计：	天地鹏博
责任印制：	丁　艾

如有质量问题，请速与印务部联系　　联系电话：010-57262361

定　　价：148.00 元

谨将此书献给我的妻子凯蒂（Katie）和我们的三个儿子利奥（Leo）、亨利（Henry）和格兰特（Grant）。你们的支持是我所拥有的最好的礼物。

Gregory D. Schroeder

此书献给我美丽的女儿汉娜（Hannah），她给我们带来了无尽的快乐。

Ali A. Baaj

此书献给我侄子卢克·瓦卡罗（Luke Vaccaro）。有一句至理名言是这么说的，生活的意义是找到礼物，而生活的目的则是把礼物送走。卢克的礼物就是你的勇气、坚韧和你对家庭的热爱。你的父母为你感到骄傲，你将永远是你弟弟Drew的榜样。

Alexander R. Vaccaro

译者序

近年来随着脊柱外科的迅速发展，手术涉及面越来越广泛，术后复发再手术翻修病例也逐渐增多，虽然专业书籍层出不穷，但有关脊柱术后翻修手术的参考书却比较少见。《脊柱翻修手术要点与难点》是一本关于脊柱外科术后如何进行翻修的重要参考书，此书的出版，对于脊柱外科专业人员来说，无疑提供了重要的参考依据。我们将其译成中文，与专业人士共享。

本书的作者均为具有丰富实践经验的世界著名脊柱外科、神经外科和矫形科专家，他们通过对脊柱翻修手术中遇到的难点、并发症进行分析后编写了本书，对目前脊柱外科经典手术、微创手术翻修的适应证、相对禁忌证、手术预期、翻修手术原则、手术计划、手术准备、手术技巧、并发症预防及要点与难点等方面进行了详细论述和经验分享。书中配有大量精美插图、手术照片和手术前后影像学检查，旨在使读者了解如何确定脊柱外科翻修手术方案，选择非手术、简单翻修手术还是复杂翻修手术，如何进行翻修手术才能使患者获益，以减少并发症并加快康复，值得我们不断学习体会。我们相信，本书无论对于骨科还是神经外科医生的今后工作，都有重要借鉴价值。

由于学识和经验水平有限，翻译过程中可能有纰漏或不当，敬请专家同仁不吝指教。

本书翻译过程中得到辽宁科学技术出版社李俊卿、方菊花老师的帮助，在此深表感谢！

陈 雷

山东省日照市人民医院脊柱外科

原著编委会

D. Greg Anderson MD
Departments of Orthopaedics and Neurological Surgery
Rothman Institute
Thomas Jefferson University
Philadelphia, Pennsylvania

Peter D. Angevine MD, MPH
Associate Professor
Quality Chair
Department of Neurological Surgery
Columbia University
Daniel and Jane Och Spine Hospital
New York City, New York

Ali A. Baaj MD
Associate Professor of Neurological
Surgery Co-Director
Spinal Deformity and Scoliosis Program Weill Cornell Medical College
New York-Presbyterian Hospital
New York City, New York

Jaime L. Bernstein MD
Division of Plastic Surgery
New York–Presbyterian Hospital/Weill Cornell Medicine
New York City, New York

Jesse E. Bible MD
Assistant Professor
Department of Orthopaedics and Rehabilitation
Pennsylvania State University
Milton S. Hershey Medical Center
Hershey, Pennsylvania

Jessica L. Block BS
Drexel University College of Medicine
Philadelphia, Pennsylvania

Joseph S. Butler PHD, FRCS
Rothman Institute
Thomas Jefferson University
Philadelphia, Pennsylvania

Anthony J. Caputy MD
Department of Neurosurgery
George Washington University School of Medicine & Health Sciences
George Washington University
Washington, DC

Daniel Cataldo DO
Orthopedic Spine Surgery Fellow
Icahn School of Medicine at Mount Sinai
New York City, New York

Christopher R. Cook DO
Orthopedic Spine Surgeon
Graves Gilbert Clinic
Western Kentucky Orthopaedic and Neurosurgical Associates
Bowling Green, Kentucky

Patrick Curry MD
Western Orthopaedics
Denver, Colorado

Amos Z. Dai MD
Department of Orthopaedic Surgery
New York University
Langone Medical Center
New York City, New York

Bruce V. Darden, II MD
OrthoCarolina Spine Center
Charlotte, North Carolina

Edward Delsole MD
Department of Orthopaedic Surgery
Rothman Orthopaedic Institute
Thomas Jefferson University
Philadelphia, Pennsylvania

Briar L. Dent MD
Division of Plastic Surgery
New York-Presbyterian Hospital/Weill Cornell Medicine
New York City, New York

John M. DePasse MD
Department of Orthopaedic Surgery
Rothman Institute
Thomas Jefferson University
Philadelphia, Pennsylvania

Shah-Nawaz M. Dodwad MD
Department of Orthopaedic Surgery
University of Texas Health Sciences Center at Houston
Houston, Texas

Michael G. Fehlings MD, PHD, FRCSC
Division of Neurosurgery
Toronto Western Hospital
University Health Network
and
Department of Surgery
University of Toronto
Toronto, Canada

Matthew S. Galetta BA
Department of Orthopaedic Surgery
Rothman Institute
Merion Station, Pennsylvania

George M. Ghobrial MD
Department of Neurological Surgery
Thomas Jefferson University Hospital
Philadelphia, Pennsylvania

Jacob L. Goldberg MD
Department of Neurological Surgery
Weill Cornell Brain and Spine Center
New York, New York

Dhruv K.C. Goyal BA
Department of Orthopaedic Surgery
Rothman Orthopaedic Institute
Thomas Jefferson University
Philadelphia, Pennsylvania

Vadim Goz MD
Department of Orthopaedics
University of Utah School of Medicine
Salt Lake City, Utah

Cristian Gragnaniello MD, PHD
Department of Neurosurgery
George Washington University
Washington, DC

Randall B. Graham MD
Department of Neurological Surgery
Northwestern University
Feinberg School of Medicine
Chicago, Illinois

Jeffrey P. Greenfield MD, PHD
Pediatric Neurological Surgery
Weill Cornell Brain and Spine Center
New York, New York

Raymond J. Hah MD
Assistant Professor of Orthopaedic Surgery and Neurosurgery
Keck School of Medicine
University of Southern California
Los Angeles, California

James S. Harrop MD
Professor of Neurological Surgery and Orthopedics
Department of Neurological Surgery
Division of Spine and Peripheral Nerve Surgery
Thomas Jefferson University Hospital
Philadelphia, Pennsylvania

Roger Härtl MD
Department of Neurological Surgery
Weill Cornell Brain and Spine Center
New York-Presbyterian Hospital/Weill Cornell Medicine
New York City, New York

Joshua E. Heller MD, MBA
Department of Orthopaedic Surgery
Rothman Institute
Thomas Jefferson University
Philadelphia, Pennsylvania

Aaron Hillis, MD
Department of Neurological Surgery
Weill Cornell Brain and Spine Center
New York-Presbyterian Hospital/Weill Cornell Medicine
New York City, New York

Fady Y. Hijji BS
Department of Orthopaedic Surgery
Rush University Medical Center
Chicago, Illinois

Jacob Hoffman MD
Department of Orthopaedic Surgery
University of Texas Health Sciences Center at Houston
Houston, Texas

Wellington K. Hsu MD
Clifford C. Raisbeck Distinguished Professor of Orthopaedic Surgery
Northwestern University Feinberg School of Medicine
Chicago, Illinois

Ibrahim Hussain MD
Department of Neurological Surgery
Weill Cornell Brain and Spine Center
New York-Presbyterian Hospital
New York City, New York

Ken Ishii MD, PHD
Keio University School of Medicine
Tokyo, Japan

Jack Jallo MD
Department of Neurological Surgery
Jefferson Medical College
Thomas Jefferson University
Philadelphia, Pennsylvania

Nickul S. Jain MD
Southern California Orthopedic Institute
Bakersfield, California

Christopher Kepler MD
Orthopaedic Surgery
Thomas Jefferson University Hospital
Philadelphia, Pennsylvania

Sertac Kirnaz MD
Department of Neurological Surgery
Weill Cornell Brain and Spine Center
New York-Presbyterian Hospital/Weill Cornell Medicine
New York City, New York

Jacqueline Koomson MS
Department of Orthopaedic Surgery
Rothman Orthopaedic Institute
Thomas Jefferson University
Philadelphia, Pennsylvania

Tyler R. Koski MD
Department of Neurological Surgery
Northwestern University
Feinberg School of Medicine
Chicago, Illinois

Krishna T. Kudaravalli BS
Department of Orthopaedic Surgery
Rush University Medical Center
Chicago, Illinois

Mark F. Kurd MD
Associate Professor of Orthopaedic Surgery
Thomas Jefferson University
Philadelphia, Pennsylvania

Gregory D. Lopez MD
Department of Orthopaedic Surgery
Rush University Medical Center
Chicago, Illinois

Heeren S. Makanji MD
Department of Orthopaedic Surgery
Rothman Orthopaedic Institute
Thomas Jefferson University
Philadelphia, Pennsylvania

Christopher T. Martin MD
Orthopaedic Surgery
Emory Spine Center
Emory University School of Medicine
Atlanta, Georgia

Paul W. Millhouse MD, MBA
Thomas Jefferson University
Philadelphia, Pennsylvania

Nizar Moayeri MD, PHD
University Medical Center Utrecht
Utrecht University
Utrecht, Netherlands

Joseph E. Molenda MD
Department of Neurosurgery
Rush University Medical Center
Chicago, Illinois

Michael J. Moses MD
Department of Orthopaedic Surgery
New York University Langone Medical Center
New York City, New York

Trevor Mordhorst BS
University of Wyoming
Laramie, Wyoming

Peter F. Morgenstern MD
Department of Neurological Surgery
Weill Cornell Brain and Spine Center
New York-Presbyterian Hospital
New York City, New York

Hamadi Murphy MD
SIU School of Medicine
Southern Illinois University
Springfield, Illinois

Ryan Murphy MD
Department of Orthopaedic Surgery
University of Texas Health Sciences Center at Houston
Houston, Texas

Ankur S. Narain BA
Department of Orthopaedic Surgery
Rush University Medical Center
Chicago, Illinois

Kamil Okroj MD
Department of Orthopaedic Surgery
Sidney Kimmel Medical College
Jefferson University
Philadelphia, Pennsylvania

Gregory Pace MD
Orthopaedic Resident
Department of Orthopaedics and Rehabilitation
Milton S. Hershey Medical Center
Pennsylvania State University
Hershey, Pennsylvania

Taylor Paziuk MD
Department of Orthopaedic Surgery
Sidney Kimmel Medical College
Jefferson University
Philadelphia, Pennsylvania

Courtney Pendleton MD
Department of Neurological Surgery
Sidney Kimmel Medical College
Jefferson University
Philadelphia, Pennsylvania

Mark L. Prasarn MD
Department of Orthopaedic Surgery
University of Texas Health Sciences Center at Houston
Houston, Texas

Srinivas Prasad MD, MS
Department of Neurological Surgery
Sidney Kimmel Medical College
Jefferson University
Philadelphia, Pennsylvania

Themistocles S. Protopsaltis MD
Chief, Division of Spine Surgery
Associate Professor of Orthopaedic Surgery and Neurosurgery
Department of Orthopedic Surgery
NYU Langone Health
New York City, New York

Kris Radcliff MD
Departments of Orthopedic Surgery and Neurological Surgery
Rothman Institute
Thomas Jefferson University
Philadelphia, Pennsylvania

John M. Rhee MD
Orthopaedic Surgery
Emory Spine Center
Emory University School of Medicine
Atlanta, Georgia

Jeffrey A. Rihn MD
Rothman Orthopaedics
Philadelphia, Pennsylvania

Michael Rosner MD
Professor of Surgery
F. Edward Hebert School of Medicine
Bethesda, Maryland

George Rymarczuk MD
Department of Orthopaedic Surgery
Rothman Institute
Thomas Jefferson University
Philadelphia, Pennsylvania

Fadi Al-Saiegh MD
Department of Neurosurgery Surgery
Thomas Jefferson University Hospital
Philadelphia, Pennsylvania

Sundeep S. Saini DO
PGY-IV
Department of Orthopaedic Surgery
Rowan University School of Osteopathic Medicine
Stratford, New Jersey

Rick C. Sasso MD
Indiana Spine Group
Carmel, Indiana

Jason W. Savage MD
Associate Professor of Orthopaedic Surgery
Cleveland Clinic
Cleveland, Ohio

Kevin Savage MD

Franziska A. Schmidt MD
Department of Neurological Surgery
Weill Cornell Brain and Spine Center
New York-Presbyterian Hospital/Weill Cornell Medicine
New York City, New York

Gregory D. Schroeder MD
Assistant Professor of Orthopaedic Surgery
Thomas Jefferson University
and
Spine Surgeon
The Rothman Institute
Philadelphia, Pennsylvania

Rishi Sharma BS
Department of Orthopaedic Surgery
Rothman Orthopaedic Institute
Thomas Jefferson University
Philadelphia, Pennsylvania

Kern Singh MD
Department of Orthopaedic Surgery
Rush University Medical Center
Chicago, Illinois

Francis J. Sirch IV BA
Department of Orthopaedic Surgery
Rothman Institute
Thomas Jefferson University
Philadelphia, Pennsylvania

Joseph D. Smucker MD
Indiana Spine Group
Carmel, Indiana

Jason A. Spector MD, FACS
Division of Plastic Surgery
New York–Presbyterian Hospital/Weill Cornell Medicine
New York City, New York

William Ryan Spiker MD
Department of Orthopaedic Surgery
University of Utah
Salt Lake City, Utah

Brian W. Su MD
California Orthopedics and Spine
Larkspur, California

Patrick A. Sugrue MD
Department of Neurological Surgery
Feinberg School of Medicine
Northwestern University
Chicago, Illinois

Fadi Sweiss MD
Department of Neurological Surgery
George Washington School of Medicine and Health Sciences
George Washington University
Washington, DC

Vincent C. Traynelis MD
Department of Neurosurgery
Rush University Medical Center
Chicago, Illinois

Mazda K. Turel MD
Department of Neurosurgery
Rush University Medical Center
Chicago, Illinois

Alexander R. Vaccaro MD, PHD, MBA
Department of Orthopedic Surgery
Thomas Jefferson University
Philadelphia, Pennsylvania

Joseph A. Weiner MD
Department of Orthopaedic Surgery
Feinberg School of Medicine
Northwestern University
Chicago, Illinois

Joshua T. Wewel MD
Department of Neurosurgery
Rush University Medical Center
Chicago, Illinois

Jefferson Wilson MD, PHD
Department of Neurosurgery
University of Toronto
Toronto, Ontario

Christoph Wipplinger MD
Department of Neurological Surgery
Weill Cornell Brain and Spine Center
New York-Presbyterian Hospital/Weill Cornell Medicine
New York City, New York

Barrett I. Woods MD
Rothman Institute
Thomas Jefferson University
Philadelphia, Pennsylvania

and

Department of Orthopaedic Surgery
Feinberg School of Medicine
Northwestern University
Chicago, Illinois

Chengyuan Wu MD, MSBmE
Department of Orthopaedic Surgery
Rothman Institute
Thomas Jefferson University
Philadelphia, Pennsylvania

Kelly H. Yom BA
Department of Orthopaedic Surgery
Rush University Medical Center
Chicago, Illinois

目 录

第一部分 总 论

第 1 章　翻修手术流程 ·· 3
第 2 章　颈椎后路椎板切除术后翻修流程 ·· 15
第 3 章　胸腰椎后路椎板切除术后翻修流程 ··· 21
第 4 章　脊柱翻修手术中局部肌肉瓣的应用 ··· 29
第 5 章　脊髓刺激器的翻修与再植入 ·· 37

第二部分 颈椎前路手术

第 6 章　同间隙的 ACDF 术后翻修 ·· 45
第 7 章　ACDF 邻近间隙翻修 ·· 53
第 8 章　颈椎人工椎间盘置换术后 ACDF 翻修 ·· 59
第 9 章　人工椎间盘置换术（TDR）后邻椎病的治疗 ··· 67

第三部分 颈椎后路手术

第 10 章　复杂 Chiari 畸形的枕下减压翻修 ·· 77
第 11 章　枕颈融合失败翻修 ·· 87
第 12 章　C1-C2 融合失败翻修 ··· 95
第 13 章　椎板切除术后颈椎后凸畸形的治疗 ··· 103
第 14 章　颈椎后路融合失败翻修 ··· 117
第 15 章　颈椎椎板成形术后并发症翻修 ·· 125

第四部分 胸椎/胸腰椎手术

第 16 章　胸腰椎融合术后近端交界性后凸的翻修 ·· 135
第 17 章　PSO 截骨骨不连的翻修 ·· 147
第 18 章　非三柱截骨部位的胸腰椎畸形不愈合的治疗 ·· 155
第 19 章　如何安全取出靠近主动脉的螺钉 ··· 167

第五部分　腰椎手术

第 20 章　前路腰椎椎间融合（ALIF）骨不愈合的翻修 …………………………………… 175

第 21 章　侧入路翻修侧路腰椎椎间融合术后不愈合 …………………………………… 181

第 22 章　复发性腰椎间盘突出症的手术治疗 …………………………………………… 189

第 23 章　腰椎减压术后翻修 ……………………………………………………………… 195

第 24 章　微创（MIS）入路进行腰椎减压翻修术 ……………………………………… 203

第 25 章　经椎间孔椎间融合（TLIF）术后不愈合伴狭窄复发翻修 …………………… 213

第 26 章　MIS-TLIF 术后骨不连伴狭窄复发的微创翻修 ……………………………… 221

第 27 章　后外侧减压融合的翻修 ………………………………………………………… 231

第 28 章　后路腰椎融合术后邻近节段狭窄的翻修 ……………………………………… 237

第 29 章　平背畸形翻修手术 ……………………………………………………………… 243

第 30 章　严重腰椎滑脱的翻修 …………………………………………………………… 251

第 31 章　ALIF, TLIF 或 DLIF 术后椎间融合器腹侧脱位的处理 ……………………… 259

第六部分　特殊案例解读

第 32 章　症状性颈椎、腰椎假性硬脊膜膨出的治疗 …………………………………… 269

第 33 章　颈椎硬膜损伤的处理 …………………………………………………………… 279

第 34 章　胸椎硬脊膜腹侧缺损的处理 …………………………………………………… 283

第 35 章　持续性腰椎硬膜撕裂的处理 …………………………………………………… 289

第 36 章　颈椎和腰椎术后慢性感染的治疗 ……………………………………………… 295

第一部分

总　论

第 1 章　翻修手术流程 ·· 3

第 2 章　颈椎后路椎板切除术后翻修流程 ··· 15

第 3 章　胸腰椎后路椎板切除术后翻修流程 ······································· 21

第 4 章　脊柱翻修手术中局部肌肉瓣的应用 ······································· 29

第 5 章　脊髓刺激器的翻修与再植入 ··· 37

第 1 章

翻修手术流程

JOSEPH A. WEINER AND WELLINGTON K. HSU

简介	3	小结	10
患者评估	4	参考文献	10
临床注意事项	6		

简介

脊柱外科手术常用于治疗脊柱创伤、肿瘤和复杂的退行性疾病。据估计，美国每年进行41.3万例融合术，与1998年相比，脊柱融合术的数量增加了2.4倍[1]。因为接受脊柱手术的患者越来越多，加上患者本身寿命的延长，因此需要接受翻修手术的患者也越来越多。术后复发性背痛，除常见病因如椎管狭窄和椎间盘突出之外，还可由感染、医源性骨折、融合失败或邻近节段病变引起。在多节段后外侧腰椎融合术中，假关节发生率高达48%[2]。鉴于失败的脊柱外科手术给我们的医疗系统造成了沉重的负担，出现大量的相关研究以确定导致这一问题的因素，并尝试开发出能成功翻修的手术方法。

脊柱翻修手术对外科医生和患者来说都是一项具有挑战性的工作。个体差异与翻修理念差异常使脊柱翻修手术复杂化，包括由前次手术引起的生物学损伤。通常，如果导致假关节的因素仍然存在，必须在翻修手术前予以纠正。与初次手术相比，这些干预因素会导致更高的再手术率、感染率和较差的患者随访结果［根据残疾指数/视觉模拟量表（ODI/VAS）评估］[3-5]。鉴于脊柱翻修手术的风险，对于脊柱手术失败的患者，正确的评估和选择至关重要。

患者评估

颈椎和腰椎融合术后患者的满意度差异很大[6]。确定何种因素导致患者感受不佳是最近脊柱外科研究的一个主要方向。研究发现，术前因素如吸烟、心理不健康、肥胖、低骨密度和工作薪酬状况是预后不良的独立预测因素[6,7]。此外，患者的期望值也是术后满意度的一个重要预测指标。

病史

脊柱手术后复发的颈/背部疼痛和/或神经系统症状需要仔细评估，以确定确切的症状根源。这一过程的第一步是获得详细的病史，以确定症状的持续时间和特征。症状的时间进程有助于确定在首次手术后是否有一个无痛间隔。没有无痛间隔可能意味着前次手术减压不充分或手术失败。相反，如果患者初始症状立即缓解，但在融合术后的随访中症状复发，则应考虑假关节、感染或邻近节段病变。询问患者的症状特征可以帮助确定目前的症状是否与术前的主诉相似或不同。伴随运动而加重的机械性背痛可能提示假关节，而伴随发热、寒战和体重减轻的非机械性疼痛可能提示感染。

在手术后患者群体中，获取病史的一个关键因素是心理健康评估。许多研究表明，心理健康状况是影响患者报告结局的强预测因子[8,9]。术前和术后抑郁症状与腰椎手术后的临床预后密切相关[10]。Hart等人最近报道称，有11%接受择期腰椎融合的患者腰椎是否融合与术后第一年创伤后应激障碍（PTSD）相关。较术前精神疾病诊断或术前心理综合评分相比，术后创伤后应激障碍对临床获益的负面影响更大[11]。抑郁症的诊断标准包括睡眠障碍、对日常活动失去兴趣、内疚、缺乏精力、认知和注意力受损、食欲不振、精神运动迟缓和自杀意念。在翻修手术之前解决这些心理健康问题对于确保良好的预后至关重要[12]。

体格检查

评估背痛的常见原因应该进行彻底的体格检查。应特别注意神经学检查，包括感觉、运动、深肌腱反射和步态模式。在对任何颈部和/或背部疼痛的患者进行评估时，外科医生必须始终考虑其症状的非器质性病因。Waddell征是一种非器质性疼痛评价方法，可以用于提示腰痛的非器质性和/或心理-社会性病因，其包括表面或弥漫性的非解剖性触痛，对非疼痛刺激的过度反应，以及当患者转移注意力时检查结果的改变[13]（表1.1）。

表 1.1 非器质性背痛的 Waddell 征

压痛
- 皮肤轻捏痛
- 无明确解剖定位的压痛（如骨盆、胸椎等处的疼痛）

疼痛诱发测试
- 压头诱发腰痛
- 肩部和骨盆在同一平面被动旋转会加重腰痛

注意力分散测试
- 比较卧位与坐位直腿抬高试验的差异
- 患者注意力分散时检查结果不一致

区域性不适
- 肌力：检查时有齿轮样下肢肌力下降
- 感觉：与神经节段支配不符的局部浅感觉减退，手套征或袜套征

过度反应
- 对刺激的过度反应
- 支撑：坐位时习惯双手支撑
- 撑腰部时间 >3 秒
- 扮鬼脸
- 精神崩溃

影像学检查

在完成详尽的病史和体格检查后，应当进行必要的影像学检查以评估是否有假关节形成或新的病理变化。由于平片实用性广且成本较低，常被用于假关节的初步评估。然而，这些研究可能明显高估了融合的可能性。Brodsky等人[14]的研究显示，术后正侧位X线片与手术探查的符合率为64%。此外，影像学发现假关节的时间可能会因为患者的不同而不同。虽然许多临床研究将1年作为融合研究的终点[15,16]，Kim等人[17]却发现使用平片发现假关节的平均时间为3.5年（12～131个月）。众所周知，影像学融合即使在1年后也可能会发生变化。评价关节融合的另一种方法是利用过伸过屈位片来评价融合节段的运动。运动时可能出现假关节；然而，对于会导致出现确切融合的运动量，目前还没有共识。美国食品和药物管理局（FDA）关于脊柱融合的标准包括：受累者运动节段之间是否有骨小梁桥接，平移运动< 3mm，角运动<5°[15]。

计算机断层扫描（CT）成像与术中评估融合的符合性最高。这些扫描可以仔细评估骨骼解剖、前次手术的内固定物和融合的表面区域[14,18]。螺钉周围的透亮影或内固定失效提示可能是假关节，但这些发现并不总是与术中的发现相符[19]。CT还能分辨椎间融合器内的骨小梁，为外科医生评估椎间融合提供更准确的方法。Kanemura等人使用薄层CT矢状面成像证明，术后12个月时在椎间Cage周围形成1mm的透亮环是假关节的强预测因子[20]。鉴

于CT成像的敏感性和特异性得到提高，薄层CT是评估融合失败的首选影像学检查。

实验室检查

在脊柱翻修手术之前，实验室评估需要重点关注假关节形成的可逆原因和其他可能导致手术失败的情况。检查一般包括感染标记物、营养标记物和糖化血红蛋白（HbA1c）。为了排除感染是导致背部疼痛复发的原因，外科医生应该检查全血细胞计数（CBC）、红细胞沉降率（ESR）和C-反应蛋白（CRP）。在感染的情况下，预期可发现白细胞计数增加，向粒细胞偏移，ESR和CRP升高。如果这些检查结果显示与感染有关，应进行血液培养。

翻修手术前应使用营养指标（例如白蛋白水平）来评估患者的营养状况。白蛋白水平降低与伤口愈合不良、术后感染、并发症、死亡率和免疫抑制有关[21]。血清白蛋白水平<3.5g/dl被普遍认为是一种营养不良状态[22]。此外，白蛋白水平低下严重程度与并发症的发生率相关。2016年，Singh等人报道，术前白蛋白<3.5g/dl的脊柱患者其伤口裂开、手术部位感染和30天再入院的风险更高[23]。有关进一步的评估，包括糖化血红蛋白和维生素D水平，将在下一节详细讨论。

临床注意事项

脊柱翻修手术很有挑战性，所以外科医生彻底了解前次手术失败的原因非常重要。了解失败的原因和机制可以在术前采取预见性的诊疗措施。

感染

持续感染的患者可能表现为起病隐袭的非机械性背痛、发热、畏寒和体重减轻。但有些情况下，这些体征不一定存在。与其他手术操作类似，风险与初次手术的时长和复杂性直接相关。感染的危险因素包括肥胖、术中出血量大、手术室人员超过10人、硬膜撕裂、糖尿病史、慢性阻塞性肺病、冠心病和骨质疏松症[24]。最常见的病原体是金黄色葡萄球菌，34%的培养物中有耐甲氧西林金黄色葡萄球菌。其他病原体可能有表皮葡萄球菌、粪肠球菌、假单胞菌和痤疮丙酸杆菌[25,26]。

实验室评估可显示白细胞计数升高，并向多形核细胞偏移，ESR或CRP水平增高。高热时应进行血培养。平片和CT成像可以显示内固定周围的放射透亮影，这提示潜在的螺钉松动。如果进行核磁共振成像（MRI）强化，可以发现感染区钆的摄取增加。

手术部位感染的治疗通常包括早期识别、充分灌洗、感染和坏死组织清创，以及根据培养结果选择静脉（IV）抗生素治疗[26]。根据感染和坏死组织的程度，伤口可以一期闭合，也可以延期闭合以方便后续的清创。真空辅助闭合（VAC）敷料和封闭吸灌系统可应用帮助愈合。Mehbod等人报告说，创伤VAC装置使去手术室（OR）清创的次数减少了近50%[27]。对于脊柱内固定的患者，只有在多种彻底清创和抗生素治疗均不能根除感染时，才考虑取出内固定物[28]。

吸烟

大量研究表明，在脊柱融合手术中，吸烟与延迟愈合和假关节形成有关[29,30]，融合率可降低约10%~12%[30,31]。术后戒烟失败也会进一步降低骨愈合的潜能[30]。在脊柱手术后，所有患者都有可改变和不可改变的风险因素，这些风险因素可能会影响最后的预后。考虑到吸烟对骨愈合的巨大影响，出现假关节的患者必须在术前和术后接受吸烟的风险教育。那些有大量吸烟史的人应该在考虑翻修手术之前制定戒烟计划[31,32]。这些研究项目已经证实，术前6~8周开始对吸烟进行主动干预可以使术后并发症的发生率降低50%[32]。

由于香烟烟雾中含有多达4000种不同的化学成分，确定吸烟阻碍骨骼愈合的单一机制太过困难。香烟烟雾中的一氧化碳取代了血红蛋白中的氧气，极大地降低了血液携氧至骨愈合处的能力，从而抑制成骨细胞的增殖[33]。尼古丁是一种抗炎和免疫抑制物，已被证明对成纤维细胞、红细胞和巨噬细胞有不良影响[34-36]，此外，它还促进血管收缩使组织的血供减少[36,37]。然而，尼古丁对骨骼健康的影响可能是剂量依赖性的，也不是融合率降低的唯一原因。Daffner等人利用兔腰椎后外侧融合模型证明，低剂量尼古丁贴片可提高脊柱融合率，而高剂量尼古丁贴片组的融合率与对照组相当[38]。

最近的研究发现，二噁英是一类强致癌的多环芳烃，在抑制成骨中起着重要作用[39]。体内外研究表明，二噁英对骨骼有毒性作用，对骨骼生长和重塑、基质组成、机械强度、成骨细胞分化等都有不利影响[40]。尽管吸烟抑制成骨细胞的确切机制尚不清楚，但目前许多外科医生认为尼古丁与吸烟对骨愈合的负面影响有关。二噁英和Ahr通路与吸烟导致的骨骼愈合抑制之间的联系，为减轻这些影响提供了一个新方向。

维生素D缺乏

在评估患者假关节的原因时，考虑维生素D缺乏症的影响是很重要的。考虑到大多数假关节的多因素性质，在翻修手术之前优化可控变量是至关重要的。维生素D在维持骨代谢平衡中起着关键作用。维生素D缺乏会对骨骼健康产生负面影响，约33%的健康年轻人和50%以上的普通内科住院患者缺乏维生素D[41]。随着维生素D的消耗，钙的吸收减少，甲状旁腺素升高。这种激素失调可导致破骨细胞骨吸收的增加，并使患者易于发生假关节[42,43]。Metzger等人在大鼠后外侧脊柱融合模型中发现，维生素D有助于融合块的稳固。他们的结果表明，饮食中维生素D水平的增加与融合块的密度直接相关[44]。2010年，Bogunovic等人报道一项队列研究，723名骨科手术患者中有43%缺乏维生素D[45]。考虑到假关节对财政和临床造成的双重负担，流行病学知识、维生素D缺乏的评估和治疗对所有脊柱外科医生都至关重要。

虽然维生素D对肌肉骨骼健康的重要性已经得到了很好的证实，但大多数脊柱外科医生没有认识到术前检测的作用。Dipaola等人发现，只有20%的脊柱外科医生要求将血清维生素D水平作为假关节检查的一部分[46]。考虑到维生素D对脊柱融合术的影响和维生素D缺乏症的普遍性，作者建议无论是初次手术还是翻修手术，都应术前常规检测血清维生素D水平。维生素D水平应被用在治疗中，其阈值在文献（表1.2）中已经被确定[42,47]。缺乏维生素D的患者通常每周口服50 000IU维生素D_2（麦角钙化醇），持续8周，然后每天服用1500～2000IU维持治疗[42]。

肥胖

最近的文献已经确定肥胖是初次脊柱手术后并发症和不良预后的独立危险因素[48-51]。肥胖患者手术部位感染、静脉血栓栓塞、失血、呼吸衰竭和需要再次手术的发生率更高[51]。因为这些患者初次脊柱手术中并发症发生率更高，所以很多患者会手术失败，并进行翻修手术。

Berven等人最近报道，在对年龄、功能状态、美国麻醉师协会（ASA）评分、出血障碍和糖尿病进行平衡之后，体重指数（BMI）与并发症发生率是独立正相关的[52]。这扩展了人们广泛接受的观点，即肥胖会增加脊柱外科术后并发症发生率，而且是脊柱翻修术后并发症的重要危险因素。与非肥胖患者相比，肥胖患者在初次手术和翻修手术中并发症都增加了，但是疼痛缓解和预后功能却相似[53]。因此，与吸烟相似，肥胖并不是脊柱外科翻修手术的禁忌——它是一个可改变的危险因素，需要咨询和营养干预以最大程度地减少并发症。

糖尿病

糖尿病（DM）是一种常见的血糖调节障碍，影响了12%～14%的美国人[54]。若糖尿病长期控制不佳，会引起微血管系统的并发症，包括心血管、眼科、肾脏和周围血管疾病[55]。考虑到血糖控制不佳对微血管系统的影响，糖尿病患者的伤口愈合通常较差，术后并发症的发生率也较高[56]。对所有在初次脊柱外科手术中出现假关节或其他并发症的患者，评估血糖控制水平是至关重要的。

表 1.2 血清 25- 羟基维生素 D [25（OH）D] 浓度与健康

nmol/L	ng/ml	健康状况
<30	<12	维生素 D 缺乏，导致婴儿和儿童佝偻病和成人骨软化症
30 to <50	12 to <20	维生素 D 不足
≥ 50	≥ 20	一般认为对健康个体的骨骼和整体健康是足够的
>125	>50	新出现的证据表明，如此高的水平，与潜在的副作用有关，特别是 >150nmol/L（>60ng/ml）

糖化血红蛋白（HbA1c）可用于诊断和监测糖尿病和血糖控制不良。美国糖尿病协会（American Diabetes Association）和美国临床内分泌学家协会（American Association of Clinical Endocrinologists）都提倡使用糖化血红蛋白（HbA1c） 6.5%来诊断糖尿病[57]。Koutsoumbelis等人报道，术前临床诊断为糖尿病的患者腰椎融合术后感染的风险显著增加[24]。最近的研究进一步表明，接受退行性腰椎手术的糖尿病患者，无论其糖尿病是否控制，术后感染的风险都有所增加[58]。

翻修手术时解剖及生物内环境更加复杂，微血管疾病和糖尿病继发的愈合不良可能使翻修的决定变得更加复杂。Zheng等报告称，有三种或三种以上合并症的患者在接受腰椎翻修手术时住院时间更长，输血次数更多[59]。与其他可控因素一样，术前糖化血红蛋白需要在术前进行优化。然而，重要的还是要忠告患者，即便血糖水平控制良好，糖尿病患者术后并发症风险仍高。

精神疾病

数十年来，用生物-心理-社会方法治疗颈部和背部疼痛的方法已经广为人知[60]。在背痛的人群中，有一个明显的群体，无论病理情况如何，手术结果都很差。Klinger等人对预测脊柱手术后疼痛的危险因素进行了系统的文献综述[61]。他们报告了不良预后的三个最强的预测因素，分别是是消极的心理因素、预先存在的慢性疼痛和心理障碍。鉴于这些发现，脊柱外科医生在评估手术后复发性背痛患者时必须认真考虑其心理因素。

如前所述，在最初的病史中对抑郁或其他情绪障碍进行一个简单的筛查可以帮助识别患者是否同时患有精神疾病。当怀疑存在心理因素时，应在手术干预前考虑包括心理疼痛治疗在内的多模式治疗方案。如果手术不可避免，术后处理应尽快行心理疼痛治疗，以避免不必要的并发症。

小结

脊柱翻修手术对外科医生和患者都是一项具有挑战性的工作。随着脊柱外科手术的整体比率的增加，翻修手术可能会变得更加普遍。术前仔细评估患者，包括病史、体格检查、心理健康评估，以及适当使用影像学和实验室检查，对脊柱翻修手术的成功至关重要。考虑到翻修过程中存在的生物学缺陷，外科医生必须在翻修手术前优化可控的风险因素，如吸烟、糖尿病、肥胖和维生素D缺乏症。

参考文献

1. Rajaee SS, Bae HW, Kanim LEA, Delamarter RB. Spinal fusion in the United States: Analysis of trends from 1998 to 2008. Spine 2012;37(1):67–76.
2. Aghdasi B, Montgomery SR, Daubs MD, Wang JC. A review of demineralized bone matrices for spinal fusion: The evidence for efficacy. Surgeon. 2013;11(1):39–48.
3. Chang MS, Chang YH, Revella J, Crandall DG. Revision spinal fusion in patients older than 75: Is it worth the risks? Spine (Phila Pa 1976) 2014;39(1):E35–E39.
4. Dede O, Thuillier D, Pekmezci M, Ames CP, Hu SS, Berven SH et al. Revision surgery for lumbar pseudarthrosis. Spine J. 2013;15(5):977–982.
5. Adogwa O, Parker SL, Shau D, et al. Longterm outcomes of revision fusion for lumbar pseudarthrosis: Clinical article. J Neurosurg Spine. 2011;15(4):393–398.
6. Copay AG, Martin MM, Subach BR, Carreon LY, Glassman SD, Schuler TC et al. Assessment of spine surgery outcomes: inconsistency of change amongst outcome measurements. Spine J 2010;10(4):291–296.
7. Stromqvist F, Stromqvist B, Jonsson B, Gerdhem P, Karlsson MK. Predictive outcome factors in the young patient treated with lumbar disc herniation surgery. J Neurosurg Spine 2016;25:1–8.
8. Trief PM, Grant W, Fredrickson B. A prospective study of psychological predictors of lumbar surgery outcome. Spine 2000;25(20): 616–2621.
9. Trief PM, Ploutz-Snyder R, Fredrickson BE. Emotional health predicts pain and function after fusion: A prospective multicenter study. Spine 2006;31(7):823–830.
10. Sinikallio S, Aalto T, Airaksinen O, Herno A, Kröger H, Viinamäki H. Depressive burden in the preoperative and early recovery phase predicts poorer surgery outcome among lumbar spinal stenosis patients: a one-year prospective follow-up study. Spine 2009; 34(23): 2573–2578.
11. Hart R, Perry E, Hiratzka S, Kane M, Deisseroth K. Post-traumatic stress symptoms after elective lumbar arthrodesis are associated with reduced clinical benefit. Spine 2013;38(17):1508–1515.
12. Guyer RD, Patterson M, Ohnmeiss DD. Failed back surgery syndrome: Diagnostic evaluation. J Am Acad Orthop Surg 2006; 14(9): 534–543.
13. Waddell G, McCulloch JA, Kummel E, Venner RM. Nonorganic physical signs in low-back pain. Spine (Phila Pa 1976) 1980;5(2):117–125.
14. Brodsky AE, Kovalsky ES, Khalil MA. Correlation of radiologic assessment of lumbar spine fusions with surgical exploration. Spine (Phila Pa 1976) 1991;16(6 Suppl): S261–S265.
15. Raizman NM, O'Brien JR, Poehling-Monaghan KL, Yu WD. Pseudarthrosis of the spine. J Am Acad Orthop Surg. 2009;17(8): 494–503.

16. Franke J, Manson N, Buzek D, et al. MASTERS-D study: A prospective, multicenter, pragmatic, observational, data-monitored trial of minimally invasive fusion to treat degenerative lumbar disorders, one-year follow-up. Cureus 2016;8(6):e640.
17. Kim YJ, Bridwell KH, Lenke LG, Cho KJ, Edwards CC, 2nd, Rinella AS. Pseudarthrosis in adult spinal deformity following multisegmental instrumentation and arthrodesis. J Bone Joint Surg Am 2006;88(4):721–728.
18. Ghiselli G, Wharton N, Hipp JA, Wong DA, Jatana S. Prospective analysis of imaging prediction of pseudarthrosis after anterior cervical discectomy and fusion: Computed tomography versus flexion-extension motion analysis with intraoperative correlation. Spine (Phila Pa 1976) 2011;36(6): 463–468.
19. Larsen JM, Rimoldi RL, Capen DA, Nelson RW, Nagelberg S, Thomas JC, Jr. Assessment of pseudarthrosis in pedicle screw fusion: A prospective study comparing plain radiographs, flexion/extension radiographs, CT scanning, and bone scintigraphy with operative findings. J Spinal Disord 1996;9(2): 117–120.
20. Kanemura T, Matsumoto A, Ishikawa Y, et al. Radiographic changes in patients with pseudarthrosis after posterior lumbar interbody arthrodesis using carbon interbody cages. J Bone Joint Surg Am 2014; 96(10):e82.
21. Goldwasser P, Feldman J. Association of serum albumin and mortality risk. J Clin Epidemiol 1997;50(6):693–703.
22. Adogwa O, Martin JR, Huang K, et al. Preoperative serum albumin level as a predictor of postoperative complication after spine fusion. Spine (Phila Pa 1976) 2014;39(18): 1513–1519.
23. Bohl DD, Shen MR, Mayo BC, Massel DH, Long WW, Modi KD et al. Malnutrition predicts infectious and wound complications following posterior lumbar spinal fusion. Spine (Phila Pa 1976). 2016;41(21): 1693–1699.
24. Koutsoumbelis S, Hughes AP, Girardi FP et al. Risk factors for postoperative infection following posterior lumbar instrumented arthrodesis. J Bone Joint Surg Am 2011; 93(17):1627–1633.
25. Gerometta A, Rodriguez Olaverri JC, Bitan F. Infections in spinal instrumentation. Int Orthop. 2012;36(2):457–464.
26. Weinstein MA, McCabe JP, Cammisa FP, Jr. Postoperative spinal wound infection: a review of 2,391 consecutive index procedures. J Spinal Disord 2000;13(5):422–426.
27. Mehbod AA, Ogilvie JW, Pinto MR, Schwender JD, Transfeldt EE, Wood KB et al. Postoperative deep wound infections in adults after spinal fusion: management with vacuum-assisted wound closure. J Spinal Disord Tech 2005;18(1):14–17.
28. Parchi PD, Evangelisti G, Andreani L, et al. Postoperative spine infections. Orthop Rev (Pavia) 2015;7(3):5900.
29. Glassman SD, Rose SM, Dimar JR, Puno RM, Campbell MJ, Johnson JR. The effect of postoperative nonsteroidal anti-inflammatory drug administration on spinal fusion. Spine (Phila Pa 1976) 1998;23(7):834–838.
30. Andersen T, Christensen FB, Laursen M, Hoy K, Hansen ES, Bunger C. Smoking as a predictor of negative outcome in lumbar spinal fusion. Spine (Phila Pa 1976) 2001; 26(23): 2623–2628.
31. Glassman SD, Anagnost SC, Parker A, Burke D, Johnson JR, Dimar JR. The effect of cigarette smoking and smoking cessation on spinal fusion. Spine (Phila Pa 1976) 2000;25(20): 2608–2615.
32. Moller AM, Villebro N, Pedersen T, Tonnesen H. Effect of preoperative smoking intervention on postoperative complications: A randomised clinical trial. Lancet (London, England) 2002;359(9301): 114–117.
33. Castillo RC, Bosse MJ, MacKenzie EJ, Patterson BM, Group LS. Impact of smoking on fracture healing and risk of complications in limb-threatening open tibia fractures. J Orthop Trauma 2005;19(3):151–157.
34. Zevin S, Gourlay SG, Benowitz NL. Clinical pharmacology of nicotine. Clin Dermatol 1998;16(5):557–564.
35. Jorgensen LN, Kallehave F, Christensen E, Siana JE, Gottrup F. Less collagen production in smokers. Surgery 1998;123(4): 450–455.
36. Leow YH, Maibach HI. Cigarette smoking, cutaneous vasculature, and tissue oxygen. Clin Dermatol 1998;16(5):579–584.
37. Bornmyr S, Svensson H. Thermography and laser-Doppler flowmetry for monitoring changes in finger skin blood flow upon cigarette smoking. Clin Physiol 1991;11(2):135–41.

38. Daffner SD, Waugh S, Norman TL, Mukherjee N, France JC. Effect of serum nicotine level on posterior spinal fusion in an in vivo rabbit model. Spine J 2015;15(6): 1402–1408.
39. Hsu EL, Sonn K, Kannan A, et al. Dioxin exposure impairs BMP-2-mediated spinal fusion in a rat arthrodesis model. J Bone Joint Surg Am 2015;97(12):1003–1010.
40. Jamsa T, Viluksela M, Tuomisto JT, Tuomisto J, Tuukkanen J. Effects of 2,3,7,8-tetrachlorodibenzo- p-dioxin on bone in two rat strains with different aryl hydrocarbon receptor structures. J Bone Joint Surg Am. 2001;16(10): 1812–1820.
41. Holick MF. High prevalence of vitamin D inadequacy and implications for health. Mayo Clin Proc 2006;81(3):353–373.
42. Holick MF. Vitamin D deficiency. N Engl J Med. 2007;357(3):266–281.
43. Ponnusamy KE, Iyer S, Gupta G, Khanna AJ. Instrumentation of the osteoporotic spine: Biomechanical and clinical considerations. Spine J 2011;11(1):54–63.
44. Metzger MF, Kanim LE, Zhao L, Robinson ST, Delamarter RB. The relationship between serum vitamin D levels and spinal fusion success: a quantitative analysis. Spine (Phila Pa 1976) 2015;40(8):E458–E468.
45. Bogunovic L, Kim AD, Beamer BS, Nguyen J, Lane JM. Hypovitaminosis D in patients scheduled to undergo orthopaedic surgery: A single-center analysis. J Bone Joint Surg Am 2010;92(13):2300–2304.
46. Dipaola CP, Bible JE, Biswas D, Dipaola M, Grauer JN, Rechtine GR. Survey of spine surgeons on attitudes regarding osteoporosis and osteomalacia screening and treatment for fractures, fusion surgery, and pseudoarthrosis. Spine J 2009;9(7):537–544.
47. Rosen CJ. Clinical practice. Vitamin D insufficiency. N Engl J Med. 2011;364(3): 248–254.
48. Buerba RA, Fu MC, Gruskay JA, Long WD, 3rd, Grauer JN. Obese Class III patients at significantly greater risk of multiple complications after lumbar surgery: an analysis of 10,387 patients in the ACS NSQIP database. Spine J 2014;14(9):2008–2018.
49. Gaudelli C, Thomas K. Obesity and early reoperation rate after elective lumbar spine surgery: A population-based study. Evid Based Spine Care J 2012;3(2):11–16.
50. Knutsson B, Michaelsson K, Sanden B. Obesity is associated with inferior results after surgery for lumbar spinal stenosis: a study of 2633 patients from the Swedish spine register. Spine (Phila Pa 1976) 2013; 38(5):435–441.
51. Jiang J, Teng Y, Fan Z, Khan S, Xia Y. Does obesity affect the surgical outcome and complication rates of spinal surgery? A metaanalysis. Clin Orthop Relat Res 2014;472(3): 968–975.
52. Sing DC, Yue JK, Metz LN, et al. Obesity is an independent risk factor of early complications after revision spine surgery. Spine (Phila Pa 1976) 2016;41(10):E632–E640.
53. Lingutla KK, Pollock R, Benomran E et al. Outcome of lumbar spinal fusion surgery in obese patients: a systematic review and meta-analysis. Bone Joint J 2015;97-b(10): 1395–1404.
54. Menke A, Casagrande S, Geiss L, Cowie CC. Prevalence of and trends in diabetes among adults in the united states, 1988–2012. JAMA. 2015;314(10):1021–1029.
55. Lotfy M, Adeghate J, Kalasz H, Singh J, Adeghate E. Chronic complications of diabetes mellitus: A mini review. Curr Diabetes Rev. 2015;13(1):3–10.
56. Yendamuri S, Fulda GJ, Tinkoff GH. Admission hyperglycemia as a prognostic indicator in trauma. J Trauma. 2003;55(1): 33–38.
57. Diagnosis and classification of diabetes mellitus. Diabetes Care. 2014;37(Suppl 1): S81–S90.
58. Guzman JZ, Iatridis JC, Skovrlj B et al. Outcomes and complications of diabetes mellitus on patients undergoing degenerative lumbar spine surgery. Spine (Phila Pa 1976) 2014;39(19):1596–1604.
59. Zheng F, Cammisa FPJ, Sandhu HS, Girardi FP, Khan SN. Factors predicting hospital stay, operative time, blood loss, and transfusion in patients undergoing revision posterior lumbar spine decompression, fusion, and segmental

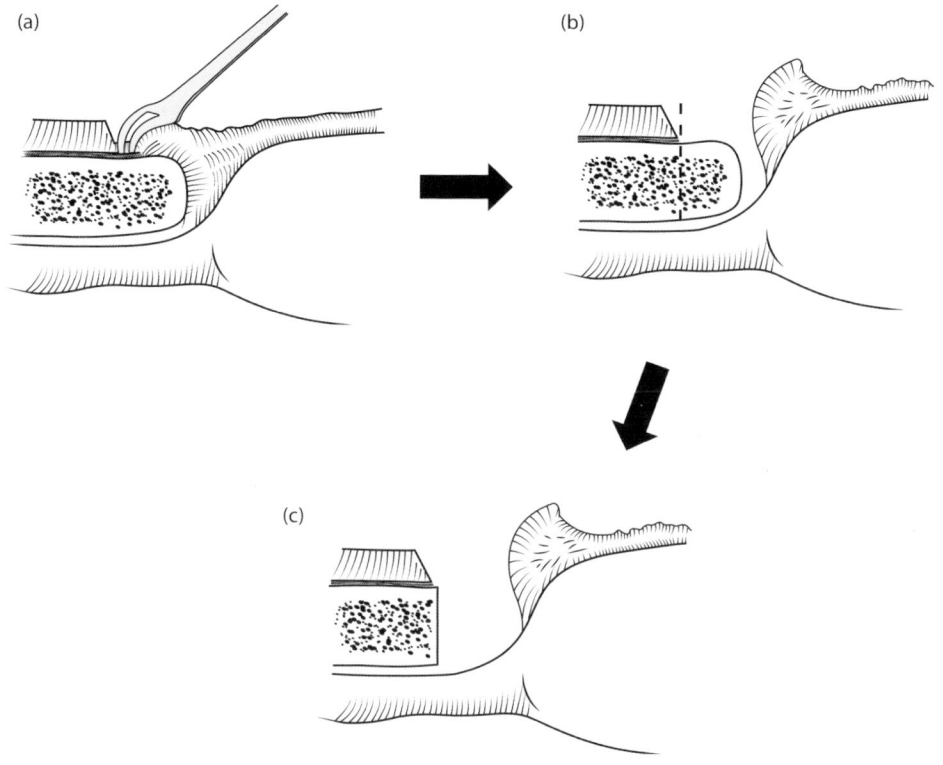

图 2.3 椎板切除时向头侧和尾侧延伸，暴露瘢痕组织的深浅层部分。（a）颈椎术后后椎板切除手术区的瘢痕。（b）清晰识别骨边缘。（c）识别应该切除的头尾侧椎板。

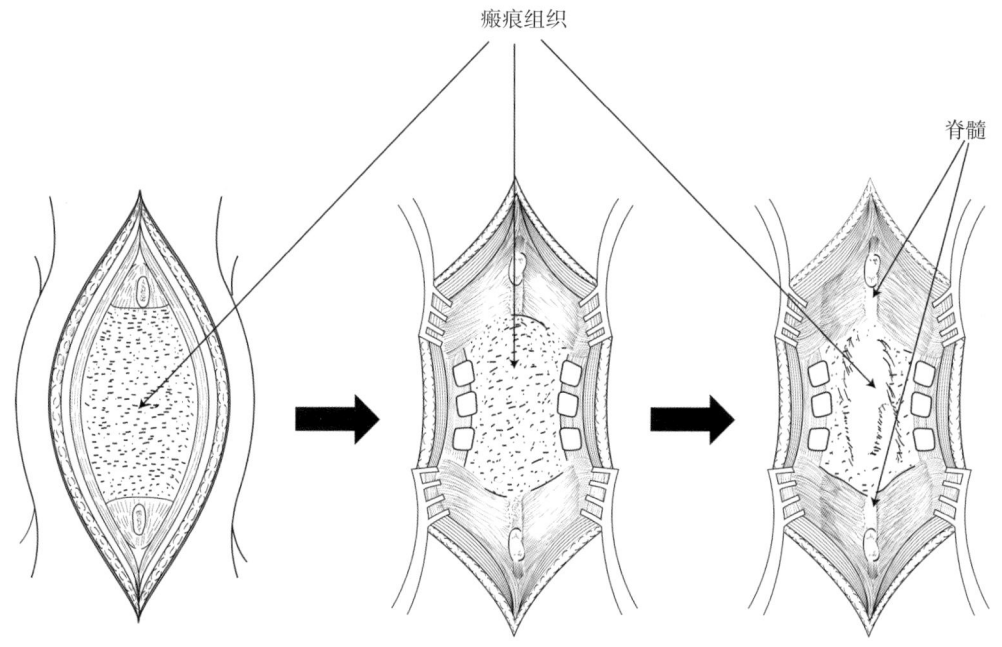

图 2.4 椎板切除时向头尾部延伸，暴露瘢痕组织的上下部分。

并发症

与初次手术相比,颈椎椎板翻修术中和术后并发症的风险明显增加。解剖改变和瘢痕的存在增加了硬膜撕裂和神经损伤的风险,翻修手术患者术后手术部位感染的风险也更高。在切除硬膜瘢痕的过程中,最可能发生硬膜破裂。如前所述,辨识粘连区域和硬膜变薄区域很重要,因为这些区域容易发生硬膜破裂。如果硬膜破裂,应用5-0或6-0缝线缝合,必要时可用纤维蛋白胶或补片修补。在硬膜修复后,应将患者床头抬高至少24小时,以利于愈合和防止假性脊膜膨出的形成。

在翻修伤口中,以往的手术可能导致肌肉层的血供不良和萎缩,易引起感染。伤口关闭时应注意肌肉、筋膜、皮下皮肤和真皮层分层缝合。皮肤、皮下的原手术瘢痕可能需要切除以利于皮肤对合。在某些情况下,可能需要整形外科医生的帮助来闭合切口。

要点与难点

- 进行翻修颈椎椎板切除术的患者应该有一个明确的诊断,并且与体格检查和影像学检查相符合,翻修手术通常比初级手术更难预测,应对翻修手术结果有适当的预期。
- 术前应仔细影像学检查,以评估前次手术的融合、解剖变化以及硬膜周围瘢痕的情况和位置。
- 延长前次切口可以帮助识别手术切口头尾端的正常解剖结构,以便能在瘢痕组织和完整硬膜之间的层面内进行剥离。
- 前次手术范围内的剥离应从外侧到内侧进行,避免前次手术软组织床内的锐性剥离。
- 在翻修的情况下,应注意使用内固定,以确保在内固定的两端有牢固的锚定,以利于畸形矫正和融合。
- 伤口应该分层仔细缝合,某些高风险患者可能需要整形外科医生的帮助下完成。

第3章

胸腰椎后路椎板切除术后翻修流程

NICKUL S. JAIN AND RAYMOND J. HAH

适应证	21	术前计划与手术室准备（包括神经监测的应用）	23
相对禁忌证	22	手术技巧	24
预期	22	术后处理	27
翻修手术原则	22	并发症	27

适应证

胸腰椎椎板切除术对于有症状的椎管狭窄是一种有效的手术。椎板切除术后，硬膜外纤维化的软组织在硬膜囊上形成的瘢痕，称为椎板切除后膜。这被认为是神经压迫症状复发的一个潜在原因。

胸腰椎翻修手术适应证包括减压不充分、症状复发、不稳定、椎板切除术后脊柱后凸。硬膜外瘢痕已被证明是复发性神经根症状的危险因素，可能需要手术翻修。

在手术翻修过程中，通常需要显露前次椎板切除术的瘢痕和硬膜之间的空间，或椎板切除术后瘢痕与骨性结构之间的空间，减压充分，使硬膜囊和神经根在常规胸腰椎运动中不受牵拉，具有正常的活动度，同时获得合适空间进行椎间融合或截骨手术操作。

椎板切除术后切除瘢痕的适应证包括椎板切除术后有症状的关节下侧隐窝或椎间孔狭窄；需要后路或经椎间孔行腰椎椎间融合术；需要手术干预的新发损伤；需要显露前次手术节段的邻近节段疾病；感染（包括椎间盘炎、骨髓炎、硬膜外脓肿）；肿瘤；以及需要足够暴露的截骨手术。此外，畸形矫正手术矫形过程中可能会导致椎板切除术后膜皱褶屈曲，导致有症状的狭窄。

相对禁忌证

暴露椎板切除术后膜会增加硬膜损伤的风险，只有在以治疗为目的，并且绝对必要时才进行。进行这种翻修的相对禁忌证包括可采用其他手术途径（即通过前路或外侧椎体间间接减压术）来处理症状性病理改变，以及不是由于椎板切除术后瘢痕造成的残余压迫。

椎板切除术后医源性不稳定的患者通常不需要剥离椎板切除术后膜，除非他们表现为有症状的椎间孔或侧隐窝狭窄，引起神经根症状和轴性背痛。

某些已知的能引起不良预后的与患者相关的风险因素也应该被考虑，如静脉（IV）药物滥用、慢性营养不良、诉讼情况、错误诊断和无法手术干预的合并症。诸如不良的软组织包膜，持续的严重感染，严重的骨质减少等解剖因素，也是手术的相对禁忌证。

对于慢性神经损害的患者，手术治疗可能不会有显著的疗效，应该告知他们相应的预期。

预期

翻修手术的主要目的是实现神经的充分减压，在必要的情况下，获得充分的骨融合，以及纠正有症状的畸形。适当的患者咨询和期望管理对脊柱外科翻修手术的成功是非常重要的。诊断确定哪一种疼痛源对应哪一种症状，将明确手术指征和增加成功的机会。术前应告知患者并发症，包括感染、伤口并发症、硬膜破裂、神经根损伤的风险会增加。此外，缓慢的病理改变可能会限制神经的恢复程度。

翻修手术原则

翻修手术的成功取决于对出现症状的原因的准确诊断。详细的病史和体格检查应着重关注以前以及术前-术后症状的变化。此外，应仔细询问患者在每次手术后是否有任何潜在的术后并发症以及治疗方法。术前应调阅以前的手术记录和住院病历，以确定前次手术的内固定类型及围手术期并发症。应确定可能会影响预后并与患者相关的因素，包括未决的法律诉讼、工伤补偿、未处理的精神疾病合并症、营养状况、阿片类药物滥用或耐受、烟草使用和控制不良的全身合并症。术前应排除其他病变（如血管性跛行、髋关节病变、神经病变和周围神经卡压）。应进行合理的影像学检查，以确定是否存在压迫神经的残余致压物，以及是否存在假性脊膜膨出或蛛网膜炎。应着重注意椎板切除术或椎板开窗术所造成的骨缺损区，并在暴露时小心处理。电生理诊断和靶向注射可能有助于明确疼痛来源。

手术原则包括确保神经彻底减压，获得坚强的固定和恢复脊柱稳定性，以及纠正脊柱畸形。即使在翻修减压的术前计划中没有打算融合，也要准备固定及融合器械，以免减压范围延长，脊柱稳定严重破坏。外科医生必须掌握安全显露技术，从自然的解剖标志到前次手术瘢痕，术中保持细致的止血，并充分显露手术区域。只有在手术减压必需时，才可将椎板切除术后膜从硬膜剥离；如果减压充分，部分椎板切除膜仍可保留"漂浮"。

术前计划和手术室准备（包括神经监测的使用）

周密的术前计划对脊柱翻修手术的成功至关重要。外科医生应查找以前的手术记录，以确认前次手术的减压节段，是否有围手术期并发症发生，并对之前的硬膜破裂进行评估。术前控制好合并症是保证良好预后的关键。脊柱翻修手术通常预后较差，并发症发生率高于初次手术，患者处于最佳的身体状态则有助于降低围手术期并发症的风险，并提高手术成功率。在择期手术前的干预可能对远期结局有益。这些措施包括强制戒烟、骨质疏松症的诊断和治疗、肥胖病的减重、耐甲氧西林金黄色葡萄球菌（MRSA）的筛查和分离以及阿片类药物的戒断方案。

必须获得详尽的病史以确定患者症状的性质。手术后的疼痛与术后有几天、几周、几个月或几年的无疼痛间隔的复发性疼痛，两者之间的区别可以提供潜在病理和病因的信息。准确的体格检查是非常必要的，通过体检可以确定术前的神经症状、评估前次手术的切口，以确定皮肤组织的情况和以前的手术入路类型。先前多次手术有可能导致软组织条件较差，老年患者会出现典型的椎旁肌肉萎缩，而先前接受放疗的软组织可能需要肌肉瓣的覆盖或复杂的伤口缝合技术。

腰椎平片，包括正侧位和过伸过屈位，可以显示先前的椎板缺损，显示节段性不稳定，并可评估假关节。脊柱侧凸的X线片和腰椎片中包含股骨头有助于评估局部和整体平衡和脊柱骨盆参数。

磁共振成像（MRI），不管强化与否，是明确神经受压区域的关键。加入钆有助于区分硬膜外纤维化与复发性椎间盘突出或残留狭窄。此外，MRI将显示无症状的假性硬脊膜膨出，在术中这可能需要避开或处理。必须仔细研读MRI成像，以确定狭窄的位置：中央、侧隐窝或椎间孔。检查剩余的骨解剖结构（正常的和以前改变的），确定可能需要进一步切除的骨量。根据MRI影像的区别决定采取哪种手术方式，从而使手术的成功最大化。MRI可以显示非手术区和前次手术区的过渡区域，这可以提供安全显露的切入点（图3.1）。由于前次手术内固定物的影像产生伪影，神经部分的显影有可能会不清楚。在这些情况下，可以选择计算机断层扫描（CT）脊髓造影。

我们发现MRI结合CT在评估内固定物存留的患者时是很有效的，金属减影序列可以增加清晰度。一般不需要专门做骨扫描和椎间盘造影术。

翻修手术很可能会失血量增多。术前应该常规查血型、交叉配血，与血库协调。对于预期失血量超过患者血量20%的大型手术，可以采用术中血液回输、急性等容血液稀释以及使用氨甲环酸等辅助手段。外科医生应该考虑到翻修手术的显露需要额外时间。

我们通常使用可透视的Jackson手术床，以获得充分的显像。患者髋部伸展，膝关节屈曲，以确保脊柱前屈位。眼睛和骨突处应小心地垫起，腹部悬空。如果需要足够的照明，可以使用头灯照明、放大镜和显微镜。手术器械应妥善维护保持锐利，以便于显露。Cobb剥离器、精细刮匙、Penfield神经剥离子、椎板咬骨钳、高速磨钻都是常规使用的器械。根据计划好的入路、手术技术和患者的身体状况，决定使用开放术式或管状通道牵开。在剥离椎板切除术后膜的过程中，硬膜损伤的风险高，需要准备好适当的缝合线、显微器械、硬膜修补片或胶原基质、水凝胶或纤维蛋白胶等硬膜修补材料。即使术前未计划行融合，也应准备好固定融合器械。

运动诱发电位（MEPs）和体感诱发电位（SSEPs）的神经监测主要用于脊柱矫形；然而，触发式肌电图（EMG）在放置内固定时可以起到有效的辅助。

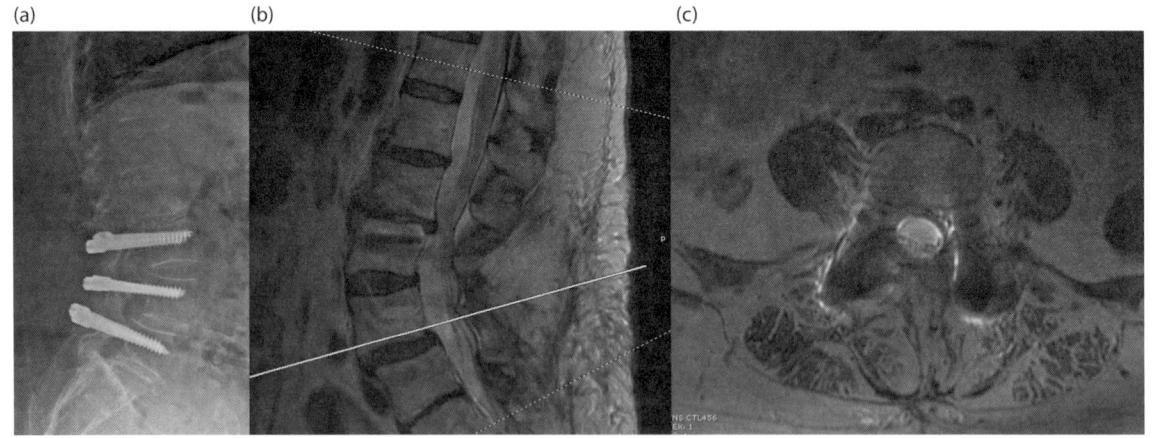

图3.1 曾行L3～L5椎板切除术并放置弹性棒需要翻修的患者，侧位直立X线片（a）、核磁共振T2成像矢状面（b）和横断面（c）。在X线和核磁共振中均可见棘突缺失，减压区域硬膜囊上可见纤维化和椎旁肌肉萎缩。

手术技巧

我们的手术技术从全麻后给患者摆体位开始。考虑到翻修手术的复杂性和重要性差异大，是否需要留置导尿管、动脉导管、大口径静脉导管、神经监测、平均动脉压和中心静脉导管应与麻醉团队共同讨论决定。背部常规消毒铺单。对以前的皮肤切口加以评估，避免出现狭窄的皮桥。可以切除以前的切口瘢痕，使一期愈合。

切皮后，从头侧和尾侧进行解剖显露，以找到残留的棘突或椎板，并确定椎管的深度。这能够明确切除后瘢痕的数量，我们可以从中线向外侧横向剥离瘢痕组织。锋利的Cobb剥离器有助于分离术后瘢痕，并将其推向外侧边缘。另一种方法是从外侧剥离；然而，这会留下大块的椎板切除术膜，如果以后再切除，可能会留下大的死腔。在此过程中，先前放置的内固定物可以用作深度标志。

我们应该识别出峡部，并且可以用电刀完全暴露。可以通过仔细的显露确定峡部和残留小关节的内侧边界，一旦确认，就使用细角度的刮匙将骨骼和椎板切除术膜之间的边界小心地分离，注意要保持刮匙切割面朝向骨骼。这可以使神经组织和椎板切除膜同时分离。通常要避免通过膜本身进行解剖。Woodson剥离子、Frazier硬膜剥离子、Penfield神经剥离子都是解剖椎管侧方骨表面的有用工具（图3.2和3.3）。在骨结构（包括残留的椎板或增生的关节突）界面确定后，用Kerrison咬骨钳对外侧隐窝和椎间孔进行减压。

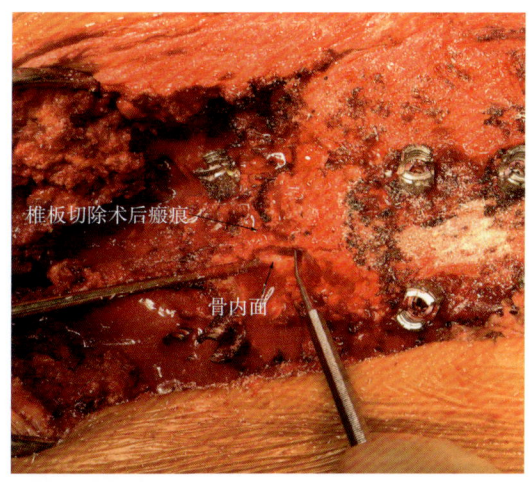 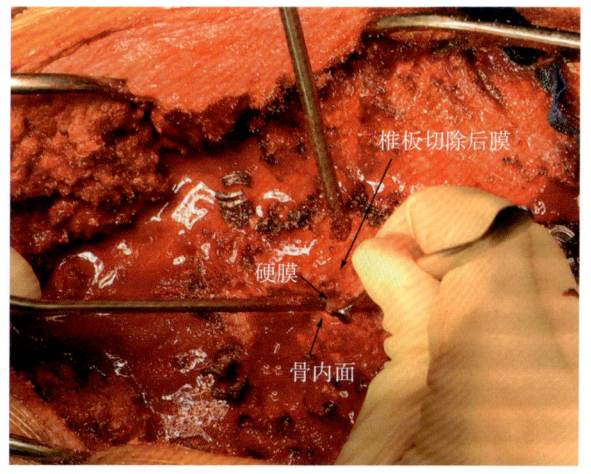

图 3.2 使用 Woodson 剥离子从正常节段探查骨-瘢痕界面。

图 3.3 Penfield 1 剥离子用于沿椎管管外侧骨边界安全分离骨-瘢痕界面。

如果很难在残余骨组织和瘢痕之间获得一个界面，有一种方法是使先前椎板切除的内侧边界变薄，这可以帮助建立一个安全的平面，并更容易地分离骨-瘢痕界面（图3.4）。接下来，使用角状刮匙从侧面到内侧轻轻地将变薄的骨从瘢痕中分离出来。这为侧方椎管的显露提供了一个新的界面，但切除过多会导致医源性不稳定，可能需要融合（图3.5）。

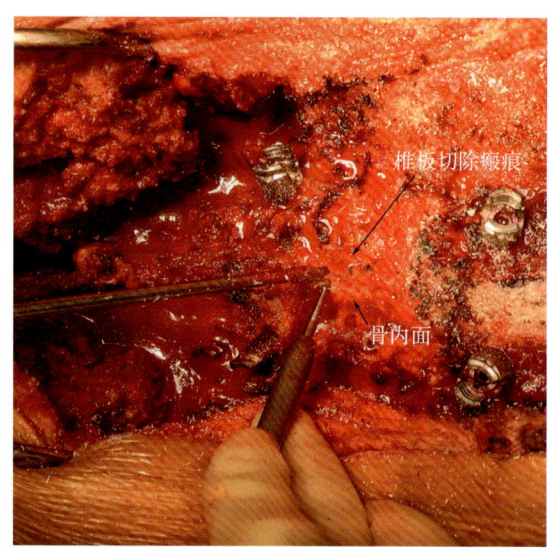
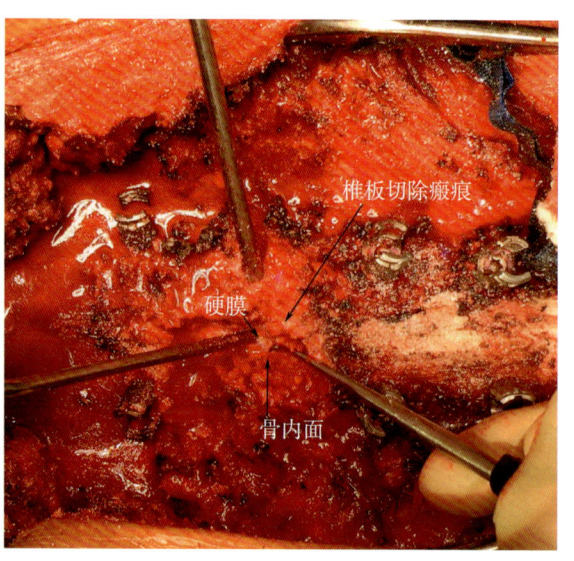

图 3.4　如果分离骨-瘢痕界面有困难，使用高速磨钻去除多余骨可以使骨结构变薄，使骨-瘢痕平面的显露更容易。

图 3.5　用带角度的刮匙，钝头朝硬膜，用切割面沿残余骨组织剥离显露安全界面。

如果患者前次手术经椎间孔椎间融合并小关节切除，我们从保留着的对侧小关节开始显露，然后逐渐穿过中线。如果需要对同侧进行椎间孔减压翻修，并且出口神经根不易游离识别，最安全的方法是紧靠下位椎弓根的上、内侧边缘，使用带小角度的刮匙和适当大小的Kerrison咬骨钳小心操作。

需要时可从硬膜上切除椎板切除术后瘢痕。利用张力和反张力在椎板切除术后瘢痕和硬膜之间建立界面。椎板切除术后瘢痕可用咬骨钳或椎板咬骨钳夹住，并轻柔地施加张力。然后可以使用前向角的刮匙来松解椎板切除膜和固有硬膜之间的粘连，同时保持刮匙钝的部分朝向硬膜（图3.6）。如果存在大量粘连，建议应用15号刀片剥离留下一小

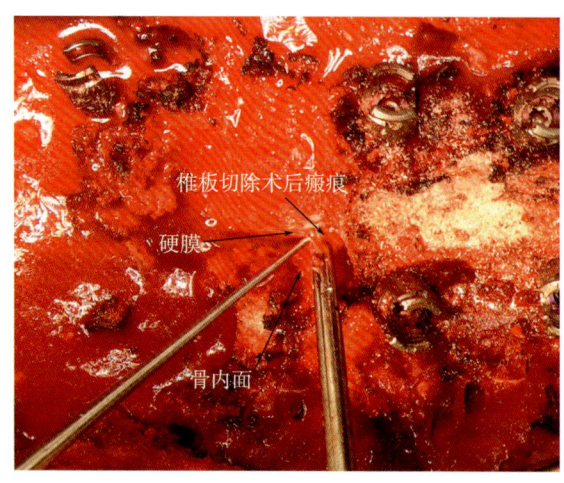

图 3.6　髓核钳对瘢痕施加轻微的张力，刮匙松解硬膜和瘢痕之间的粘连，从而可以安全地切除瘢痕。

块残余瘢痕附着于硬膜。

使用一个带角度的球头探针或硬膜剥离子来评估侧隐窝和椎间孔减压是否充分以及神经根的活动性。Valsalva方法用于评估未被发现的硬膜外切开术和脑脊液（CSF）漏。在手术结束前，一些医生主张应用一层胶原或明胶基质来帮助预防椎板切除术后瘢痕复发。细致的分层缝合是很重要，尤其是在翻修时发生硬膜撕裂，要特别注意使用单丝线缝合。

术后管理

在无并发症的情况下，我们的术后方案与原后路腰椎病例相似。术后当天开始功能锻炼。不需要常规应用支具。术后第1天开始静脉血栓预防措施。

并发症

硬膜缺损或撕裂是翻修椎板切除术中瘢痕剥离时常见的并发症。应该修补硬膜直至无脑脊液渗出。我们通常使用GORE-TEX、NUROLON或prolene缝合线。缝合应该延伸到撕裂的边缘以外。对于简单的线性撕裂，一个简单的连续缝合或者锁边缝合通常就足够了。可以用小的明胶海绵块或棉状物来减少神经根疝，并防止修复过程中将神经根与硬膜缝合在一起。胶原基质也可以折叠在硬膜下，起到球阀的作用。多种水凝胶和组织密封剂也可以用作修复的补充。应将它们放置在修补处或硬膜与硬膜修补材料的交界处。这些产品中有几种在使用后会膨胀，应注意避免医源性压迫。采用Valsalva手法至40mmHg以确认脑脊液没有漏出。筋膜闭合是最重要的，通常采用双层筋膜闭合。即使硬膜不愈合，筋膜和皮肤也能得到充分的愈合，从而形成闭合性的脊膜膨出。

根据修复的完整性，患者保持卧床休息，平躺在床上，限制咳嗽，并鼓励深呼吸锻炼肺活量。用餐时应注意防止误吸。如果担心患者平躺时的气道保护能力，那应该禁食禁饮。

持续的渗漏可以通过重新探查和修复、缝合伤口、蛛网膜下腔引流和筋膜下引流来解决。

其他可能的并发症包括医源性神经根损伤、术后创伤并发症、医源性不稳定、术后血肿、深静脉血栓形成（DVT）、肺栓塞（PE）、术后感染以及压迫或牵拉神经病、视神经病变等定位相关并发症。

要点与难点

要点

- 进行充分的术前计划,仔细询问病史和体格检查,并复查影像学以确定病理因素和症状来源。
- 确保有足够的设备、手术工具、硬膜修复材料和充足的手术时间。
- 从骨性标志开始分离粘连瘢痕和硬膜。
- 牵引和反牵引的手术原理可以帮助将椎板切除术后瘢痕从硬膜上剥离。

难点

- 影像不充分。
- 对椎板切除术瘢痕进行显露,而不是在其周围进行显露。
- 暴露不足。
- 缺乏术前计划。

第4章

脊柱翻修手术中局部肌肉瓣的应用

BRIAR L. DENT, JAIME L. BERNSTEIN, AND JASON A. SPECTOR

适应证 ········ 29	手术技巧 ········ 32
相对禁忌证 ········ 29	术后处理 ········ 35
预期 ········ 30	并发症 ········ 35
翻修手术原则 ········ 31	参考文献 ········ 36
术前计划与手术室准备 ········ 32	

适应证

越来越多的文献表明，在复杂的脊柱重建后，用局部肌肉瓣覆盖手术后的脊柱可以显著降低伤口发病率[1,2]。这些研究还表明，由于术野内瘢痕组织数量增加且瘢痕组织血运较差，除了感染活动期、内固定物暴露以及脑脊液（CSF）漏等明确适应证，几乎所有进行脊柱翻修手术的患者都可进行肌肉皮瓣覆盖。其他的适应证包括需要术前或定期接受放射治疗的脊柱恶性肿瘤；因瘫痪或活动量减少使皮肤压力性坏死的风险增加的患者；以及有如糖尿病（DM）、嗜好吸烟、免疫抑制或使用类固醇等合并症。最后，根据脊柱外科医生的判断，所有手术区域覆盖软组织较薄的患者都应该考虑用肌肉瓣覆盖。

相对禁忌证

局部肌肉瓣封闭创面的唯一禁忌证是由于现有的合并症和围手术期的心脏风险，或者由于术中并发症或血流动力学不稳定，患者不能耐受关闭皮瓣所需的麻醉时间。一般来说，所需的额外时间为0.5～1.5小时，具体取决于所涉及的节段数，因此也取决于需要游离肌瓣的数量。

预期

用肌肉瓣封闭伤口通常以椎旁肌作为深层，根据涉及的脊柱节段，它也可能包括斜方肌、背阔肌、胸腰筋膜和/或臀大肌作为浅层。因此，除了相关的内固定物和移植物之外，还可将1～2层血运良好的肌肉覆盖在脊柱上。根据我们的经验，这些患者术后伤口愈合并发症较少，而当这些并发症发生时，他们更有可能采取非手术治疗。因此，肌肉瓣有许多优点，包括：

- 为脊柱提供辅助的软组织铺垫和机械支撑（图4.1）。

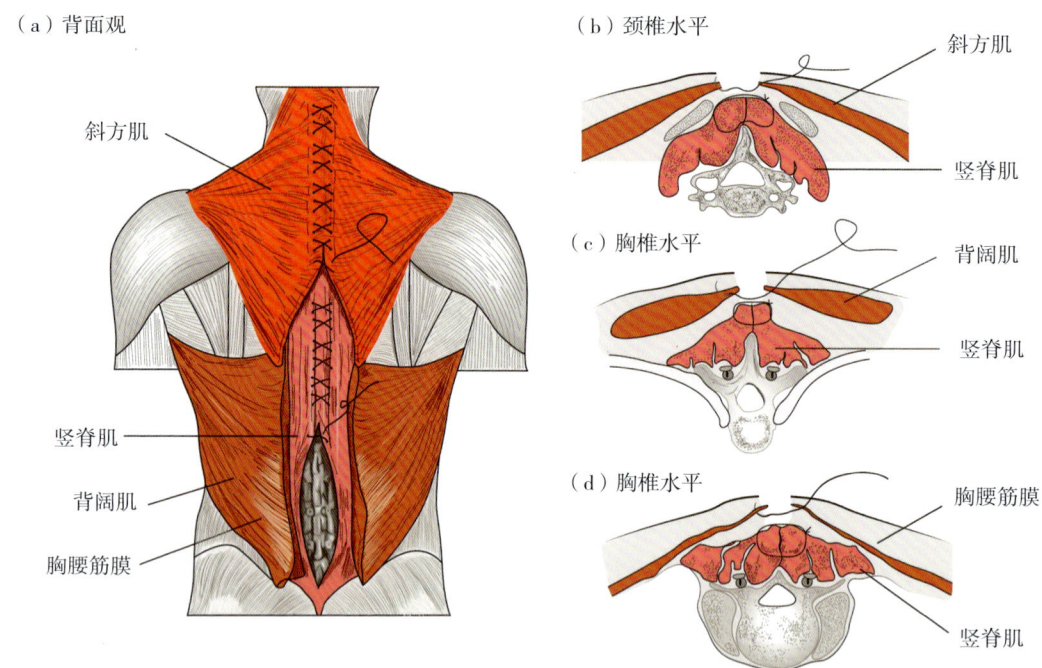

图4.1 （a）背部浅、深肌肉后视图，常用作脊柱皮瓣重建。通过（b）颈椎、（c）胸椎和（d）腰椎水平的两层皮瓣闭合切口轴面图。[经 Elsevier 官方授权，转载自 Clin Neurol Neurosurg, 171, Franck P, Bernstein JL, Cohen LE, Härtl R, Baaj AA, Spector JA. Local muscle flaps minimize post-operative wound morbidity in patients with neoplastic disease of the spine, 100-105, Copyright（2018）]

- 在皮肤和脊柱之间建立一个软组织屏障，在发生表面裂开或全层皮肤坏死时继续保护脊柱，并仅通过保守的伤口换药、护理使表面伤口愈合（图4.5）。
- 消除因骨切除而形成的死腔，从而减少手术部位积液的可能；皮瓣还为暴露的脊髓提供了更多的肌肉组织覆盖，改善硬膜愈合。

强。然后用封闭性敷料覆盖切口和引流口。或者，切口处也可以放置切口负压敷料，时间一般为数天。

术后处理

术后叮嘱患者尽量避免对重建部位的直接压力。如果内固定物仍然通过软组织突出，那么患者最好是用枕头将身体稍微向一侧或另一侧侧卧。

如果敷料没有被浸透或弄脏，术后48～72小时无需更换敷料。48～72小时后，取下敷料并检查伤口。我们倾向于在切口上敷盖新的封闭性敷料，在患者住院期间每1～2天更换一次。敷料可以在出院当天取下，伤口线结可待其自行脱落。作为封闭性敷料的一种替代，切口负压敷料可以放置几天或直到患者准备出院（以哪个时间在前为准）。含氯己定葡萄糖酸钠凝胶的封闭性敷料敷盖在引流部位，直到引流管去除。

护理人员应根据需要记录引流量，至少每班记录一次。出院后，要求患者至少每天清理并排空引流管，每天记录引流量。引流管的拔除是由术者自行决定的。拔除的一个通用的标准是24小时引流量连续两天保持在20～30ml以下。我们公布的经验表明，引流管可以在必要时安全放置2～4周，并且不会增加感染的风险。

并发症

文献中明确指出，采用肌皮瓣进行脊柱重建翻修手术的患者术后创面愈合并发症较少，即使出现了并发症，也更有可能在非手术干预下恢复[1,2]。术后管理是关键；即使筋膜皮肤坏死或开裂，皮下的肌皮瓣仍保持完整，因此，可能涉及脊柱和相关内固定物的深层感染仍然是浅表感染，可以只通过换药或负压敷料进行治疗（图4.5）。

没有证据表明，进行肌肉瓣手术会增加血肿、手术部位感染、皮肤坏死、伤口裂开以及其他与脊柱手术相关并发症的风险[1,2]。然而，做肌肉瓣确实增加了患者麻醉时间和进行软组织解剖的数量，这可能增加形成皮下积液的风险，并可能延长留置引流的时间。

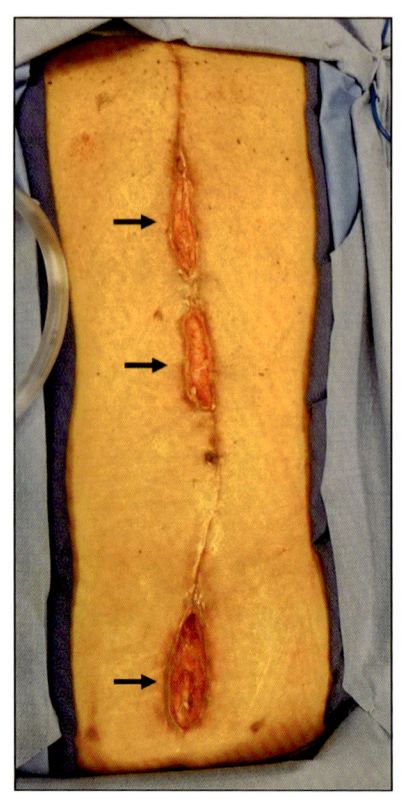

图 4.5 浅表组织裂开,可见深部肌肉瓣仍完好无损(箭头),覆盖深层的组织及内固定物。

要点与难点

- 如果患者的伤口出现并发症的风险较高,可考虑请整形外科医生会诊,以局部肌肉瓣覆盖伤口;一般来说,任何接受二次置入内固定及融合的患者都可如此处理。
- 伤口并发症的危险因素包括:前次的脊柱手术;恶性肿瘤;之前接受放射治疗或预期做放射治疗;感染;脑脊液漏;瘫痪或行动不便;糖尿病、吸烟、使用免疫抑制剂和类固醇等合并症;在手术部位只有薄层软组织覆盖。
- 肌肉皮瓣在骨性突起和内固定物上提供软组织容积;在皮肤坏死、裂开或浅表手术部位感染时保护脊柱和内固定;消灭死腔;增加手术部位的血液灌注和抗生素穿透。
- 采用肌肉皮瓣封闭复杂创面的患者术后创面愈合并发症较少。此外,当这些并发症发生时,更有可能通过局部伤口换药和抗生素等非手术方式来处理。

参考文献

1. Cohen LE, Fullerton N, Mundy LR, et al. Optimizing successful outcomes in complex spine reconstruction using local muscle flaps. Plast Reconstr Surg. 2016;137(1): 295–301.
2. Franck P, Bernstein JL, Cohen LE, Härtl R, Baaj AA, Spector JA. Local muscle flaps minimize post-operative wound morbidity in patients with neoplastic disease of the spine. Clin Neurol Neurosurg. 2018;171: 100–105.

第5章

脊髓刺激器的翻修与再植入

FADI AL-SAIEGH, JOHN M. DEPASSE, FRANCIS J. SIRCH IV,
GREGORY D. SCHROEDER, AND CHENGYUAN WU

简介 ⋯⋯⋯⋯⋯⋯⋯⋯⋯⋯⋯⋯ 37	术前计划 ⋯⋯⋯⋯⋯⋯⋯⋯⋯⋯ 39
翻修适应证 ⋯⋯⋯⋯⋯⋯⋯⋯⋯⋯ 38	手术室准备 ⋯⋯⋯⋯⋯⋯⋯⋯⋯⋯ 39
禁忌证 ⋯⋯⋯⋯⋯⋯⋯⋯⋯⋯⋯⋯ 38	手术技巧 ⋯⋯⋯⋯⋯⋯⋯⋯⋯⋯⋯ 39
预期 ⋯⋯⋯⋯⋯⋯⋯⋯⋯⋯⋯⋯⋯ 38	术后处理 ⋯⋯⋯⋯⋯⋯⋯⋯⋯⋯⋯ 40
翻修手术原则 ⋯⋯⋯⋯⋯⋯⋯⋯⋯ 39	并发症 ⋯⋯⋯⋯⋯⋯⋯⋯⋯⋯⋯⋯ 40

简介

脊髓电刺激治疗（SCS）是一种有效的神经调节技术，用于治疗有交感神经和神经性慢性疼痛的患者。该装置由刺激导线、脉冲发生器和连接导线组成。应用14号硬膜外针"挂滴"技术或者通过无阻力针将"圆柱形"导线经皮插入，使它们向周围发射电刺激。由于经皮手术不需要全身麻醉，因此术中患者可以确定电极的位置，降低围手术期急性风险，减少导线断裂的可能性。然而，圆柱形导线容易移位，与脊髓表面接触较少，可能降低临床疗效。桨式导线植入手术与椎板切开术或椎板切除术一样，需要麻醉、组织剥离和肌肉牵拉。桨式导线更宽更平，带有不同数量的电极，对脊髓提供单向刺激。桨式导线的放置常通过肌电图（EMG）或体感诱发电位神经生理监测来确定。桨式导线可能会使急性围手术期风险率增加；然而，它们的置换率和再手术率较低，并且使临床结局明显改善。

SCS通常产生积极的结果，显著减少慢性疼痛。然而，随着产品和手术技术的多样化，仍有可能出现需要翻修手术治疗的并发症。疼痛控制范围的丧失通常是由导线移位或断裂引起的，是翻修手术最常见的原因。其他并发症包括硬件移位和脊柱感染，刺破硬膜，硬膜血肿和对电刺激逐渐耐受。SCS植入似乎是一个相对简单的操作过程，但术后的变化可以使翻修变得非常困难。在本章中，我们的目的是讲述SCS装置的翻修和再植入的基本情况。

翻修适应证

- 导线移位。
- 导线断裂。
- 电刺激部位疼痛。
- 植入后脓肿或感染。
- 疼痛抑制无效。
- 脊髓损伤。
- 耐受的进展。

禁忌证

- 病态肥胖或严重心肺功能损害。
- 有凝血障碍/出血性疾病的患者（血小板减少症）。
- 全身或局部感染。
- 与心脏起搏器和除颤器不兼容。

预期

- 更换或重新植入/重新编程导线。
- 更换或重新植入导线，增加锚固能力。
- 翻修以达到完全的慢性疼痛抑制。
- 控制感染和移除受感染的内固定物（如有）。

翻修手术原则

- 保持适当的方向以沿相关标志去除瘢痕组织。
- 必要时使用适当的可视化工具，如术中引导或视野照明，以促进手术显露和优化手术效果。

- 识别与特定病例相关的危险因素，改善患者的免疫、营养和整体状况，以优化患者围手术期。

术前计划

- 利用计算机断层扫描（CT）来评估导线的位置和椎管的显露。
- 评估影响手术技术和术中器械选择的术后变化。
- 注意长期放置的导线周围可能形成的瘢痕。
- 准备植入工具解剖硬膜外瘢痕组织。
- 仔细回顾术前CT扫描，仔细识别以往椎板切除术的部位，避免医源性硬膜损伤。

手术室准备

- 确保手术视野清晰，对浅表组织给予重点保护，避免术后感染。
- 可以在患者侧卧或俯卧的情况下放置刺激电极，以保证手术期间的稳定性。
- 确保患者的体位允许透视，在预期的脊柱节段可完成正位（AP）片，以评估穿刺针在适当方向的移动，当准备进入硬膜外间隙时，应使用侧位视图。
- 检查SCS系统的完整性。
- 对躯体感觉诱发电位（SSEP）进行适当监测，当感觉异常达到目标节段时，才能使用桨式导线。

手术技巧

1. 应检查植入脉冲发生器（IPG）以确保功能和核查阻抗。
2. 如果检查显示没有故障，准备重新使用IPG，启动程序，重新打开装有IPG的口袋，将其取出。使用单极电凝会导致电池耗尽，所以不能使用单极电凝进行操作。
3. 一旦断开IPG并将其取出，便可以使用电刀重新打开胸椎切口。
4. 在进行显露时，暴露椎板头尾侧直至前次手术处，这很有用，可以帮助我们对解剖进行了解。
5. 发现导线后，沿着导线靠近桨式电极。
6. 在尝试取出电极前，要仔细解剖在桨式电极周围形成的纤维鞘，以避免破坏导线。
7. 充分显露后，就可以轻轻地取出导线。注意，在远端放置的情况下，在前次手术椎板切开部位周围可能有再生的骨组织，有时需要移除。

8.仔细检查前次手术植入电极的硬膜外间隙,用神经钩和Woodson剥离子破坏包裹植入物的纤维包鞘;可以减少再次发生导线迁移的风险。

9.将新电极置入间隙,通过透视确定其正确位置。注意以下事项:

- 如果桨叶倾向于转向外侧沟,则将电极头朝上插入之前的插入位置。
- 在插入平面切除少许头侧椎板,可使电极更好地插入硬膜外间隙中心。

10.通过X线确认正确的定位并测试系统。

11.用缝合线固定连接筋膜的导线,并将其引至IPG位点。

12.翻修脊髓刺激器植入到这时就完成了,常规缝合。

术后处理

- 在出院前启动脉冲发生器程序——大多数患者在手术后当天就能出院,但有些患者可能需要留院过夜。
- 出院患者带适当的短期麻醉镇静药物和嘱患者避免使用非甾体抗炎药(NSAID)。
- 嘱患者适当限制活动,鼓励早期下床,并就伤口护理和识别严重并发症给予适当的指导。
- 安排患者在手术后10~14天来院拆除缝合线和缝合钉,并根据需要调整脉冲发生器。

并发症

- 圆柱形导线的锚定通常较少,因此可能导致导线迁移和疼痛部位感觉异常的丧失——这是一种不能通过重新启动SCS系统程序来解决的并发症。
- 电极断裂和断开是常见的机械性并发症,可以通过重新启动程序解决;如果怀疑此并发症,可以测量阻抗,阻抗高则提示与断裂/断开有关。
- 脊髓血肿,虽然罕见,但确实可能发生,尤其那些接受抗凝治疗的患者。
- 使用14号硬脊膜外穿刺针进入工作空间放置导线,存在硬脊膜穿刺和脑脊液漏的风险;因为硬膜外间隙可能有附加的瘢痕组织,所以该并发症与翻修手术特别相关。
- 当采用胸椎后入路进行SCS翻修时,必须认识到术中可能存在的神经损伤。

要点与难点

导线放置

- 穿线时，避免垂直置针入硬膜外腔，避免引入的刺激器弯曲。
- 发生器放置位置应在患者的惯用手可及的范围内，以便于调节程序。
- 放置导线时，锚定装置应尽可能靠近初始筋膜层面；利用锚点的顶端向筋膜内突出，以避免弯曲导线的角度。
- 考虑在刺激器和发生器的锚点使用应力释放环，以减少导线移位和断裂的风险。
- 避免导线刺激器穿过可移动结构周围，以减少移动和断裂的风险。

第二部分

颈椎前路手术

第 6 章　同间隙的 ACDF 术后翻修 ··· 45
第 7 章　ACDF 邻近间隙翻修 ·· 53
第 8 章　颈椎人工椎间盘置换术后 ACDF 翻修 ······················· 59
第 9 章　人工椎间盘置换术（TDR）后邻椎病的治疗 ·············· 67

并发症

与初次手术相比，ACDF的翻修通常有更高的并发症风险。这包括术中神经血管或气管食管结构的损伤，以及前面讨论过的早期和晚期并发症。充分的术前计划可以使晚期并发症最小化。例如，高风险的多节段ACDF失败的患者应该强烈考建议考虑采用前后入路，因为已证明它在实现坚强的骨融合方面更有效，尽管它最初可能看起来创面很大。这种有多节段并发症的脊椎病和骨质量差的患者，如果单独行前或后翻修，不可能长期保持无症状。

> **要点与难点**
>
> 术者可以采用或避免一些技术来优化骨愈合的自然能力。例如，当骨移植物处于轴向受压状态时，它最有可能被成功合并，这将刺激骨重建和减少骨质减少的风险（沃尔夫定律）。这也将避免脊柱前凸的后期丢失，当使用小块移植物时可以观察到这一点。因此，移植物的高度应该比它要填充的椎间隙大几毫米。另一个隐患是在没有充分冲洗的情况下过度使用高速磨钻。这可能导致热损伤和骨毛细血管的消融，从而导致融合所需的成骨成分的丢失。单极电凝的过度使用也是如此。

> **视频 6.1**
>
> 同间隙 ACDF 翻修（https://youtu.be/vYsMI-9KIUs）

第 7 章

ACDF 邻近间隙翻修

COURTNEY PENDLETON, MATTHEW S. GALETTA, AND JACK JALLO

适应证	53	术前计划与手术室准备	54
相对禁忌证	53	手术技巧	56
预期	53	术后处理	56
翻修手术原则	54	并发症	56

适应证

翻修手术的适应证包括邻近节段的退变性椎间盘疾病伴有神经根病、脊髓病或经过保守治疗不能缓解的轴性疼痛症状。

相对禁忌证

如果延长先前存在的ACDF需要跨越4个或更多间隙的内固定，通常采用后颈椎椎间盘切除术和融合（PCDF）来治疗，以避免广泛暴露，增加对周围结构的损伤风险。禁忌证包括全身状况不稳定不能进行手术治疗，持续吸烟，以及症状由背部疾患引起的患者。此外，如果患者的职业（如歌手）使其不能接受ACDF翻修的风险，则应禁止其进行手术。

预期

与主要症状为颈部疼痛的患者进行沟通，这些症状可能有除颈椎病以外的其他病因。应告知有根性症状的患者，疼痛和麻木不会迅速缓解，可能会缓慢恢复；应告知脊髓病患者，症状改善可能会比较缓慢或者只能部分改善，手术的主要目的是防止疾病进展，次要目的是改善症状。

围手术期应强调术前和术后营养、戒烟和术后4~6周严格颈托固定的依从性的重要性。

对于需要翻修或延长多水平ACDFs的患者，应详细告知术后吞咽困难的风险。

翻修手术原则

翻修手术的目的是去除致病因素，并获得充分的融合，同时尽量减少该节段融合所带来的不良影响（视频7.1）。如果是因为假关节翻修，则应建议患者戒烟（如果相关）并计划自体髂骨移植。

术前计划与手术室准备

在术前评估过程中，应行颈椎正位（AP）和侧位X线片，以评估内固定、移植物位置和融合质量（图7.1）。颈椎计算机断层扫描（CT）可以评估骨赘和钙化的椎间盘，还能评估患者有没有需要同时处理的假关节。颈椎磁共振成像（MRI）可以评估脊髓受压的程度和异常信号，这可能对决定进行前路翻修还是后路减压融合起指导作用（图7.2）。

患者术前应通过耳鼻喉科评估以确定声带功能。如果双侧功能都正常，则在前次手术切口的对侧做切口，以尽量减少暴露过程中遇到的瘢痕组织，减少暴露和组织分离过程中的困难，从而减少术中并发症。如发现声带功能异常，应选择同侧切口，以避免双侧喉返神经损伤。

脊髓病患者应接受术中有创动脉监测。在非脊髓病患者中是否使用动脉监测由麻醉团队决定，通常对那些有严重基础疾病的患者使用。

我们将患者置于泡沫枕头上，在肩膀后面水平放置一个充气垫。运动诱发电位（MEPs）和体感诱发电位（SSEPs）分别在基线和颈部伸展后测得。对于明显的脊髓病、力线不良或担心颈椎不稳的患者，可考虑清醒纤维支气管镜插管，并在插管前和插管后进行监测。肩部用胶带向尾端固定，以便透视并改善术中X线的质量。固定体位后再进行神经电生理监测。

如果术中要取髂骨，除非有禁忌证，应准备对侧取骨，以优化手术流程。

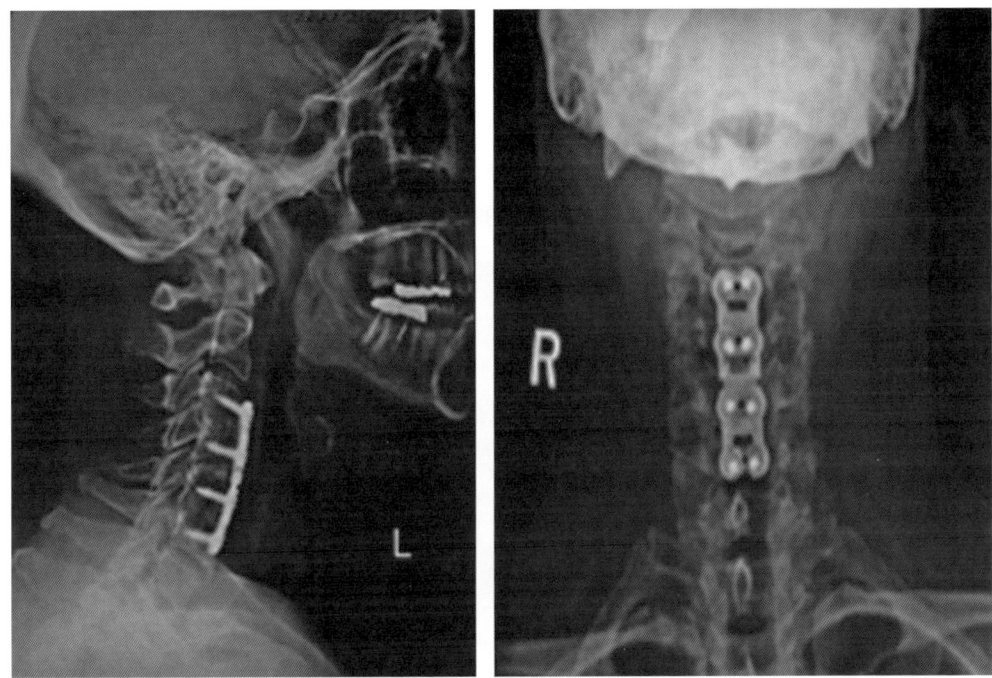

图 7.1　术前颈椎正侧位 X 线显示 C3～C6 有 ACDF 钢板。患者表现为进行性加重的脊髓症状、行走障碍和手活动笨拙。

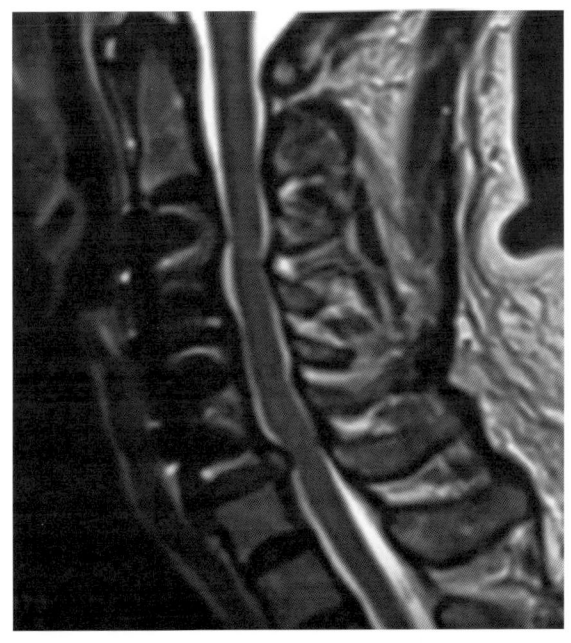

图 7.2　MRI 显示融合水平以下节段脊髓明显受压且脊髓信号轻度改变（C6～C7）。

手术技巧

摆好体位消毒铺单后,根据术前检查,选择原切口或对侧另做切口。

如果使用原切口,应花费更多精力在瘢痕组织内定位并确定手术界面。可以用未受瘢痕干扰的解剖标志帮助定位并解剖到椎前筋膜。用手持的Cloward牵开器牵开气管和食管。使用自动拉钩牵开颈长肌。

术中可以参照前次手术置入的钢板作为标志,并不需要额外的透视。

患者可能需要单个或多个邻近节段ACDFs。在单节段翻修/延长的情况下,如果单用带锚定的融合器,需要暴露椎体和钢板所在的半椎体以及相邻椎体。这最大限度地降低了通过瘢痕组织解剖和暴露整个钢板系统时软组织损伤的风险。

如果术后影像学提示初次ACDF内固定充分融合,并且计划翻修超过一个节段,需要暴露整个前路板并将其取出,切除邻近节段椎间盘并植入融合器,放置跨越翻修间隙和邻近间隙的颈椎前路板。

对于有神经根症状的病例,进行椎间孔扩大切除以确保神经根减压充分。

植入椎间融合器并放置好钢板后测定MEPs和SSEPs。用抗生素盐水充分冲洗切口,止血。留置一条引流管。重新缝合颈阔肌,真皮深层组织用3~4针可吸收线缝合。皮肤和皮下进行单纯间断缝合。引流管用丝线固定,术后第一天拔除。

术后处理

患者在夜间需要进行远程监测。术后第一天拔除颈前引流管。如有必要,脊髓病的患者在术后第一天就可进行理疗和康复锻炼。所有患者均佩戴4~6周的硬质颈托。分别于术后2周和4~6周在门诊进行切口检查,复查正侧位X线片。出院前戴颈托拍摄平卧、直立的颈部X线片(图7.3)。

并发症

喉返神经损伤,可以通过术前评估、术中仔细解剖牵拉来尽量避免。

即使是翻修手术,气管和食道损伤仍然是罕见的并发症,同样,手术切口感染率仍然很低。

椎动脉损伤可能发生,因为瘢痕组织使手术界面和中线模糊不清,翻修手术中更可能发生椎动脉损伤。

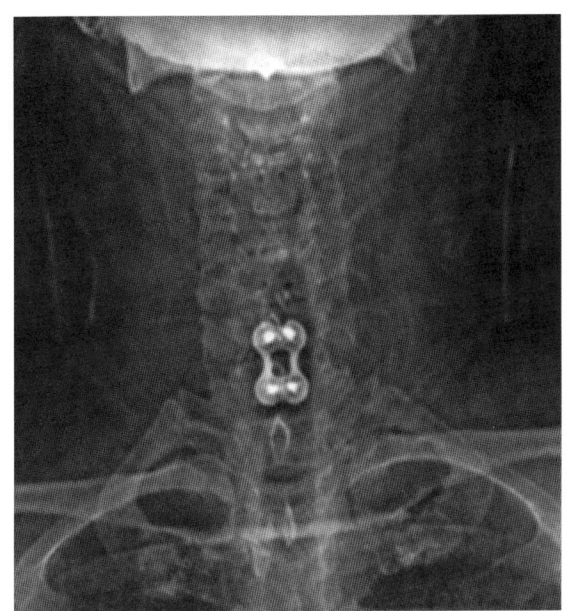

图 7.3　翻修手术后 X 线：C6/7 ACDF 术后，先前的内固定物取出，重新单节段钢板固定。经评估 C3～C6 节段的植骨已形成融合。本次行 C6/7 减压，采用同种异体移植物和单节段钢板固定。

要点与难点

　　单独使用带锚定的融合器可以在相邻的节段进行翻修，同时最大限度减少对原有钢板的暴露，并减少因剥离瘢痕和软组织而损伤周围结构的风险。但是这种融合器只能用于单节段病变。

　　假关节患者应在手术前仔细评估，并优化营养、戒烟和改善骨密度，以最大限度提高手术成功率。

视频 7.1

ACDF 邻近间隙翻修（https://youtu.be/vYsMl-9KlUs）

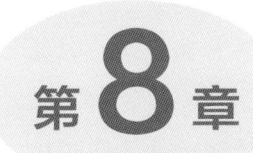

颈椎人工椎间盘置换术后ACDF翻修

JOSEPH D. SMUCKER AND RICK C. SASSO

适应证	59	术前计划和手术室准备（包括神经监测的应用）	62
相对禁忌证	61	手术技巧	64
预期	62	术后处理	65
翻修手术原则	62	并发症	66

适应证

颈椎前路手术是治疗颈椎退行性病变的常用方法，并且在脊柱外科医生的手术入路选择中起着重要作用。颈椎前路减压术一般是通过去除致病因素（如颈椎间盘、骨赘和退变韧带）并重建来完成的。在许多这种重建手术中，颈椎前路融合术起着重要作用，但也有一些涉及颈椎前路融合和融合后邻近节段问题的担忧。颈椎前路椎间盘切除和椎间盘置换术是一种较新的治疗退行性椎间盘疾病的方法，美国食品和药物监督管理局（FDA）已经批准了7种相关器械的使用。除了大约10年前开始在FDA试验中使用外，临床使用也在缓慢增加。

颈椎间盘置换术的目的之一是保留手术节段的运动，这通常在临床中用X线片进行测量。除了保留手术节段运动外，就颈前路翻修手术而言，颈椎间盘置换术被证明是一种在生物力学上更有利的治疗选择，当考虑到可能出现的邻近节段问题时更是如此。但是，手术节段装置磨损、装置失效和邻近节段退变等问题都可能是导致手术翻修的原因。此外，虽然前路椎间盘置换手术在手术节段达到了临床和生物力学上的成功，但邻近节段的退变仍然可能发生。

导致手术节段需要翻修的原因有很多，传统的手术解决方案通常是将运动节段转化为关节固定（融合）。有两种可选方法，通过前入路行人工椎间盘摘除并行椎间融合是两种方法之一。另一种是人工椎间盘装置保留和后路融合术，根据情况决定是否减压。在此章，我们选择应用颈椎前路椎间盘切除融合术（ACDF），将手术节段移植物转换为节段融合。

通过前入路手术进行翻修并椎间融合术的适应证包括：手术节段神经症状复发，比如神经根病或脊髓病（与人工椎间盘有关或无关）；人工椎间盘装置磨损导致松动；人工椎间盘磨损产生碎片导致的局部病变；由于承重界面故障或破碎而导致的装置失效；由于初级或二级固定失败而导致的装置把持力丧失（不是继发于出现碎片后的松动）；人工椎间盘装置脱出（图8.1）或与装置相关的局部软组织损伤；患者对装置部件或磨损碎片的生物学反应。颈椎前路的感染很少，但一旦出现也需要手术翻修。在目前的颈椎前路人工关节置换术中，一部分翻修手术适应证已经被理论化，但是由于缺乏大量的临床相关数据，所以还没有被很好地归纳。随着对现有的和新的承重面的认识积累，我们可能会对颈椎前路翻修手术的适应证有更深的理解。

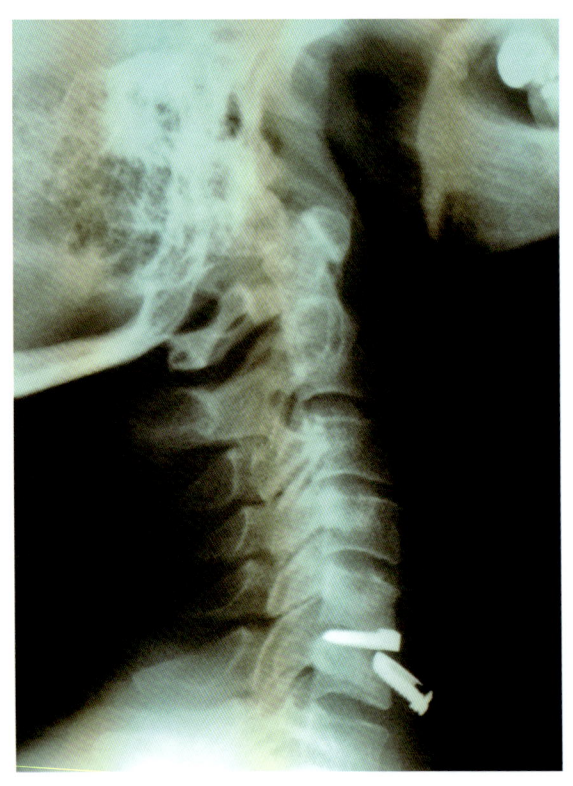

图 8.1 一张颈椎侧位片显示一例灾难性人工椎间盘置换失败

相对禁忌证

在考虑将颈椎前路手术翻修为关节融合术的同时，外科医生还必须考虑替代手术和手术禁忌。按照我们的经验，当人工椎间盘装置固定良好时，或装置本身不是当前患者疾病的原因时，或当没有明确的需要进行颈前路翻修神经减压的指征时，可以考虑保留手术节段的人工椎间盘装置。在这种情况下，应仔细考虑患者的疾患来源。有小关节病变的患者可能非常适合基于后路的减压和融合翻修手术（图8.2）。有多节段神经受压可能的患者也适合采用基于后路的治疗方案，手术节段的人工椎间盘装置可以保留。此外，如果有椎前间隙的软组织问题或其他需要多节段低切迹板重建，可能不适合单纯前路翻修。

有手术入路相关吞咽困难史的患者，或以前有神经结构损伤导致发声或发音障碍的患者也应考虑前路翻修手术的替代方案，因为出现前路软组织相关合并症的可能性会增加。对于人工椎间盘配件固定良好，预期需要通过大量的骨移除才能取出配件的患者，可能也需要考虑其他的替代方案。最后，对那些前次人工椎间盘置换手术并未达到预期效果的患者，也要仔细考虑。这些患者与那些初次手术症状缓解术后复发或出现新的症状的患者相比，有着根本性不同。对于有轴性和神经性问题的患者，如果考虑对目标节段进行前路翻修，同样的问题也要被考虑。事实上，前路翻修手术的一些禁忌证在节段融合的翻修手术中仍然存在，而这些禁忌证在以前的翻修手术中已经被描述过了。

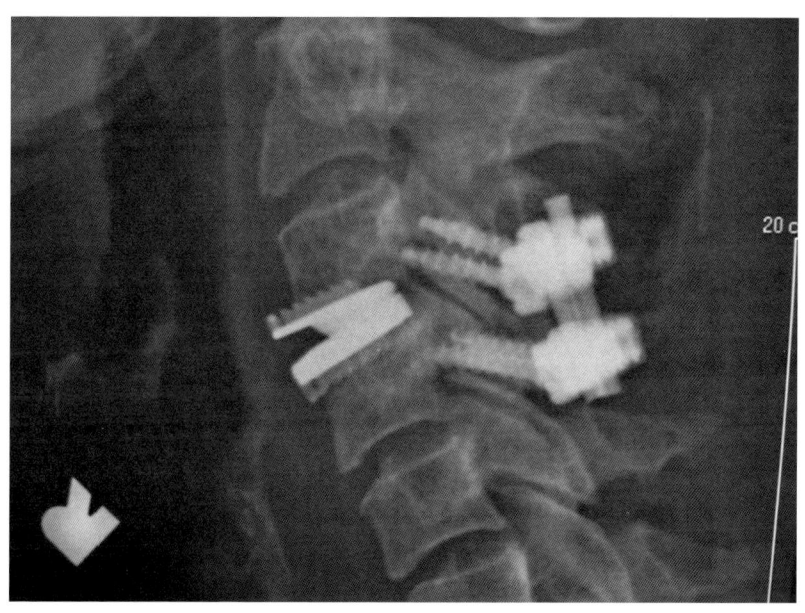

图 8.2 颈椎侧位片，显示前路人工椎间盘置换失败的后路颈椎融合。

预期

就如本章适应证那段所说，对前路颈椎人工椎间盘进行翻修时，手术期望是在目标节段实现坚强固定。节段固定要在成功处理神经之后进行。为了达到这一目的，术者和患者在术前应考虑好颈椎前方的软组织、神经和生物环境情况。如果患者一般情况差，治疗团队在翻修手术之前，改善患者的健康状况或代谢状况，可能会更好。这可能涉及骨骼健康评估、饮食调整或停止摄入非甾体类抗炎药（NSAIDS）或尼古丁等。

术者应该考虑到手术显露和软组织问题、术前和术中影像透视、装置移除和装置碎片相关的问题，以及神经减压等种种翻修的困难，并做好计划，对前路融合和重建提供多种良好的选择。前路融合和重建的选择很多，可能超出了本章所讨论的范围；创造一个良好的生物环境是很重要的，这可能需要使用自体骨移植或替代重建等方法，这些方法通常并不应用于初次融合术。

翻修手术原则

翻修手术有许多重要的原则。涉及术前计划、手术室准备和术中护理、手术护理和术后管理。术前计划包括患者检查和手术安全考虑。术前计划的原则包括患者体格检查、术前影像、体格检查以外的神经功能评估、颈椎前方软组织的术前评估、相关科室会诊、与麻醉医师沟通、设备的选择与计划、内固定准备与植入方案、手术的知情同意。术中要点包括考虑患者的体位，麻醉技术，手术入路，术中成像，内置物的移除，神经减压，椎间融合，术中病变的处理和伤口关闭。术后护理包括术后监护病房（PACU）的考虑，是否要观察一夜，重症监护病房（ICU）的适应证，相关会诊，出院计划和随访，疾病管理和随访，以及患者的影像。

与患者沟通时，在术前计划和预期管理阶段就应包含并发症。总的来说，前路翻修手术围手术期发病率和并发症的风险更高。术者和患者对椎间融合固定手术有不同的期望。困难确实有，但是对困难早有预料并做好术前准备的术者和患者通常处理得更好。

术前计划和手术室准备（包括神经监测的应用）

患者的术前病史和检查对治疗起着重要的作用。即便对患者的检查十分完整，术者还要根据软组织和神经系统检查，研究患者上次手术的处理和入路方法，慢性与急性神经改变基线并收集数据。如果术者没有参与上次的人工颈椎间盘置换术，请求参阅上次手术医疗记录可能有助于了解患者在人工颈椎间盘关节置换术前的状态，并与翻修前情况相比较。应讨论和检查新的神经症状，并记录与吞咽和发音有关的问题。要量化轴性疼痛，并将患者的预期作为评估的一部分。

术前影像包括功能位X线片和高质量成像。基础直立位X线片通常包括前后位（AP）、标准侧位、侧位过屈和过伸位、双斜位X线片，以评估装置的位置/部位、骨的完整性、手术节段运动情况、假体周围软组织和钙化情况、邻近节段的情况，以及颈椎整体序列的情况。可以对骨质量进行初级评估，也可以考虑高级的骨质量检测（虽然很少），如双能X线骨密度检测（DEXA）。高级的影像技术在术前评估中起重要的作用，通常包括磁共振成像（MRI）和计算机断层扫描（CT）。

MRI是软组织和神经成像的主要工具，可以评估目标假体周围的软组织情况，神经压迫情况、邻近节段情况及骨状态。在怀疑患者存在固有骨病或感染的情况下可以进行强化MRI检查。CT是评估假体位置和固定情况，以及与磨损碎片相关骨损伤的绝佳工具。在某些情况下，会出现大量与假体有关的图像伪影，例如使用不锈钢或钴铬假体便会出现这种情况，这时脊髓造影的CT是首选的高级成像工具。

进一步的神经学检查可能包括神经传导的肌电图，以评估颈椎神经根相对于周围神经的损伤程度。如果患者目前的神经疾患并不能用上次手术来解释，也可以考虑请神经外科医生会诊。要将这些测试指标与在上次手术之前进行的测试进行比较。

应全面考虑颈椎前方软组织的基础问题。这包括检查患者前次手术切口和前次的手术入路。当对侧入路有禁忌时，比如存在单侧声带麻痹，术者可以考虑使用原手术切口。要询问患者发音、吞咽和发声是否影响其职业生涯，这可能在手术入路的规划和评估中有很大影响。

如果考虑到基础吞咽问题存在或预计术后可能出现相关的问题，术前应请吞咽专业和/或耳鼻喉科医生会诊。会诊医生可以进行吞咽检查和/或考虑进行喉镜检查，以评估食道或声带的完整性。主治医生可酌情决定是否请该会诊医生参与手术入路选择和术后管理。

手术前与麻醉团队的沟通非常重要。这可能涉及预计插管困难的患者、插管或麻醉期间需要最低限度颈部操作的患者、手术后需要保留气管插管的患者。麻醉技术的选择也可能与外科医生的术中神经监测计划部分相关。

根据我们的经验，术中神经监测的使用和技术的选择取决于术者。神经监测的适应证包括术前颈椎脊髓病变、多节段椎管狭窄和声带损伤。神经监测常以躯体感觉诱发电位（SSEP）和/或运动诱发电位（MEP）为主，但在颈椎前路翻修手术中并非一定需要。

医疗设备的选择可能在术前计划中起一定的作用。需要考虑的因素包括预期的住院护理需求、术后神经系统情况、术后软组织情况（如吞咽功能障碍或呼吸道管理）、可能的重症监护需求、与硬脊膜损伤相关的术后引流管管理、输血需求以及可能的气管切开管理。由于这些原因，尽管有的前路脊柱翻修手术可以在门诊进行，但还是尽量安排住院手术。

术者应了解目标人工椎间盘置换假体的特性，并考虑成功移除假体并进行融合固定术所需的工具。许多椎间盘假体对邻近椎体有初级和二级固定方式。常用的主要固定方法包括装置导轨（Prestige LP™ Cervical Disc System）或螺钉。二级固定方法包括使骨生长在假体邻近终板内或终板上。在某些情况下，也可以使用螺钉进行二次固定。假体制造商应该能够提供与假体放置和/或移除相关的器械，这些器械可能对制订术前计划选择产生影响，基本上在所有情况下，这些器械都需要在手术前准备好。手术假体放置相关的说明文件可以帮助制订术前计划，在不影响患者护理及隐私的情况下，可以联系设备公司以了解假体的性质。标准的骨科工具，如咬骨钳、骨刮匙、骨凿、骨钻和切割工具都要准备好，止血剂和硬膜修补剂也要准备好。

最后，与患者交流病情并让其同意手术对手术计划、手术操作和术后患者护理的管理至关重要。要包含前路假体移除并进行前路翻修减压和翻修后前路融合术，并行颈椎重建。也包括考虑骨移植的选择，如自体骨移植、同种异体骨移植、椎间融合器装置和/或合成骨移植。神经监护的应用值得讨论，术后并发症应被仔细考虑，包括典型颈椎前路翻修相关的所有问题。与患者讨论的往往是他们对当前状态的担忧，而不是术后可能出现的各种困难。这些困难可能包括新的神经系统问题、吞咽功能障碍、发音问题、融合术愈合问题和器械相关并发症等。

手术技巧

将患者置于能术中成像、气道管理和神经监护的手术台上，取仰卧位。患者颈部可以在中立位或稍过伸位，以便软组织暴露和术中成像。手臂放置在患者的两侧，并用软垫垫好。在成功插管和基础神经监测评估后，整个颈椎前部手术区域便准备就绪。若需术中取骨，取骨处当由手术医生自行准备和铺单。

麻醉专科医生在进行气管插管时，一般会尽量减少颈部活动。考虑患者有颈椎脊髓病变，或颈前软组织可能或突然受到损害时，这就更重要。此时可以考虑应用可视内镜辅助插管。可以考虑使用胃管来帮助翻修手术中对食管的识别，这也可以对预计术后吞咽功能减弱的患者进行术后营养。如果手术时需要改变体位，从手术台上方进行颈部麻醉操作会更好。

颈椎前路手术入路与Smith-Robinson技术一致。当发现与单侧声带麻痹有关的问题时，应考虑使用原手术切口或同侧手术入路。对侧入路有一定的优势，手术区域不存在与前次手术有关的瘢痕组织。软组织的仔细操作与椎前间隙分离解剖一样重要。在建立手术入路过程中，可通过触诊和术中成像进一步分辨假体装置。从前方暴露整个椎间盘假体，以及邻近节段椎体。将Caspar撑开器支撑螺钉放置在与人工椎间盘假体相邻的椎体上，以便进行假体装置的操作、暴露和进一步移除。在取出假体的一级固定（螺钉）后，使用制造商提供的植入工具或其他外科器械小心地取出手术前就已经松动的假体。在某些情况下，该假体可能无法完整移除，只能部分移除。

固定良好的装置可能需要额外的松动技术来解决二级固定。二级固定一般通过在假体终板上或终板内的骨生长来实现。为保证终板/假体界面完整，在骨/终板界面小心使用骨刮匙或骨凿。术中成像可能在这些器械的使用中起一定的作用。保留尽可能多的椎体内骨质的同时安全成功地移除假体，要在两者之间保持平衡。

在初次手术过程中，许多人工椎间盘假体是在椎间盘切除、完全摘除纤维环和摘除后纵韧带之后植入的。如果需要额外的神经周围减压，则在此时进行。根据术者的判断，如果需要安全彻底地进行神经减压，也可以选择将骨质部分移除术转换为椎体次全切除术。如果术中遇到硬脊膜损伤，应在融合和重建之前处理。

术中影像学检查有助于评估假体的位置、假体被移除重建之后骨质特征。术中X线透视是一种常用的检查方法，在术中起着重要的作用。侧位拍片可以评估人工椎间盘假体锁定处移除工具是否到位，若假体处固定良好，侧位片有助于骨切除。可在关闭伤口前利用相似的技术评估其重建情况。

融合术需要考虑多方面因素。虽然单纯椎间融合可能是一种选择，但也应仔细考虑生物力学环境。如果终板情况可以接受，利用传统的成形同种异体骨进行融合术是可行的，但应注意要有多种型号备用。相反，如果移除了大量的骨质，术者必须考虑量取并截取成形同种异体或自体移植骨，而不是选择Cage椎间融合器。与前路Cage相比，我们更倾向于定制应用成形同种异体骨。前路椎间融合后，用前路钢板完成前路重建。最初的目标是一次性的前路融合术，不需要后路辅助固定，应权衡前路软组织问题和更复杂的前路重建之间的利弊。若前路重建太过薄弱，术者应考虑后路手术补充。

在颈椎前路翻修术中，可能要处理很多术中事件。包括食道损伤、出血、脑脊液（CSF）漏/硬脊膜切开和前路重建困难。继续深入讨论可能超出了本章的范围，我们认为这些困难可能会发生，一旦发生要在完成手术前一期处理。术中的困难是这类手术的一部分，术后应对这些困难也很重要。

伤口闭合与传统Smith-Robinson方法初次手术相似。可根据术中出血和预计术后软组织出血量，酌情放置烟卷引流管。术后床头抬高，术后第一天拔出引流管。气管插管拔管之前要进行泄漏试验。

术后处理

基本上所有的患者术后都要常规转入麻醉复苏室（PACU）。如果需要保留气管内导管超过术后1小时，可以例外。考虑抬高患者的床头和在围手术期正确使用类固醇来辅助缓解颈椎前路软组织肿胀。对于需要延长插管时间或需要连续进行神经学评估的患者，可以考虑转入ICU。术后直立位片有助于评估颈前软组织肿胀。

对于围手术期的全身状况管理，吞咽评估和管理，以及发音问题，可以考虑术后会诊。随着吞咽功能的改善，术后饮食可以逐渐恢复。继续进行与翻修前一样的神经学评估。术后是否颈部制动由术者决定。

对于吞咽功能适当、疼痛控制良好、神经系统检查稳定，可自由活动的患者，可让其出院。患者可定期随访，由手术医师评估手术切口的愈合情况和椎间融合情况。是否停止颈部制动也是一样。通过术后影像学检查来评估患者融合情况，通常选择站立位片。

并发症

并发症包括通常意义上的脊柱前路翻修手术和融合术的并发症。其中吞咽困难、发声困难和软组织问题可以即刻出现。通过保留临时气管插管直到拔管或转换为外科气道来处理气道问题。术后应根据患者的体格检查和影像学状况评估是否有新的神经方面问题。术后脑脊液漏/硬脊膜损伤可能非常难处理。术中发现硬脊膜撕裂可进行术中修复，并考虑进行术后蛛网膜下腔引流管的放置。不然可能需要再次手术来解决同样的问题。

在某些情况下，假体移除可能需要复杂的前路重建，也可能导致前路重建薄弱。这种情况下，应考虑进行后路附加手术。这可能包括后路内固定融合和/或后路减压。

翻修术后的神经系统并发症，虽然很少见，但一旦出现就特别麻烦。新问题的处理由主治医生决定。症状不缓解可能更常见，这可能需要随着时间的推移逐步改善。残余神经问题可选择额外的后路减压。

融合的并发症已充分描述，它可能导致假关节和/或器械的问题。这些问题的处理方式与任何融合术的翻修相似，可以选择前路翻修和后路翻修治疗。对于成功的融合术应关注相邻节段的问题。

要点与难点

- 仔细的术前计划对于手术入路和假体移除成功至关重要。
- 前路翻修术增加了围手术期并发症的风险，这与颈椎前路翻修术是一致的。
- 术后软组织问题可能给翻修手术带来困难。
- 如果预期前路治疗不足以解决患者的问题，术者应考虑采用一期或二期后路手术治疗。

第9章

人工椎间盘置换术（TDR）后邻椎病的治疗

BRUCE V. DARDEN II

简介	67	术前计划和手术室准备	71
适应证	69	手术技巧	71
相对禁忌证	69	术后处理	72
预期	70	并发症	73
翻修手术原则	70	参考文献	73

简介

有症状的邻近节段颈椎病的治疗是近20年来研究最多的课题之一。颈椎前路椎间盘切除融合术（ACDF）的体外生物力学研究显示，邻近节段的椎间盘内压力升高，活动范围增大。这在理论上可能导致ACDF加速邻近节段病变。颈椎全椎间盘置换术（TDR）是一种减少退变性脊柱邻近节段疾病的策略。颈椎TDR自本世纪初以来一直在欧洲和美国进行评估。美国食品和药品监督管理局（FDA）要求对每一种已批准的装置进行研究器械豁免（IDE）试验，这使得这方面的随机、前瞻性数据比最近脊柱文献中的任何其他主题都要多。这些研究表明TDR与ACDF相比，临床效果相当或有轻微的优势。一些评估显示，与TDR患者相比，ACDF患者在手术节段的翻修手术更多；但邻近节段的数据却不那么清晰。有一些术后7年的研究表明，TDR术后邻近节段疾病需要手术处理的较少。诚然，文献是最近的，但趋势可能随着时间的推移而发展。

文献中关于治疗颈椎TDR术后有症状的邻近节段疾病的策略大多未经证据证

实。治疗原则由ACDF术后邻近节段病变的治疗演变而来。对TDR邻近节段融合是安全的，并且临床结局可接受。很多小型临床系列对多节段的TDR或TDR和ACDF的组合（杂交手术）进行评估，已经证明了其安全性，临床等效于多节段ACDF（图9.1和9.2）。生物力学上，多节段TDR和复合手术接近正常颈椎的自然运动状态。因此，TDR后出现症状的邻近节段疾病，可以采用任何一种能保持颈椎完整、正常的治疗策略。本章将讨论前路翻修手术而非后路翻修手术，前路翻修手术可与初次手术方式相同。

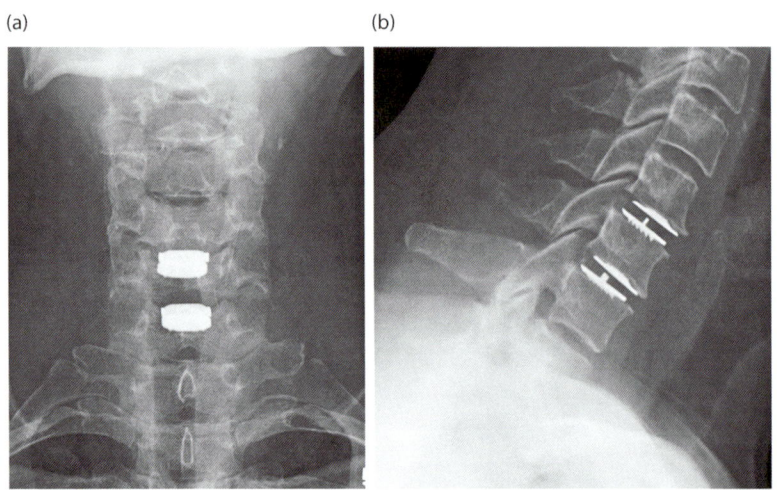

图9.1 （a）前后位和（b）侧位X线片显示应用Mobi-C TDR的双节段人工椎间盘置换（照片由Alden Milam，MD提供）。

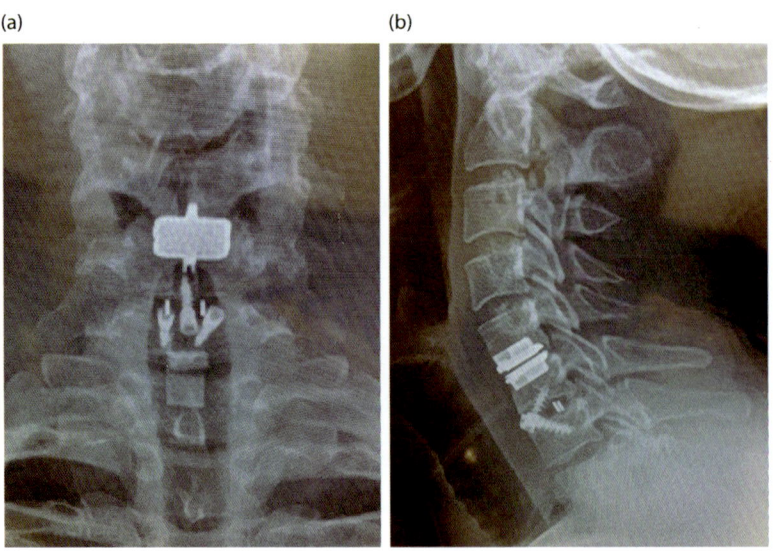

图9.2 （a）前后位和（b）侧位X线片显示应用ProDisc-C TDR和Zero-P ACDF space的杂交手术（DePuy Synthes Spine, Raynham, Massachusetts）（照片由Jack Zigler，MD提供）。

据报道，PCM TDR（nuv, Inc.,San Diego）是FDA批准的唯——种用于融合节段邻近节段的TDR。Mobi-C TDR（LDR Spine, Troyes, France）是唯一被批准用于双节段结构的TDR。

适应证

手术的主要适应证是有症状颈椎邻近节段疾病，这些可引起神经根或脊髓病变。

患者的影像学检查必须与体征相符，并且保守治疗无效。颈椎轴性痛并不是手术适应证；颈椎疼痛的手术结果参差不齐。如果症状相对轻微，由软性椎间盘突出引起脊髓病变可以用TDR治疗。椎体后方的病变应通过ACDF和/或椎体次全切除来治疗。

采用TDR还是ACDF治疗邻近节段病变是一个相对的决策问题。文献中几乎没有标准。然而，Barbagallo等[1]的研究反映了我对何时使用何种技术的理念。

他们的治疗原则如下：

1.退行性椎间盘疾病的类型
- 软性的椎间盘突出（TDR）
- 颈椎退行性病——过屈/过伸位X线显示角度变化>3°（TDR）（若<3°选择ACDF）

2.颈椎椎体/小关节退变的程度
- 进展性的颈椎退行性变——椎体或者小关节突型（ACDF）
- 无进展的颈椎退行性变，特别是小关节突型（TDR）

3.为减压神经结构所需要去除的骨量
- 大量应用磨钻会使椎体变弱或增加异位骨化风险（首选ACDF）

4.外形——椎间隙上位椎体下终板受累情况
- TDR放置过程中需要对终板进行大量重塑，这可能会导致沉降或裂缝骨折，特别是带有轨道或龙骨的假体（首选ACDF）

5.在初次手术时已经存在不需要手术治疗的邻近椎间盘退变（首选TDR）

相对禁忌证

颈椎TDR应用的禁忌证与FDA IDE研究中常用的禁忌证相同，见表9.1。

表 9.1　颈椎 TDR 禁忌证

- 单纯颈椎轴性痛
- 年龄 > 60 岁（研究参数年龄的上限）
- 怀孕
- 自身免疫性疾病
- 强直性脊柱炎
- 弥漫性特发性骨肥厚
- 后纵韧带骨化
- 重度骨质疏松症
- 恶性肿瘤
- 颈椎失稳
- 活动范围 < 2°

预期

有神经根病变和神经症状的翻修手术结果应与初次手术相似：>90%的改善可能。因为颈椎轴性疼痛改善的概率很小，所以这不应作为手术的主要指征。在生物力学上，手术结构应接近椎体节段天然的运动力学。然而，关于TDR对邻近节段疾病影响的文献太少，也不成熟，不能做出明确的评价。此外，关于多节段人工椎间盘结构是增加还是减少异位骨化的风险，也存在争议。最后，患者需要意识到，虽然计划进行TDR，但术中拍片手术节段显示不充分，则必须将手术方式改为ACDF。

翻修手术原则

颈椎前路翻修手术的关键原则是仔细的术前计划和细致的显露。术者应根据术前影像学检查评估患者有无解剖异常或手术节段异常。这些异常是可以考虑到并有希望避免的。接下来是入路解剖。通常，在气管前筋膜前方很少有明显的瘢痕形成。在气管前筋膜的后方，食道和颈动脉鞘容易受到损伤。为避开这些结构，术者应将显露范围从目标手术部位向近端或远端延长切口。这种扩大的解剖将使这些结构之间有一个更正常的界面，从而暴露出颈长肌之间椎体的前部。

显露时应钝性分离，尽量避免内脏或血管损伤。如果一开始就需要暴露远端，可以考虑横行切断肩胛舌骨肌。肩胛舌骨肌的血管供应在肌肉的近端三分之一处。一旦椎体正中线显露出来，就可以锐性解剖来剥除椎体瘢痕组织。然后，手术可像初次手术一样进行。

术前计划和手术室准备

在向患者建议手术之前，必须对患者影像学资料以及适应证中所列出的因素进行评估。如果患者有指征计划行颈椎TDR，必须告知患者，如果在手术室（OR）术中影像不能充分显示手术节段，手术方式将更改为ACDF。在邻近节段放置TDR时，应评估椎体的大小。椎体较小的患者，特别是之前植入了龙骨型TDR的患者，本次手术应该考虑使用非龙骨型TDR来避免椎体裂缝骨折。我们必须决定选择哪一侧入路。如果与初次手术同侧入路，则术前无特殊。如选择对侧入路，需术前行耳、鼻、喉（耳鼻喉）间接喉镜检查，以排除隐匿性喉返神经损伤。如果存在这种损伤，建议采用同侧入路，以避免双侧喉返神经损伤，以及神经损伤所导致的发音困难。最后，需要彻底的影像学评估以排除椎动脉异常和其他解剖异常。

手术，尤其是TDR手术，术中精心准备是成功的关键。麻醉成功后，插管时应将颈部置于中立位置，对脊髓病变患者更是如此。平均动脉压应保持在90mmHg或以上，以确保脊髓血供。我更倾向于使用食道听诊器，以便在显露时触诊食道，这有助于避免食道穿孔这种潜在严重并发症。应用食道听诊器，理论上气管与刚性食道之间卡压会引起喉返神经损伤，但相比其风险，食道听诊器的作用更大。最后，可以应用皮质激素以保护脊髓和减少术后肿胀和吞咽困难的可能。我们根据术前耐甲氧西林金黄色葡萄球菌/甲氧西林敏感金黄色葡萄球菌（MRSA/MSSA）筛查结果，给予适当的预防性抗生素。

对于TDR，手术台要能透射线，以便术中拍颈椎的前后位（AP）和侧位X线片。Mayfield头架不能用于TDR，因为它会干扰前后（AP）位X线评估。颈部保持中立位，头部靠在一个圆形的凝胶垫上，在颈部下面垫圆柱状的床单，以避免在手术中颈部活动。然后在眉弓处上置衬垫，用胶带将头部固定在床上。肩部也用胶带往远端固定在床上，以改善远端颈椎的影像显示。然后应用C臂和X线拍片机。术者必须确保手术节段有标准的正位和侧位影像。与棘突相比，钩椎关节是更好的识别前后位图像中线的标志。

术中神经生理监测在我的治疗方案中很重要。这包括体感诱发电位（SSEPs）、运动诱发电位（MEPs）和自由肌电图（EMGs）。虽然这并不是标准的操作流程，但它能提供实时的神经监测，如果怀疑脊髓/神经根损伤时可采取保护措施。MEPs需要完全静脉麻醉，避免使用肌肉松弛剂。

手术技巧

手术做标准的横行切口，选择哪一侧在手术前由术者决定。至气管前筋膜前要钝性剥离。这种剥离将颈动脉鞘和食管损伤的风险降至最低。

术中显露可以通过使用Kittner 剥离器和Freer剥离子。一旦清晰识别这些结构，就可以移动和牵开食管；在中线颈长肌间进行锐性分离。颈长肌可以向两侧进行剥离，以放置Cloward-type牵开器。然后在计划手术椎间盘间隙附近放置标记物。通过C臂透视侧位片以验证手术节段准确无误。C臂在不使用时向上移动，以便手术。下一步是为TDR或ACDF应用Caspar型牵开器。一些TDR器械有自己的牵引钉。为了便于TDR的植入，应使用C臂辅助放置牵引钉，以确保其放置在真正的中线上。这将使TDR的后期准备更快更准确。

前路椎间盘切除术和减压是某些外科医生对特定疾患的典型做法。如果要使用TDR，重要的是处理其突出的部分，因为不可能依靠牵引来减压。此外，因为能继续活动，病变可以复发。TDR术中应尽量减少高速磨钻的使用，因为可能会增加异位骨化的风险，使用时需要同时大量冲洗伤口。通常情况下，要切除后纵韧带，应用手术显微镜可以使该操作更简便。此时，应根据制造商的操作规程植入TDR。应谨慎选择最佳大小的假体。假体应尽可能覆盖终板。在侧位平片上，假体必须尽可能地放置在后方，以重建正常的运动学，特别是在应用限制型假体的情况下更是如此。在植入前终板应在侧平面保持平行，以避免TDR被放置在过伸位，限制节段运动并导致假体异常接触。假体植入后，用骨蜡处理出血的骨面。充分冲洗伤口后，标准缝合，由术者决定是否放置引流管。

如果考虑使用ACDF，有几种技术可供选择。如果外科医生想要使用标准的椎间植骨/Cage并应用钢板，钢板应尽可能短，以避免前纵韧带骨化。钢板上的螺钉交叉保证结构稳定。如果前次手术是ACDF，我通常避免在翻修手术中使用零切迹的Cage/螺钉的融合器。然而，如果前次手术是功能良好的TDR，那传递到Cage/螺钉装置上的应力就会小，发生假关节的风险也更小。与ACDF颈椎前路钢板相比，这些低切迹的装置可以减少术后吞咽困难。

术后处理

这些患者的术后护理与典型的单节段手术护理基本没有区别。预防性抗生素仅持续24小时。术后一般不使用颈托，在极少数情况下可用软性颈托来保证舒适。术者决定是否使用引流管；对于肥胖患者或显露困难的患者，引流可能是必要的。我们在门诊处理的标准包括，解剖时出血少，年龄≤60岁，体重指数（BMI）≤30kg/m^2，ASA≤2，不吸烟。我们观察患者4个小时以确保没有吞咽问题。如果患者符合这些标准，那么他或她就可以出院了。有其他任何问题都需要留院观察一晚。我们开具3周的非甾体类抗炎药（NSAIDs），以减少TDR植入后异位骨化（HO）的风险。然而，据我们随访观察，异

第10章

复杂 Chiari 畸形的枕下减压翻修

JACOB L. GOLDBERG, IBRAHIM HUSSAIN, ALI A. BAAJ, AND JEFFREY P. GREENFIELD

适应证	77	术前计划和手术室准备	80
相对禁忌证	79	手术技巧	81
预期	79	术后处理	84
翻修手术原则	80	并发症	85

适应证

Chiari畸形是这样一组畸形，后颅窝神经中枢与骨骼之间不匹配导致小脑扁桃体通过枕骨大孔相对下沉。这可能导致脑干背侧受压和正常脑脊液（CSF）循环障碍。患者可出现多种症状，包括但不限于枕部头痛、颈痛、吞咽困难、睡眠呼吸暂停、辨距不良和感觉异常。脑积水和脊髓空洞症也可能进展，这可能导致神经功能进一步出现异常，并导致脊髓病变和脊柱侧凸。对于临床症状和影像学标准符合的患者，枕下减压是缓解症状、处理脊髓空洞症以及伴随的神经表现的一种选择。尽管在手术技术上存在许多差异，但标准的手术方法是枕骨大孔减压，通常伴有C1椎板切除术和硬膜成形术（图10.1）。

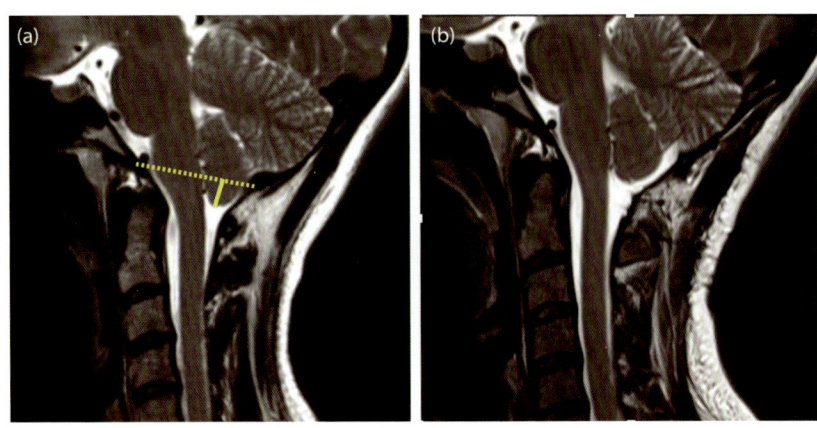

图10.1 一例1型Chiari 畸形患者，MRI矢状位加权图像。（a）显示术前小脑扁桃体通过枕骨大孔相对下沉导致延髓受压。虚线将斜坡（颅骨底）的背侧尾端和枕骨下缘相连，大致接近枕骨大孔的解剖位置（也被称为 McRae线）。实线代表了小脑扁桃体下沉的距离，如果≥5mm提示1型Chiari 畸形。（b）经枕骨下减压，C1椎板切除和自体硬膜成形术后的影像。注意观察图像中的小脑扁桃体，T2加权图像显示小脑背侧脑脊液高信号空间。

所需要的枕下和上颈椎减压的程度应根据患者的临床表现、解剖学/影像学以及神经组织受压的程度来确定。在某些情况下，后颅窝压迫可能主要是由于骨性结构，最初可能不需要进行硬脊膜成形术。通常切除C1椎板以便硬膜内探查和硬膜成形术，特别是当压迫存在于枕骨大孔远端时更是如此。但由于解剖变异，有时C1椎板切除可能不是必需的，有时可能需要切除C2椎板或行椎板成形术以便处理远端的压迫。

经过初次外科手术干预后仍有持续症状的患者临床情况特别复杂。进一步的临床评估和影像学评估可能对确定再次手术是否有望进一步缓解或解决首次手术未解决的顽固性症状有帮助。患者可能有持续的后颅窝狭窄，脊髓空洞症减压不充分和/或中枢神经系统（CNS）内CSF流动异常，从而导致持续的症状、疼痛或CNS功能障碍的临床表现。Chiari减压失败的原因有很多，其中包括：（1）罕见的Chiari畸形，未诊断出导致目前神经系统症状的实际原因；（2）未将脑脊液漏或特发性颅内高压（IIH）的病因明确为小脑疝（即不必要的减压）；（3）诊断正确，但减压不充分；（4）诊断正确，但减压过度；（5）减压充分，但有手术并发症，例如脑脊液漏或感染，导致瘢痕形成或假性脑脊膜膨出；（6）在颅底形态异常或遗传性结缔组织异常的情况下进行充分减压而无围手术期并发症，导致术后枕颈不稳定（CCI）脑干腹侧受压。这病因都会给临床带来困难。在这一章中，我们将重点介绍一些在翻修手术中学到的技术，并提供把握手术指征并减少手术风险的策略。

相对禁忌证

对于Chiari 1型或Chiari 1.5型的患者，尽管初次手术后仍存在持续的症状，依然有两种严格的相对禁忌证，不能进行翻修减压。首先，颈部和枕部持续疼痛（尤其是直立或活动时）的患者，他们的症状可能是CCI综合征，而不是静态后颅窝压迫。对于这些患者，进一步的减压可能会加剧不稳定，术者必须对合并结缔组织疾病，如埃勒斯-当洛斯综合征（EDS）的患者保持警惕。颈椎过伸过屈位X线显示椎体滑移，可明确诊断；然而，即使是屈伸位平片显示阴性的患者，也可能需要硬性颈托制动2～6周。一些对因EDS引起的颅颈不稳定（CCI）患者的试验显示，患者的疼痛和其他症状有明显的改善，为CCI的诊断提供额外的支持。在这些患者中，枕颈融合可能比翻修减压手术更合适。

枕下减压翻修术相对禁忌证中的另一种情况是持续的或不断进展的脑干腹侧受压。先天性颅底畸形，如与Chiari 1型相关的颅底扁平和颅底凹陷症，或更常见的Chiari 1.5型，可能会有脑干持续受压的症状，仅后颅窝减压不能缓解。即使在枕下颅骨切除术后小脑表现出相对于延髓的背侧漂移，脑干的持续折曲（通常在延髓脊髓交界处）也可能继续导致压迫和通过枕骨大孔的异常CSF搏动，从而导致脑积水、脊髓空洞、颅内神经病和长束征（图10.2）。斜坡枢椎角（CXA），也称为斜坡椎管角，是一种有用的影像学测量方法，它是由描述斜坡背侧的线条与C2椎体后方的脊柱后线相交的角度确定的。一般来说，小于125°～130°的角度表明腹侧受压严重。在这些情况下，再次后颅窝减压可能几乎没有益处。因此，如果需要缓解症状，可以通过经口或经鼻入路行C1前弓切除、齿状突切除和斜坡背侧切除从而进行脑干腹侧减压。值得注意的是，考虑到前路手术的不稳定性，这些患者在腹侧减压前需要进行枕颈融合。还有一种罕见但被公认的患者亚组，他们脑干受压的症状在临床上很明显，但神经系统影像却不能解释这些症状；对这些患者，可能需要密切关注结缔组织疾病和可能的动态成像模式以辨别那些严重症状的病因。

预期

需要进行枕下减压翻修手术的Chiari畸形患者的术后预期，需要大量的术前交流。这些患者出现的许多症状可能是非特异性的，并与不可预测的时间关联。如果最初的减压没有解决或只是暂时缓解症状，在考虑再次手术之前，应详细检查这些患者神经性头痛、感觉异常和头晕的其他可能原因。考虑到这些患者中有许多是儿童和青少年，以及进行额外手术和住院治疗的压力，应在必要时提供社会心理支持。

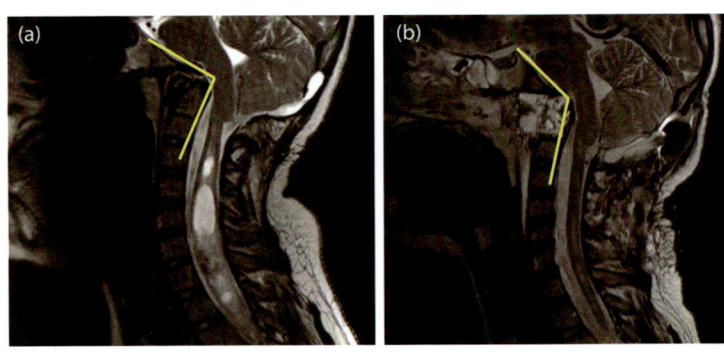

图10.2 矢状面MRI T2扫描Chiari畸形1型合并基底部凹陷患者,初次后路减压手术后临床无改善。实线描绘了术前和术后的斜坡枢椎角(CXA)。(a)术后影像显示,尽管经过适当的枕骨下减压,仍存在持续性的脊髓空洞和颈髓交界区折曲。注意比较低的CXA(95°)。(b)通过前路内窥镜下经鼻齿状突切除术行前路减压后,患者症状学和放射学检查结果得到改善,术后CXA达到135°。实线描绘术前和术后斜坡枢椎角(CXA)的不同。

翻修手术原则

枕下减压失败的翻修手术原则与骨科、神经外科的翻修手术原则相似。首先要识别正常解剖结构,然后以此为标志慢慢识别上次的手术边缘和持续性异常解剖。通常,需要扩大皮肤切口以找到正常的解剖边缘。在大多数情况下,C2棘突在最初的手术中得以保留,当C1椎板切除术部位有瘢痕组织时,它可以作为一个相对标志,能够防止术者意外切开硬脊膜和损伤脊髓。同样,切口的上部通常要高于先前的颅骨切除术部位,从而可以识别正常枕骨,并向尾端颅骨切除术部位处移动,以达到手术位置。

术前计划和手术室准备

术前,临床评估应详细记录患者基础状态,并应回顾复查的影像学资料。通常,可以对许多术前影像图像进行分析研究。

如前所述,颈椎过伸过屈位X线片可以帮助排除CCI的可能性。对于CCI的患者,除了或代替再次的枕下减压外,还可能需要枕颈融合。非强化的颅脑和颈椎磁共振成像(MRI)可以评估持续性后颅窝压迫的程度。强化影像可以显示瘢痕组织,高分辨率T2成像,包括采用稳态捕获序列的快速成像(FIESTA),可能有助于定义导致脑脊液流动紊乱的粘连、网状结构或其他硬膜内疾患。在疑似特发性颅内高压的病例中,ICP监测装置的放置是需要考虑的一项研究。在颅内低压时,应讨论应用CT或MRI来寻找可能导致脑脊液漏的原因。非强化CT扫描通常能更好地判断骨减压的程度。众所周知,在非常年幼的儿童中,后颅窝的硬脊膜或韧带骨化现象可以导致症状的复发。我们的治疗团队最近采用了高分辨率薄层CT扫描,这些扫描可转化为3D模型,这些模型可以作为很好的学术资源，帮助精确测量需要进行的任何术中额外的颅骨切除术，帮助向患者/家长进行解释，并有助于向需要枕颈融合的患者阐述颅骨与颈椎之间的关系（图 10.3）。

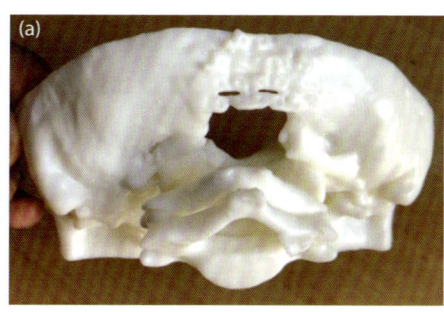 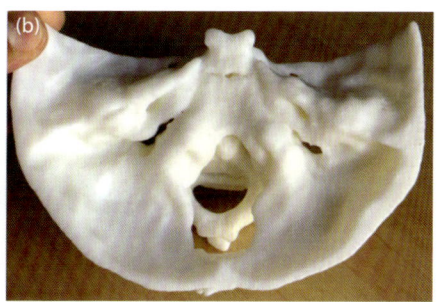

图 10.3　一例 Chiari 畸形 1 型初次行枕骨下减压和 C1 椎板切除术失败患者的 3D 打印模型显示枕骨下和上颈椎关系。（a）背侧/后侧视角，这展示了不合适的枕骨下颅骨切除术和过度的颅骨钛网修补术。C1 椎板切除术是合适的。（b）从头端向尾端视角，再次展示了原来枕骨大孔加最小颅骨切除术。请注意，齿状突位于相对于颅底正常的垂直位置，因此腹侧受压不是致病因素。

患者取仰卧位。应行气管插管并置静脉（IV）输液管。如果怀疑有 CCI，并计划进行枕颈融合术，应安放电生理监测运动诱发电位（MEPs）和躯体感觉诱发电位（SSEPs）传导器。使用 Mayfield 颅骨钳，压力为 60～70 PSI。然后将患者轻轻地轴线翻身到有胸部和臀部支撑的平板手术床上。手臂在内侧收拢，用一张床单卷起来夹在背后固定。应注意在手臂的所有压力点和麻醉设备触及的部位安放软垫。膝盖下也要垫软垫，双腿要保持轻微的弯曲并保持支撑。头部屈曲约 30°，以确保下巴和胸部之间可以容纳两根手指，并确保气道压力峰值没有异常升高。肩部可以用胶带牵拉固定以增加切口部位周围的皮肤张力；然而，要注意预防臂丛神经损伤。吸引器管、电刀和双极电凝线通常放置于腿部，以保持无菌和易于使用。根据入路或先前切口的大小，通常从枕外隆突的顶端到 C2 棘突处 5cm 宽的头发都要剔除。用碘伏洗剂或凝胶而不是氯己定来准备伤口，以减少氯己定在俯卧位滴入眼睛的风险，那会导致视网膜瘢痕形成和失明。手术显微镜应面对面摆放。

手术技巧

在患者体位摆好和铺好无菌单之后，打开原来的切口。根据翻修手术的目的，可以根据需要扩大切口。如前所述，首先要识别正常的解剖结构。在颅骨侧，辨认出正常的枕骨。放置一个小的二齿或三齿的 Weitlaner 牵开器。轻柔的牵开可以帮助识别深层软组织的中线或自然断面。电刀小心地打开浅表组织的其余部分。一旦识别出深筋膜，应用电刀要非常谨慎，以避免意外将硬脊膜切开。在尾端，C2 的棘突被辨认出来，显露 C2

椎板上方，注意不要将C1/2双侧关节切开，否则会导致不稳定。然后放置一个或两个小脑牵开器以进行更深、更宽的牵开和暴露。

在枕骨下区域，使用Penfield剥离器、Woodson剥离器和直的或向上的刮匙组合完成硬脊膜/瘢痕与骨界面的分离。一旦在前次颅骨切除术部位周围所有区域界面都已确定，就可以使用磨钻了。我们通常更喜欢使用4mm圆形切割磨钻。用磨钻将计划切除的骨组织磨薄。助手可以在枕骨和硬脊膜之间放一个Penfield 1型剥离器或可调牵开器，以在打磨过程中提供额外的保护。一旦骨板在各个方向都足够薄，就可以使用Kerrison咬骨钳完成骨的切除（图10.4a～图10.4d）。骨的边缘应该平整并且涂抹骨蜡，以防止牵开硬脊膜时损伤硬脊膜。如果需要扩大C1椎板切除，可以使用Penfield 1型剥离器仔细地进行骨膜下剥离。也可以用刮匙来清除椎板下部。一旦分离完毕，Kerrison咬骨钳可以用来扩大椎板切除。在骨板较厚的部分，可以使用火柴头形磨钻使骨头变薄，然后使用Kerrison咬骨钳进行切除。在某些情况下，可能需要额外的部分C2椎板切除。用骨蜡处理出血的骨边缘，硬膜外出血可用止血基质（例如FloSeal）或凝血酶吸附的明胶海绵和脑棉填塞。应彻底冲洗，确保在打开硬膜前将所有骨渣冲洗干净，同时进行止血，以防止术后无菌性脑膜炎。

这时，使用手术显微镜。使用Woodson剥离器，分辨硬脑膜或瘢痕层。应用Woodson剥离器后可以在下方分离组织，助手用15号刀片在其上方锐性分离。很少见的情况，不能辨别瘢痕下方的天然硬脑膜。在这种情况下，我们建议将整个组织作为新的天然硬脑膜。用带槽的Woodson剥离器和15号刀片在硬膜上切割一个双Y形的开口（图10.4e，图10.4f）。在牵开硬脑膜瓣时必须小心，因为以前的瘢痕可能会撕裂小脑表面或蛛网膜下腔的血管，这取决于先前的暴露程度。双极电凝、精细剪刀锐性分离和不同Rhoton器械的组合可以用来确保在硬脑膜松解和牵开过程中不损伤小脑表面。硬脑膜瓣用4-0尼龙缝合。

这时候应该开始硬脑膜内显露。使用显微组织剪或蛛网膜刀锐性切除所有蛛网膜粘连。当遇到小脑扁桃体远端向下移位到上颈椎管的情况，可以进行小脑扁桃体切除术。保护延髓的同时用双极电凝处理小脑扁桃体的背部表面，以便牵开该组织而不导致临床后果。从一侧到对侧对小脑半球进行侧方检查以切除蛛网膜粘连。一旦完成，仔细分离小脑扁桃体，并将其在中线处延展，根据需要切除粘连。当小脑扁桃体被牵开时，能看到第四脑室非常重要。如果注意到与吸气相一致的脑脊液搏动，便证实在这个区域有合适的脑脊液流动。有时，直到接近第四脑室的深部区域才会遇到粘连，因此需要仔细检查。必要时，可以辨认并分离覆盖在尾部髓质上的蛛网膜网，这通常见于脊髓空洞未处理的病例（图10.5a～图10.5e）。完成后彻底冲洗和止血。

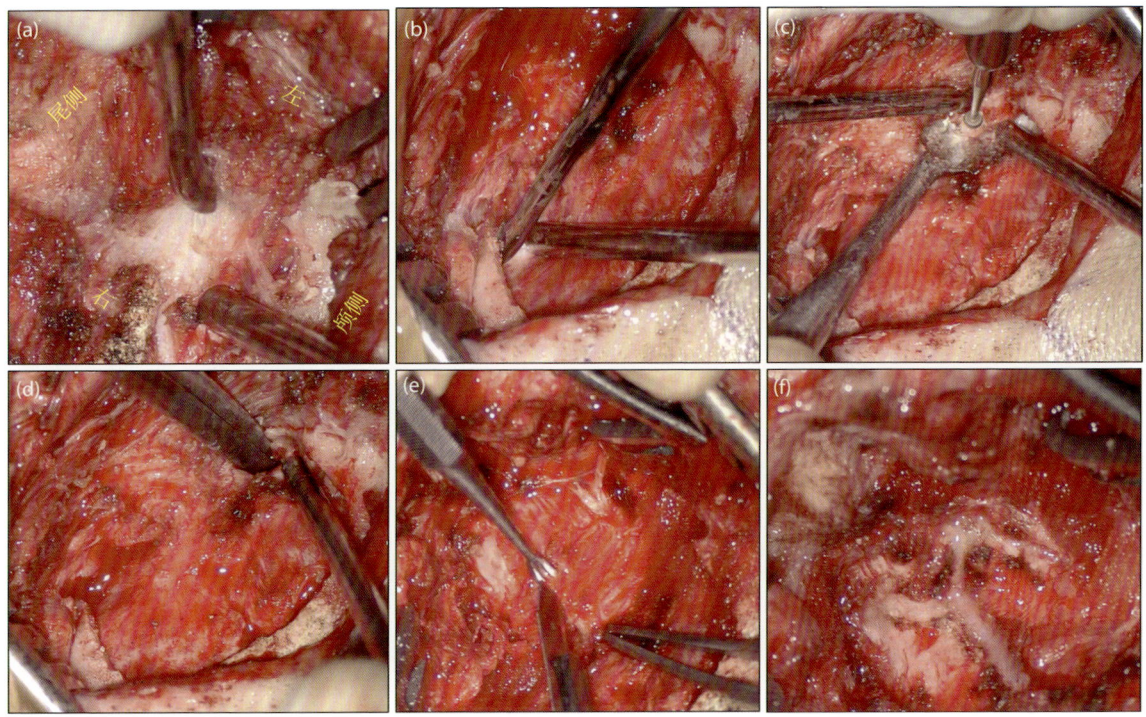

图 10.4 在 Chiari 畸形 1 型翻修手术中，应用显微外科技术行硬膜外显露和枕下颅骨扩大切除。注意，所有图像的方向与图片（a）相同。（a）应用直刮匙刮除硬膜上的软组织和瘢痕。（b）用直刮匙将硬膜与先前的颅骨切除术边缘分离。（c）应用 Penfield 1 剥离器在用磨钻扩大颅骨减压范围时保护硬脑膜。（d）应用椎板咬骨钳完成颅骨切除术。（e）硬膜表面任何剩余的软组织或瘢痕组织均应使用带槽的 Woodson 剥离器进行剥离，并用 15 号刀片锐性切开。（f）应用 15 号刀片进行逐层双 Y 形硬脑膜切开术。

此时，是否行硬膜成形术由术者根据解剖学因素决定。自体颅骨膜是首选的，可以从颅侧切口的延伸处局部获取，也可以从更靠近顶点的单独切口获取；在这种方法不成功的情况下，可以使用异体硬膜替代物（例如，牛心包和尸体皮肤）。适当大小的硬膜被切下并用4-0缝合线间断固定。然后以连续缝合的方式缝合移植物，以达到不透水的硬膜闭合（图10.5f）。在完成最后的缝合之前，应冲洗硬膜内腔，以确保没有需要再次探查的出血，且脑脊液重新注入蛛网膜下腔。对于所有持续性脑脊液漏的区域，可以选取小的肌肉移植物并缝合。可用纤维蛋白密封胶为整个硬膜闭合处提供额外的加强。

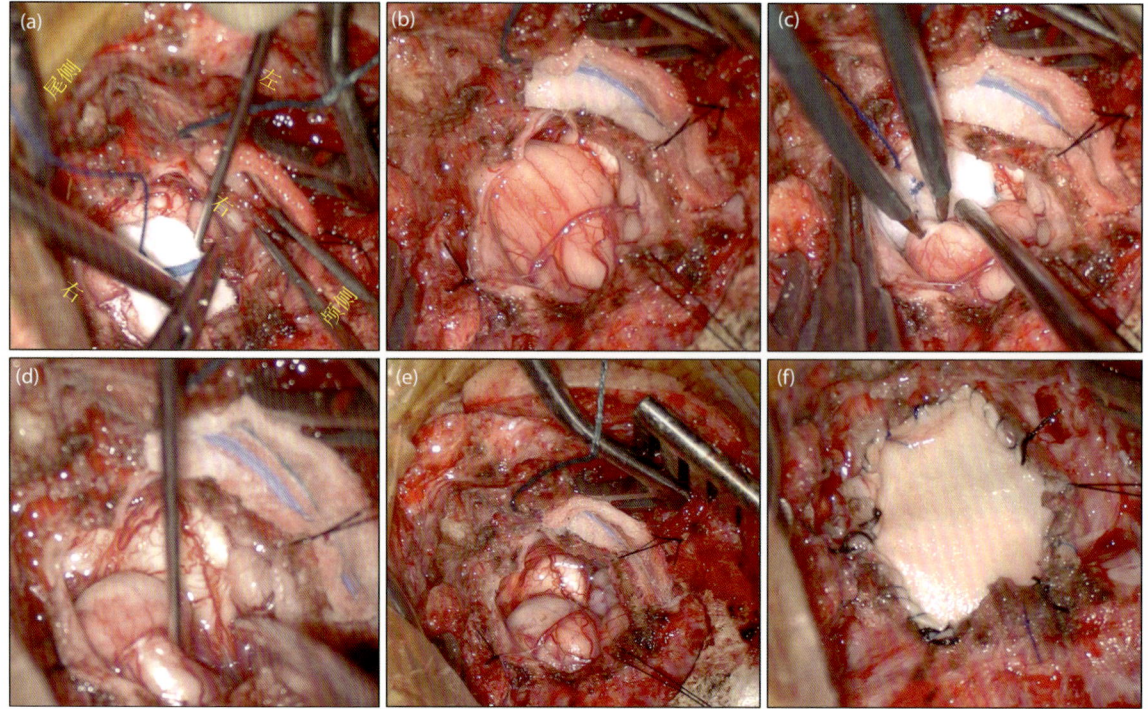

图 10.5 显微外科技术行硬脑膜内显露在 Chiari 畸形 1 型翻修手术中的应用。注意，所有图像的方向与图片（a）相同。（a）硬脑膜内显露，用显微组织剪松解小脑扁桃体和大脑半球之间的粘连，进入硬脑膜内层。（b）硬脑膜边缘被悬吊，下行的小脑扁桃体直接显露出来。（c）小脑扁桃体切除术是通过双极电凝烧灼缩小小脑扁桃体的大小。（d）显露第四脑室，确保无粘连及良好的搏动性脑脊液流动。（e）扁桃体缩小术和粘连松解术后后颅窝的最终视图。（f）应用异基因硬膜替代物行不透水硬膜关闭。

硬膜替代物，如硬膜补片（DuraForm）或压缩凝胶泡沫可在硬膜关闭时放置，但我们不赞成这种方法。同样地，如果在广泛的减压翻修术后有美容的需求，也可以行小的网状颅骨修补术，但更重要的是可以为深部软组织提供结构支持，防止硬膜上的肌肉瘢痕形成，减少术后疼痛。用0、2-0和3-0可吸收缝线间断缝合深部组织和浅表组织。使用3-0可吸收缝线（caprosyn）或尼龙缝线连续缝合皮肤。通常不放引流管以防止脑脊液-皮肤瘘管形成。

术后处理

术后，患者应在重症监护室（ICU）进行连续神经和生命监测。对于成人，收缩压应保持在150mmHg以下，对于儿童患者则应保持与年龄相适应的正常血压。任何凝血障碍都应该立即处理。应仔细监测伤口是否有液体渗漏。床头应抬高30°或更高。对于先前存在吞咽困难的患者，为防止误吸，在开始饮食之前，应该由语言治疗专家进行正式的吞咽评估。使用类固醇（地塞米松）以预防无菌性脑膜炎，这种脑膜炎可能由蛛网膜下腔冲洗血液和骨粉导致。大多数患者在术后第一天就可以开始物理治疗和深静脉血栓形成（DVT）药物预防。对于神经系统检查稳定的患者，通常不需要在住院期间行进一步影像学检查。

疼痛管理是首先要做的事情。在我们的机构，我们已经为所有Chiari畸形初次或翻修手术的成年患者制订了术后疼痛管理方案，在手术室开始使用美沙酮并在转到ICU时使用氢吗啡酮患者自控镇痛（PCA）。要注意的是，这种疗法只能对那些神经系统检查稳定的患者使用。低剂量的肌肉松弛剂，如环苯扎林或地西泮，开始时为维持剂量，可滴注或根据需要给予额外剂量。使用这些药物时应该有所保留，以预防过量引起的镇静副作用。在术后第1~2天，PCA镇痛需要在耐受的情况下改为口服给药方案。维持剂量泰诺（慎用于有肝脏疾病的患者）、塞来昔布（慎用于有肾脏疾病的患者，术后24小时开始使用）和神经性止痛药（如普瑞巴林和加巴喷丁）也应开始使用。使用麻醉镇痛药品的患者还应给予番泻叶和/或多库酯钠片肠道治疗。

并发症

术后可能出现的并发症因为翻修手术的不同而不同。无论有无硬膜成形术，翻修手术都存在浅表或深部伤口感染的风险。浅表感染通常可通过观察和口服抗生素治疗；但是，深部或进行性感染可能需要手术清创和静脉应用抗生素以防止压迫后颅窝结构的硬膜外脓肿形成。行硬膜成形术的患者有形成假性脑膜膨出的危险，这可能进展为严重的脑脊液漏。在这些情况下，应进行头部CT检查，以评估有无脑积水，可使用脑脊液分流来治疗这两种情况。如果深筋膜缝合较严密，小的假性脑膜膨出可能不会增长，并随时间自行消退。然而，随着脑脊液的增加，可能会对缝合层增加压力，影响切口愈合，并导致双重感染和潜在的脑膜炎。当有明显的脑脊液从切口渗出时，更要关注。保守的措施，如锁边缝合伤口，有时已经足够治疗。然而，在其他情况下，积液可能需要经皮引流，或行腰大池引流以促进伤口愈合。如果这些措施不起作用，那么可能需要对泄漏点进行探查和识别。对于涉及蛛网膜下腔探查的翻修手术，牵拉损伤或医源性挫伤可导致水肿，并可能导致小脑组织梗死。同样，血管或实质损伤可导致出血和血肿，对周围结构产生肿块效应。在这种情况下，可能需要再次探查并行扩大枕下颅骨切除术，以充分减压。

要点与难点

- 考虑到硬的骨性边缘与瘢痕/硬膜/成形硬膜之间的界面不可预测，在翻修手术中接近这些区域时，应该限制电刀使用。或者，可以使用 Penfield、Rhoton、Woodson 或其他器械组合进行手工钝性和锐性分离，以避免热损伤。即使不直接应用于组织，热损伤也可能会导致硬脊膜和神经损伤。

- MRI 脑脊液流动序列[如 CINE（cinematographic 的缩写）或高分辨率 T2 序列]可以显示异常脑脊液流经枕骨大孔，证实该水平的持续压迫。在某些病例中，当临床病史提示极度屈曲或伸展出现更严重的症状时，中立位 MRI 图像可能不会显示异常的脑脊液流动。在这些情况下，可以考虑屈曲/伸展位核磁共振成像，在脊柱序列变化期间，可以评估患者的髓质压缩和由此产生的脑脊液流动动力学情况。

- 在某些 Chiari 减压翻修手术中，需要进行额外的颅骨切除术。术前 MRI 应仔细评估以排除低位窦汇区，因为在骨切除术或硬骨切除术中可能会在无意中损伤此处。现已证明 3D CT 重建对家庭咨询、手术计划和手术室教学非常有用。

- 在翻修手术中，硬脑膜打开前进行超声检查是一个有用的辅助手段。这种成像可以明确需要额外颅骨切除的程度，小脑扁桃体对于新的硬脊膜的切开计划的高低程度，全部或部分切除 C2 椎板，以及 MRI 显示不清的蛛网膜下腔脑脊液流动异常的评估。

第11章

枕颈融合失败翻修

JOSHUA T. WEWEL, MAZDA K. TUREL, JOSEPH E. MOLENDA, AND VINCENT C. TRAYNELIS

适应证 …………………………… 87	手术技巧 …………………………… 90
相对禁忌证 ……………………… 88	术后处理 …………………………… 92
预期 ……………………………… 88	并发症 ……………………………… 92
术前计划和手术室准备 ………… 89	

适应证

　　颅颈交界区（CVJ）结构复杂，包括枕骨、寰椎和枢椎，以及一系列使关节具有活动性和稳定性的韧带。导致CVJ不稳定的最常见的病因包括先天性、感染性、创伤、类风湿关节炎、恶性肿瘤和医源性因素。CVJ不稳定常继发于创伤后，例如如寰枕脱位（AOD）、Ⅲ型枕骨髁骨折、复杂寰枢椎骨折和韧带不稳定。导致不稳的CVJ先天性异常往往是复杂的病变，这些病变需要特殊的治疗方法来矫正和稳定。类风湿关节炎等炎性疾病不仅会导致纵向和轴向的不稳定，通常还伴有需要融合的畸形，有时还需要减压。前路CVJ内固定融合已经有报道，但这些手术很少进行，因为大部分固定和融合手术是通过背侧入路完成的。

　　CVJ区域的融合非常具有挑战性。在此区域存在矢状面和轴向面旋转运动，为达到成功融合，必须尽量减少这些活动。这些活动增加了固定的压力。内固定放置点可能受到巨大枕下颅骨切除术、椎体骨折、血管解剖异常和骨质量差等因素的限制。每一位积极处理CVJ疾患的外科医生都会遇到这一区域融合失败的患者。CVJ的融合失败可表现为内固定失效、移植骨的吸收、螺钉周围的射线透亮带，可通过屈/伸侧位片显示不稳定性来确定。对于引起疼痛的与不稳定有关的骨不连，应通过外科手术处理。

其他翻修适应证包括感染和内固定在体表凸起。

应该指出的是，本章不包括任何关于前次手术后仍然存在的或由前次手术引起的畸形矫正的讨论。对那些病例来说这里提出的一些观点可能是有价值的，但那些病例是非常罕见和独特的，每一个都需要特殊的、高度个性化的管理。

相对禁忌证

考虑到初次手术往往是被用来处理需要融合的疾患，翻修CVJ不愈合的相对禁忌证较少。少数患者可能无症状，X线片显示无明显不稳定；这些患者可无需手术并继续随访。此外，一小部分患者可能会合并严重的并发症，无法全麻，这将不适合再次手术。其余的CVJ骨不连的患者均应给予手术干预。作者没有见过任何骨不连（CVJ和枢椎下区）的患者使用外部骨生长刺激器达到融合，因此，不推荐使用外部骨生长刺激器。

预期

对于那些初次手术症状缓解的患者，如果翻修手术能够获得坚强的关节固定，那么可以有初次手术刚手术完的期望。那些有不稳定性的患者也应该能从翻修手术中受益，保护神经结构，以及消除或减少疼痛（如果疼痛是症状的一部分）。根据报道，当使用坚强固定时，初次手术融合率高达90%。成功的最佳机会是第一次手术，对那些需要翻修手术的患者，应该告知存在持续骨不连的风险。

术后早期发生的伤口感染，不需要取出内固定装置。那些严重的晚期感染更容易与生物膜的形成相关，通常需要移除内固定物来根除感染。如果融合不成熟，可能需要植入新的内固定。患者应该了解感染能被治愈。

内固定物在CVJ区域的表面隆起在非常罕见的情况下会产生疼痛。对于已经融合的患者，去除内固定可减轻疼痛。如果内固定暴露在外，则需要将其取出以预防（或治疗）感染。

骨不连常常需要对内固定物进行翻修。应该仔细检查先前放置的内固定，通常只需要简单调整。如果内固定螺钉松了，可以放置更大的螺钉，或者更换内固定螺钉位置。例如，C2关节突间峡部的松动螺钉可以用更大直径的螺钉代替，或者在椎弓根上放一颗新的螺钉来固定C2。松动的颅骨固定也可以用同样的方法处理。通常情况下，颅骨板限制可放置螺钉的数量和位置的选择。如果需要重建颅骨固定，明智的做法是使用多个单螺钉/棒固定器，而不是钢板。这不仅增加了固定的选择，而且这种技术通常使枕骨暴露更多，从而为融合提供更大的表面积。如果发生了连接棒的断裂，那么应该考虑更大直径的棒或用更坚固材料制作的连接棒。在罕见的情况下，可以放置第三根棒。

骨移植物的选择是手术计划中重要但经常被忽视的部分。一般有两种选择——自体移植或同种异体移植。众所周知，同种异体移植物在有张力的情况下愈合效果很差，如果初次手术中使用的是这种方法，那么它最有可能是导致失败的原因。在这种情况下，必须采用另一种植骨策略。我们更喜欢使用肋骨自体移植，它在所有情况下都能很好地匹配CVJ区域的曲度。尽管已经有其他学者报道了颅骨自体移植的良好效果，但作者并没有看到颅骨自体移植的巨大成功。髂骨是一个很好的自体移植来源。如果选择同种异体骨移植，则应与骨形态发生蛋白（BMP）联合使用。这是BMP超说明书使用，但它将有很好的机会产生成功的融合。

术前计划和手术室准备

前一节包含了术前计划的重要信息，在此将不再重复。仔细评估气道非常重要。既往有CVJ融合的患者通常在该区域活动受限，即使存在骨不连，也会使插管困难。当然，那些有不稳定性的患者在插管过程中需要非常小心，尽量减少活动。一旦插管成功，所有翻修患者均使用Mayfield三点颅骨固定器固定到位，并小心地转成俯卧位。

我们可以选择性使用神经监测。如果存在不稳定或显著的神经压迫，则摆放体位阶段的神经监测至关重要。获得基本数据，并在最终摆放体位后快速重复。

在患者转向俯卧位后迅速对CVJ区域影像学评估也是非常重要的，以尽量减少存在不稳定的患者的神经损伤。这是比电生理监测更快速的评估方法，如果CVJ区域处于正常序列状态，患者体位造成神经系统损害的风险接近于零。在没有不稳定或压迫的患者中，X线评估是唯一的监测手段，对该组患者不进行电生理监测。在体位摆放完毕后，神经监测便不再有价值，因为如果使用Mayfield头架后CVJ区域不会再移动。这与一些初次手术不同，畸形矫正是初次手术计划的一部分。在不需要矫正畸形的情况下，谨慎而精准的手术技术不会导致神经功能的缺损。不良的手术操作可能会导致神经损伤，但在这种情况下，监测是没有价值的，因为它不能避免意外碰触脊髓神经等伤害的事件发生。电生理监测可以提示个体发生低血压的风险。在这些病例中，监护不能代替熟练、有经验和有警惕心的麻醉师。

在需要改变螺钉固定的病例中，术中影像引导是非常有用的辅助手段。这在需要非标准固定时尤其重要，如在枕骨髁或颅骨板障区域。它对标准C2椎弓根螺钉也有帮助，因为前次手术可能会改变表面解剖结构。使用影像引导系统，在定位后进行影像评估，以获取数据，尽量减少人工置钉的误差。因此，它是优先选择的。

如果术前对于已植入的器械类型不确定，应该准备好通用的颈椎器械移除装置。

手术技巧

患者体位和消毒准备完毕后，原切口进入。如果前次手术做过减压，在暴露时需要非常小心。无血管瘢痕有时会限制暴露，因为它极难被牵开。在这些病例中，切除瘢痕内侧部分将改善暴露。如果该方法导致硬膜破裂，则应采取所有可能的措施以获得一期缝合。如果单纯依靠纤维蛋白胶和硬膜补片来阻止假性脊膜膨出的发展，而不是一期缝合，通常结果并不会使患者和术者满意。

所有初次手术放置的内固定和枕骨后方必须充分显露。无血管的、有瘢痕的被包裹的骨移植材料应该取出。一旦显露完成，应立即进行必要的减压。

在此时，应注意内固定的问题。如果螺钉把持力不够，可以通过植入更大直径的螺钉或更换螺钉位置方向来纠正。C1只有一个选择，但C2可以将螺钉固定在峡部、椎弓根或椎板上。如果选择了C2椎板，那么最好将内固定向尾端延长至少一个节段，因为这些螺钉与轴向旋转一致，因此在生物力学上不利于减少轴向的运动。

C2内固定点的局限性可以通过向远端延长融合来解决，但如果枕骨部内固定失效用这种方法就无效。如前所述，调整单个螺钉固定是一种很好的策略。然而，如果枕下颅骨大量切除，可能做不到调整单个螺钉。在这种情况下，做好颅骨侧固定就非常困难。只有两种潜在的螺钉放置靶点可以应用：枕髁和板障。

枕髁螺钉置钉最早见于10年前。生物力学研究表明，它提供了与枕骨本身一样强的固定点，但这些研究仅包括急性测试，而且随着时间的推移，置钉把持力可能会下降。这尤其令人担忧，因为枕髁十分接近枕-寰椎矢状运动面旋转轴心，在生物力学上处于不利的位置。枕髁在显露处相对较深，穿过舌下神经的髁管位于该结构的前部。尽管存在这些挑战和顾虑，许多外科医生报告了这种固定的良好效果，尽管它不应该被认为是一种首选的固定技术，但作为第二层次的内固定植入点，它有很大的价值。该技术通常需要知道椎动脉V3段（VA）的骨性边界和走行。VA沿着髁窝走行，直到确定髁突孔和导静脉，勾画出枕髁暴露的外侧范围。髁窝的边界，外侧由枕髁导静脉界定，下方由V3的外侧部分界定，内侧由枕髁与枕骨的交界处界定。

枕髁置钉的入钉点位于枕髁后内侧缘外5mm处，距颅底下2mm处（图11.1）。以内倾10°~33°和尾倾10°~30°钻孔，目的是使螺钉与颅底保持平行，并沿枕髁最长轴植入（图11.2）。术前对枕髁尺寸的评估将决定所放置螺钉的长度，记住螺钉的无螺纹部分需要露出11~14mm，这样它才可以连接到从C1、C2内固定物上伸出的棒（图11.3）。我们认识到术中钻孔的角度参数有很大的变异性，因此，利用术中导航来帮助枕髁实现螺钉的最佳放置是最优的。枕髁螺钉不会阻挡枕骨面，这增加了融合的面积，如果已经进行了颅骨切除，这可能非常重要。

如果后颅窝切除范围大，另一种可能的技术是将螺钉置入颅骨的板障（视频

11.1）。这类似于髂嵴螺钉置入。通过板障间隙开口，并放置螺钉。螺钉直径应根据每个患者的情况进行调整，使皮质骨与螺钉螺纹相啮合，而不会被其螺纹破坏。然后可以将板障螺钉与颈椎内固定装置连接。该手术需要仔细的术前计划，最好使用影像导航。

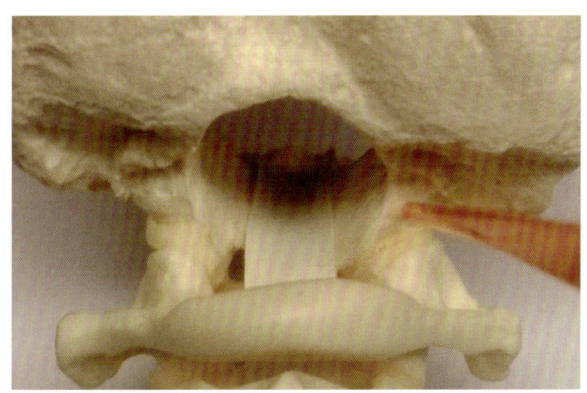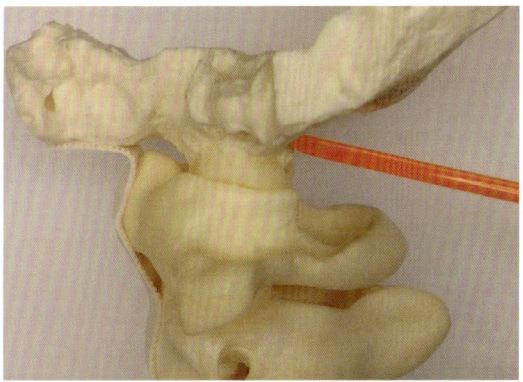

图 11.1　外科模型上合适的枕髁置钉起始点。

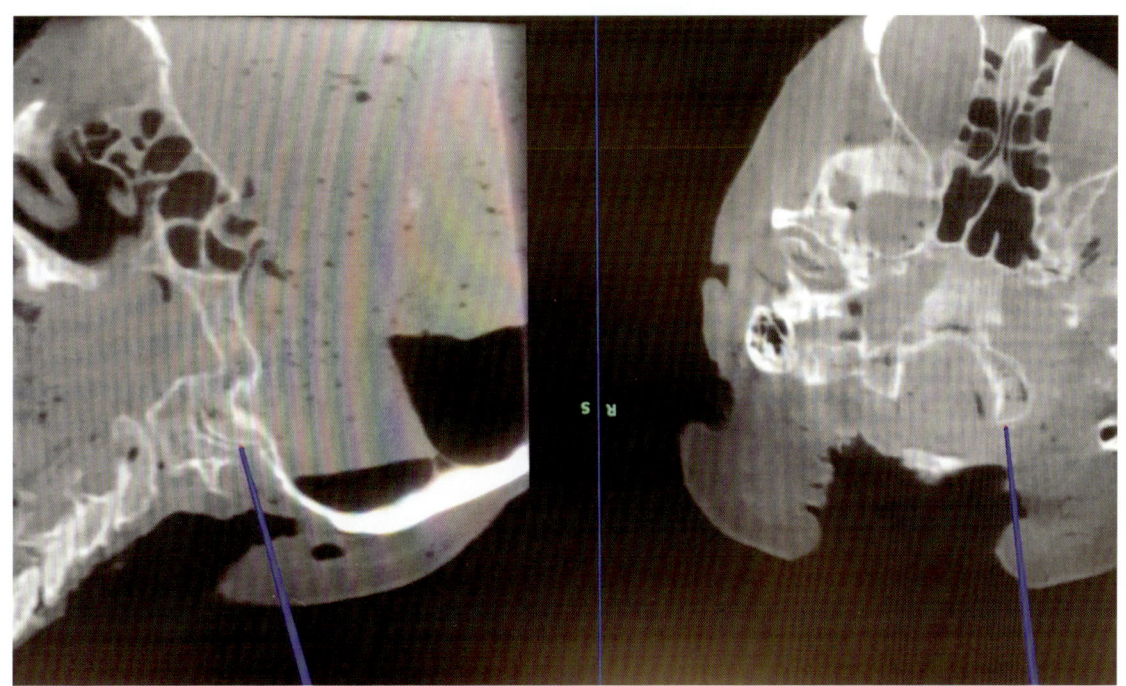

图 11.2　术中应用导航制订枕髁置钉计划。

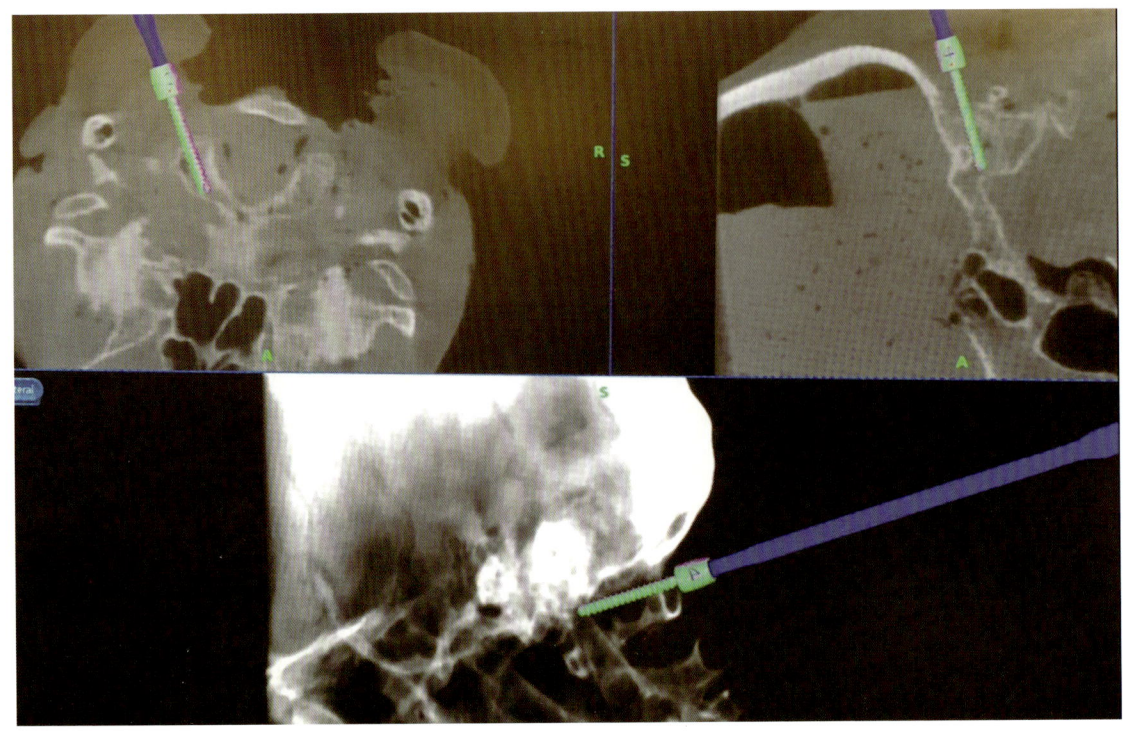

图 11.3 应用导航成功放置枕髁螺钉。

术后处理

手术完成后,将患者转为仰卧位并拔管。住院患者接受直立颈椎前后位(AP)和侧位X线片检查并建立基础资料。然后在3个月、6个月和12个月的随访中拍颈椎X线片。CVJ的患者通常在手术后1年进行计算机断层扫描(CT)以检查其是否融合。CT是必要的,因为在普通X线片上,内固定物经常使融合块的显影不清。

并发症

当更换枕骨螺钉时,必须小心选择合适的位置放置新的螺钉,最好是在沿着枕骨隆突的上项线以下。如果必须将螺钉放置在高于上项线的位置,可能会遇到硬脑膜静脉结构并造成出血。如果在放置螺钉时发生出血,最好继续拧入螺钉。螺钉轻微插入静脉窦基本不会造成任何伤害。枕骨螺钉的真正危险是后颅窝血肿,这可能发生在小脑表面较小的静脉或动脉损伤之后。对术后没有及时苏醒的患者都应该立即进行CT检查,如果有后颅窝血肿,应该尽快对其进行全面评估。

脑脊液(CSF)漏的管理问题已经在前面讨论过了。术中也可能会发生椎动脉(VA)损伤,如果发生这种情况,应采取一切可能的措施迅速控制出血。理想情况下,应保留血管；但如果不可能，失去一侧VA血供导致神经功能缺损的风险很低。一侧的VA损伤治疗后，必须采取一切可能的措施来保护对侧VA。在某些情况下，这可能要求不在对侧进行任何操作。

要点与难点

- 术前在图像研究上花时间是值得的。这些患者应该有平片、磁共振成像（MRI）和CT。手术前必须对解剖有清楚的了解。
- 如果需要移除内植物，请确定是否有移除先前植入器械的工具以备用。
- 不要完全重复之前手术的操作。成功的最佳机会在第一次手术，所以要试着找出失败的原因，并做出相应的调整。
- 考虑内固定加固的问题。如果患者的年龄和身体允许，即使是术中安放了内固定器械，也可以考虑再用 halo 架外固定 8～12 周。
- 如果需要进行任何非标准化的内固定放置，术中应用影像导航。
- 单独的同种异体骨移植不可靠。

视频 11.1

OC 融合失败（https://youtu.be/giUNd1w1mDI）

第12章

C1-C2 融合失败翻修

NIZAR MOAYERI AND MICHAEL G. FEHLINGS

适应证	95	手术技巧	99
相对禁忌证	96	术后处理	99
预期	96	并发症	100
翻修手术原则	97	参考文献	102
术前计划与手术室准备	97		

适应证

C1-C2翻修手术技术要求很高,因为正常的解剖标志已经模糊,存在重要器官,如延髓脊髓的过渡和椎动脉(VA),空间解剖结构也十分复杂。螺钉移位会导致严重的神经和血管并发症。用于治疗持续的寰枢椎不稳定的翻修外科技术有很多,失败率从5%~50%不等。类风湿性关节炎和游离齿突的患者在C1-C2内固定后骨不连的发生率特别高,需要进行翻修手术。

C1-C2融合翻修的适应证是因为假关节而有持续性或进展性症状的骨不连。寰枢关节融合术后假关节形成的总发生率为2%~10%。然而,真正的发病率可能更高,因为它也可以是少症状或无症状的。它的主要症状包括但不限于持续性疼痛、渐进性或局限性神经功能损害和不稳定性。根据患者和/或医生的喜好和放射学检查结果,也存在广泛的其他手术适应证。例如齿状骨骨折不愈合并伴有进展性齿状突肉芽肿、进展性齿状突后方血管翳或渐进性C1-C2脱位。此外,C1-C2融合后的假关节常发生于钢丝固定、椎板夹或椎板钩固定、单侧经关节突关节螺钉钢丝固定或无内固定的表面植骨。

C1-C2骨不连的生物力学原因有很多。C1-C2节段是所有脊柱运动节段中运动范围最广的，当存在疾患导致不稳定时，其运动范围会明显增大。在骨愈合过程中，很难实现对C1-C2节段的充分制动，这促使许多意图提高融合率的策略出现。为提高手术的成功率，提倡使用Halo架或采用经关节突关节螺钉内固定。

导致骨不连风险的其他因素包括营养不良和使用类固醇、非甾体抗炎药（NSAIDs）、细胞毒性和免疫抑制药物。吸烟和骨质疏松是两个独立的风险因素。

相对禁忌证

患者的年龄和/或合并症可能对使用某种侵入性技术或是否应进行内部或外部翻修产生相对禁忌。钉-棒结构技术最早由Goel和Laheri提出，后来由Harms和Melcher改进，使用C1侧块螺钉和C2峡部/椎弓根螺钉进行后路寰枢椎融合，这为显露C1-C2关节提供了良好的入路，并允许去皮质和用骨移植材料填充关节。然而，使用经关节突关节螺钉涉及C1与C2的力线问题，用于肥胖患者或有明显胸椎后凸的患者非常困难。为了显露C1和C2，在内固定物植入前必须适当复位前侧寰椎半脱位。此外，许多有内固定的半脱位或C1和/或C2后部附件缺失或骨折的患者无法通过经关节突关节螺钉技术进行治疗，使得钉棒内固定成为C1-C2翻修手术的首选技术。

预期

由于C1-C2翻修手术是脊柱外科中最复杂的手术之一，手术医师必须清楚自己的主要目的所在，并与患者详细讨论翻修手术的预期。详细的病史和体格检查是确定患者需求的第一步。应提出的问题包括：

- 为什么要做第一次手术？
- 在初次手术前你有什么症状？
- 第一次手术之后症状有没有部分或全部缓解？如果有的话持续了多长时间？
- 你现在的症状和初次手术之前的症状相似吗？如果不是，这两者有什么区别？
- 现在你的症状是否与头部或颈部的某种姿势有关？症状是否会随着坐下或者躺下而改变？

这些问题将使脊柱外科医生对患者的情况有一定的认识，包括：最初的症状是否得到成功的治疗；目前的症状是否是最初症状的持续、最初症状的复发，或在同一节段或相邻节段上新出现的问题。

有关全身发冷、恶心及其他症状（如发烧、呕吐、不明原因的体重减轻、疲劳等）的情况，也应一并记录在病史中，以调查是否存在感染或肿瘤等问题。与疼痛、麻木和/或刺痛的性质、持续时间、严重程度和位置相关的问题，以及与肌力下降、平衡和精细运动技能问题、大小便功能相关的问题，也都是最基本的，就像评估其他脊柱患者的情况一样。如进行性肌力下降、全身症状、持续疼痛、头部移动到某一位置时肌力下降或麻木、在没有任何体力活动情况下的呼吸困难或喘不过气等危险信号，这些都提示紧急状态（甚至急症）。

翻修手术原则

大多数C1-C2假关节发生在C1和移植物之间，并与内固定失败相关。如果能有效地解决病理、药理、生物力学和技术方面的问题，手术失败导致的寰枢椎失稳是可以成功挽救的。在翻修手术的决策阶段，广泛的病史询问和仔细管理患者的预期是探索手术适应证的关键。术前应通过影像资料了解患者已经改变的解剖结构，以指导脊柱外科医生选择合适的技术。很多翻修手术都能实现融合。想要实现可以通过以下几点：使用自体骨移植，充分控制C1运动（在我们看来，C1侧块螺钉和C2峡部螺钉技术是最优技术，生物力学的原因会在本章后面突出显示），在C1-C2弓之间对植骨块进行加压，精心准备融合植骨床，改善药理和代谢因素促进骨融合。

术前计划和手术室准备

影像资料

适当的影像学资料可以指导脊柱外科医生制订术前计划。为了评估C1-C2翻修手术的患者，必须有的成像技术包括平片摄影、计算机断层扫描（CT）（包括或不包括血管造影）和磁共振成像（MRI）。如果认为安全且临床可行，平片摄影一般应包括张口位、前后位、侧位和过屈/过伸位。应评估现有融合的状态，观察是否存在桥接骨小梁或持续运动。要注意内固定的位置，螺钉的任何轻微松动（存在光圈）和内固定的失败（存在螺钉拔出和螺钉和/或棒的断裂）。

C1-C2植入物在创伤、肿瘤或感染的情况下会出现灾难性的失败。X线上，轻微的或明显的迹象显示内固定松动或失败应该考虑假关节形成。颈椎过屈过伸位X线片有助于评估假关节和不稳定。过屈过伸位X线片显示松动螺钉的运动和角度运动，提示假关节和/或不稳定。

CT扫描是评估患者可能的假关节的常用影像学手段。冠状面和矢状面重建对评估融合以及C1-C2内固定的位置和状态非常有用。这些区域的桥接骨小梁往往显示坚强的融合。通常线性的射线透亮带提示假关节形成。在感染或肿瘤的病例中可看到溶骨性破坏。特别是，当计划C1-C2翻修融合时，应注意骨的状态。严重的骨破坏妨碍了内固定的放置，并可能改变手术计划，常常导致手术区域延长至枕骨和/或C3，或将内固定的下远端置入现存的骨解剖区域。

CT血管造影在计划C1-C2融合翻修时很重要，特别是当解剖改变或存在涉及C1和C2之间的VA的解剖变异时。特别是V3节段异常，它在人群中的发生率多达10%，应该仔细研究。这其中包括永存节段间动脉，在该动脉中，VA在离开C2的横突孔后，在C1弓下异常走行，未穿过C1横突孔进入椎管；在寰椎层面有一个VA孔；小脑后下动脉，在C1和C2之间，起源于VA，从C1的尾侧进入椎管。此外，必须注意优势VA的存在，以避免在螺钉置入过程中出现额外的风险。椎动脉高跨（它更偏向于头端，位于C2椎体的内侧）出现的概率在23%以上，可能会增加椎动脉损伤的风险。

MRI提供了软组织结构的详细信息，包括脊髓压迫和硬膜外积液，可以提示感染和肿瘤。MRI可以选择性使用钆来帮助区分复发性疾病和/或从瘢痕组织来源的积液。瘢痕组织含有血管组织，因此在静脉（Ⅳ）给予钆后，其在T1加权像上表现为高信号。对于不能进行MRI检查的患者，CT脊髓造影有助于评估神经结构是否受压。

如果担心患者在C1-C2翻修手术过程中出现感染，建议进行完整的白细胞计数和分类、血沉（ESR）和C反应蛋白（CRP）水平测定。ESR和CRP都是非特异性炎症指标。CRP的正常浓度为10mg/L，在感染的情况下可增加到40mg/L至200mg/L之间。ESR也是炎症的一种测量方法，正常的ESR被认为小于15～20mm/h。在对炎症的反应方面，CRP水平比ESR升高得更快。同样，在炎症源头得到成功治疗后，CRP水平比ESR更快地恢复正常。在治疗感染时，CRP水平对反映治疗的效果很有价值，有时CRP水平正常且有临床证据表明感染治疗成功的病例，ESR仍持续升高。CRP水平通常在1～2周内恢复正常，ESR通常在6周内恢复正常。

术前准备

在避免颈部过伸的情况下小心地气管插管是很重要的。插管后，在小心控制脊柱的情况下摆好体位。插管后患者的转移应在足够的支持下安全进行，以确保摆放体位时的脊椎轻柔无创。建议使用Jackson手术床和Mayfield头架来固定头部以实现从仰卧到俯卧的平稳转换。应行X线侧位片检查，以确保没有发生额外的平移或旋转。在插管后和翻身之前，应对患者进行多模式的术中神经监测，包括运动诱发电位/体感诱发电位（MEPs/SEPs）和肌电图（EMG）的基线数据。整个手术过程中都要进行神经监测。低血压会导致脊髓灌注减少，因此，平均动脉血压应保持在80mmHg或更高。此外，应准备充足的照明、放大和辅助设备。

手术技巧

我们首选的C1-C2融合翻修手术技术是基于改良的Harms和Goel融合技术，使用C1侧块螺钉和C2峡部/椎弓根螺钉。它不需要结构性的骨移植/钢丝固定，甚至可以用于C1和C2后方结构骨折或缺失的情况下。此外，它允许对C1-C2脱位进行复位，也可以被用来处理固定后的寰枢关节脱位。此外，如果VA解剖异常或椎弓根过小，或由于C2椎弓根或关节峡部螺钉断裂而无法成功固定，可以使用短的峡部螺钉。最后，进行C1-C2的充分去皮质化。

患者摆好体位后行术中拍片以评价脊柱序列，并确保神经监测没有任何变化。之后将内固定装置暴露，小心地取出植入物。应采取措施，尽量取出全部的植入物，但如果远端部分难以暴露或暴露太危险，这些部分可能会被保留。在我们看来，寰枢椎融合翻修的首选方法是Harms-Goel螺钉内固定法。在放置C1侧块螺钉时，C1和C2之间的静脉丛同时被显露。暴露的椎间静脉丛往往伴有一些出血，但通过应用双极电凝和止血基质（Gelfoam/Tabotamp）通常可以很好的控制。术中可应用Penfield剥离器将C2神经根轻轻向下拨开。如果存在解剖上的变异，可使用双极电凝和剪刀进行C2神经节前分离，患者通常对这些操作有良好的耐受。如果需要显露关节突关节，则后续的分离通常是不可避免的。

由于解剖结构的变形，影像导航对于术中引导螺钉的放置很有用。术中影像导航，如O形臂，是非常有用的工具，可以在已经被瘢痕组织和以前的椎板切除所干扰的区域引导螺钉放置。钉棒放置完毕后，进行X线片检查以确保内固定位置合适。

在翻修手术中，有关植骨技术的几点需要特别提及。进入C1-C2关节突关节才可能实现直接关节融合。仔细剥离C1-C2关节后，用自体或异体骨填充关节。此外，骨形态发生蛋白-2（BPMP-2）可以作为加速融合的辅助手段。

术后处理

术后是否使用坚硬颈托是有争议的，我们认为它不应该被视为标准流程。然而，是否使用颈托的决定应根据患者的具体特点而定，例如严重的骨质疏松症、持续的烟草滥用或依从性较差等。

在脑脊液漏的情况下，我们建议卧平板床休息72小时。持续渗漏者应行腰穿引流至少5天。如果渗漏持续存在，建议进行翻修手术以闭合硬膜。

手术后行X线片。如果对内固定的位置没有疑问，应在6周以及6个月后进行CT随访。

并发症

为了准确记录早期和晚期并发症，有必要对患者进行长期随访（图12.1和图12.2）。正如威廉·奥斯勒爵士（Sir William Osler）在其著作《学生生活》（The Student Life, 1905年）中评论错误（和并发症）时所说："尽早开始进行三重分类：明确的案例，可疑的案例，错误的案例。学会应对一切。不要自欺欺人。不回避事实。要怜悯和体贴患者。但对你自己却不能这样，你必须时刻注意。只有这样把你的案例分类，你才能在继续教育中取得真正的进步；只有这样，你才能从经验中获得智慧。"[1]

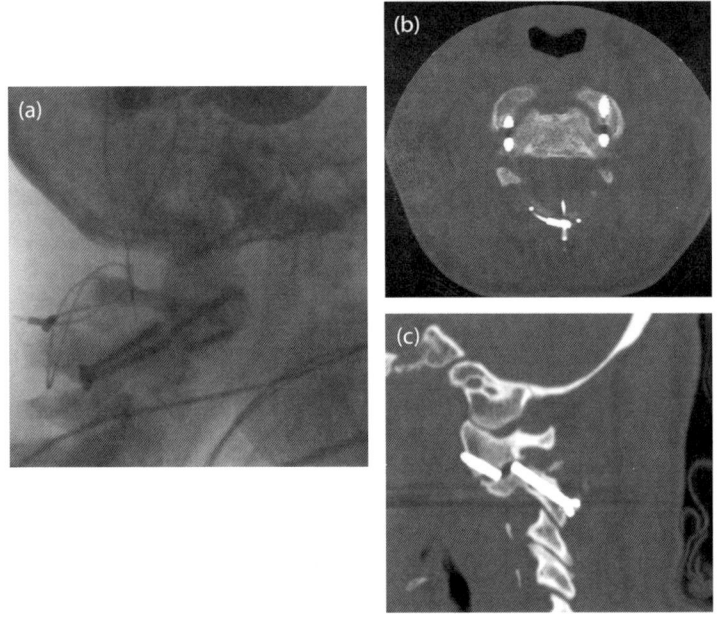

图12.1 这是一个53岁女性患者，她是一名重度吸毒/吸烟者。因C1-C2失稳、半脱位、游离齿突，她有严重的颈部疼痛。她接受了C1-C2融合手术（经关节突关节螺钉钢丝内固定合并自体髂骨骨移植）。术后6个月她出现了严重的颈部疼痛以及双上肢感觉减退。（a）侧位X线片显示了螺钉断裂后的C1/2半脱位。这再次在（b）轴位片和（c）矢状位CT中显示。患者经历了C1-C2的翻修手术（C1侧块螺钉/C2椎弓根/峡部固定）并应用BMP以及支具作为辅助。（图片由Dr. Michael G Fehlings, MD, PhD, 加拿大，多伦多大学、多伦多西部医院提供。）

因解剖改变，寰枢椎融合的翻修，会增加术中及术后并发症的风险。下列与手术相关的并发症可以出现在手术早期或晚期：（1）由VAI损伤或其他原因引起的手术部位出血；（2）脑脊液（CSF）漏和假脊膜膨出；（3）伤口感染。其他术后早期并发症包括枕神经痛，持续性颈部疼痛，C2麻木或感觉迟钝，以及取骨部位的疼痛。

手术部位出血比较少见，但可发生在硬膜下或硬膜外腔。出血通常是良性的和自限性的，任何出血引起神经功能缺损的患者，必须接受神经影像学检查和仔细评估，如果血肿扩大的话可能需要手术清除血肿。我们认为，相对于单独的C1、C2螺钉，经关节突关节螺钉置钉错位率和椎动脉损伤可能更高。如在钻孔或攻丝时出现VAI，应迅速拧入螺钉以止血。为保留对侧VA应中断手术或改变手术策略，然后送患者进行血管造影检查。使用骨蜡或纱布填塞、凝血、结扎或直接缝合可以进一步止血。

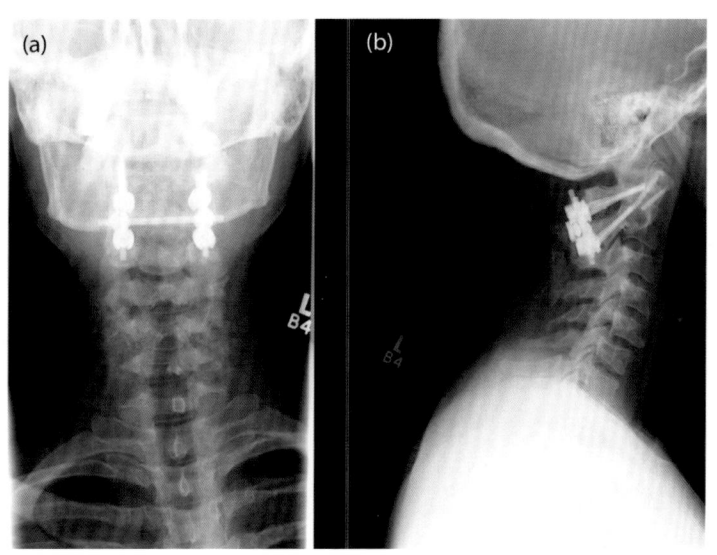

图 12.2 （a,b）前后位（AP）和侧位片。（图片由 Dr. Michael G Fehlings, MD, PhD, 加拿大，多伦多大学、多伦多西部医院提供。）

脑脊液漏、假性脊膜膨出和伤口感染是早期和晚期都可出现的并发症。硬膜闭合不严密或筋膜闭合产生腔隙可导致脑脊液漏。假脑膜膨出可引起脑脊液循环障碍和脑积水。如果观察到脑脊液漏，可在现场临时放置无菌敷料。沿着缝合线的泄漏部位用缝线"8"字缝合，缝入自体脂肪组织或硬膜替代物（Gelfoam或DuraGen）。如果渗漏持续或中断后再漏，应考虑插入外部腰椎分流器。除非有脑脊液漏，或患者不能接受外形缺陷，否则假性脑脊膜膨出的发展不一定是问题。如果假性脊膜膨出比较大，可以进行翻修手术以重新闭合伤口。

伤口感染尤其成问题。浅表伤口感染可口服或静脉应用抗生素、局部清理和抗生素软膏治疗，必要时可行清创术。如果出现明显坏死，应切除并重新关闭伤口。而深部伤口感染合并脑脊液漏可引起细菌性脑膜炎。在可疑或深部伤口感染的情况下，应进行腰椎穿刺，行脑脊液革兰染色和培养，以排除隐匿性感染。所有脑膜炎都应该得到妥善的治疗。深部感染很少见；骨髓炎需要移除感染的内固定物并进行长期静脉抗生素治疗。

要点与难点

- 建立清晰的沟通渠道来向麻醉师表达你对术前和术中管理的要求（例如，插管方法，血压管理的要求）。
- 术中神经监测和导航的使用对翻修技术的调整非常有帮助。
- 开始 C1-C2 翻修融合术前应对改变的解剖结构以及椎动脉走行有很好的理解。
- 如果出现椎动脉损伤，术中控制出血或／和有一个备选计划，是成功处置这种损伤的关键。

参考文献

1. Sir William Osler. The student life: A farewell address to Canadian and American Medical Students. Canada Lancet, 1905;39:121–138.

第13章

椎板切除术后颈椎后凸畸形的治疗

CHRISTOPHER T. MARTIN AND JOHN M. RHEE

适应证 …………………… 103	手术技巧 …………………… 110
相对禁忌证 …………………… 105	术后处理 …………………… 113
预期 …………………… 106	并发症 …………………… 113
翻修手术原则 …………………… 107	参考文献 …………………… 114
术前计划和手术室准备 …………………… 107	

适应证

虽然患者在接受颈椎椎板切除减压术后最初可能报告其神经症状有所改善，但随着时间的推移，如果椎板切除术后发生脊柱后凸畸形，他们的临床结局可能会恶化。这种恶化的原因通常是多方面的。在健康的颈椎中，头部的重力中心落在上颈椎的后部[1]（图13.1）。这种序列给脊柱提供了前凸的姿势，平均角度为14°，并将64%的负荷置于后柱[2]。因此，在健康的脊柱中，良好的脊柱前凸排列减少了对后柱肌肉组织的生物力学需求。

颈椎椎板切除术可能在以下方面打破这种平衡。首先，它去除了包括棘突、椎板、棘上韧带和棘间韧带在内的后张力带。在没有这些正常的软组织和骨性限制的情况下，为了保持中立或脊柱前凸的姿势，颈后方肌肉组织必须用额外的肌肉张力进行代偿。这可能导致肌肉过度疲劳，出现痉挛和轴性颈椎疼痛。通常情况下，这些症状与活动有关，可以通过休息得到改善。其次，椎板切除术暴露过程中需要剥离后颈部肌肉组织，这可能导致肌肉瘢痕和纤维化，从而进一步将颈后伸肌置于不利地位。如果颈半棘肌和头半棘肌，也就是主要的颈椎伸肌，在C2节段被剥离，情况尤其如此。第三，即使仔细

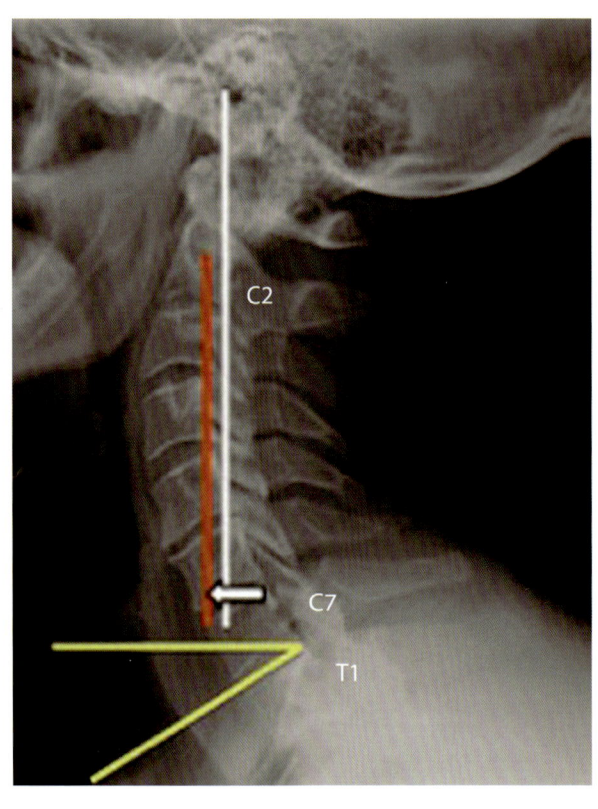

图 13.1　颈椎矢状位序列。在正常序列下，头的重心（CGH）经过颈椎椎体后方，这样大部分负荷由颈椎后方结构承载。头部的重量对颈椎旋转中心不施加后凸力矩。CGH（白线）、C2-C7 SVA（红线和白箭头）和T倾斜角（黄线）。

解剖，也可能对小关节囊和小关节造成医源性损伤，有潜在加重节段性不稳定的可能。这在小关节突关节切除时尤其容易发生，尸体研究表明，50%以上的小关节切除更容易发生不稳定。

随着肌肉疲劳和节段性移位的增加，颈椎难以保持直立姿势，颈椎进入脊柱后凸状态。这种产生脊柱后凸的机制往往是一个自我延续的循环：随着头部向前移动，额外的张力负荷被施加到颈椎后方结构和肌肉组织上，导致更严重的失代偿（图13.2）。随着颈椎序列不稳越来越严重，脊髓紧贴在椎体上，导致脊髓变性。此外，椎板切除术后瘢痕可能形成膜，这可能在过伸位导致脊髓受压[5]。在严重的病例中，患者可能会发展成下颌触胸畸形，这将影响保持正常步态时的向前凝视，并在个人卫生、吞咽和进食方面造成困难。

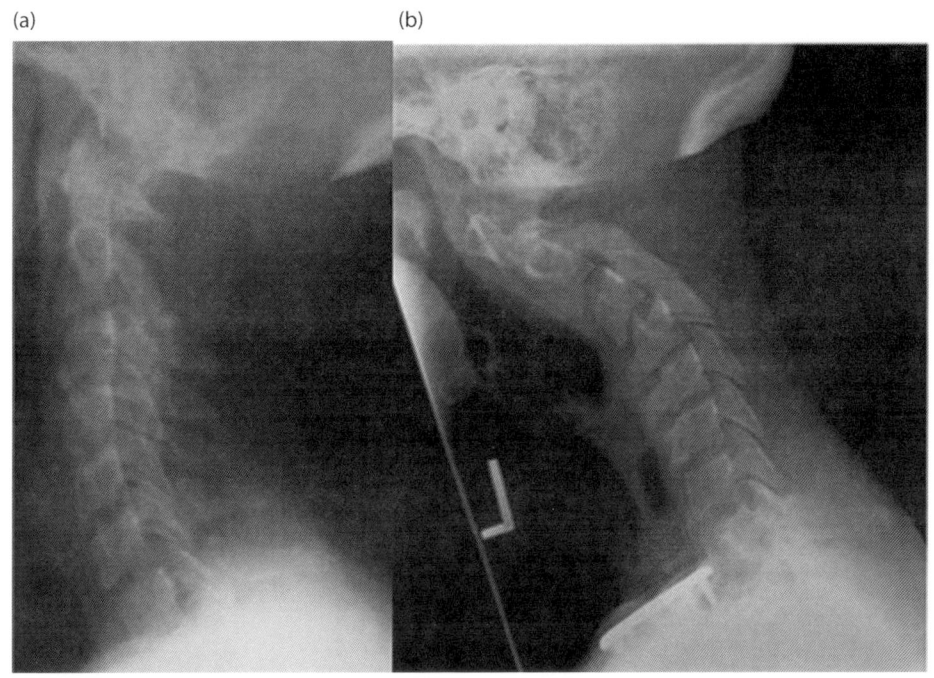

图13.2 椎板切除术后进展性颈椎后凸。（a）38岁女性初次接受了枕骨下颅骨切除和C1-C2椎板切除术。（b）同一个医生后来给患者做了多节段颈椎椎板切除术治疗持续性头痛，导致了严重的进展性颈椎后凸畸形。

虽然可以考虑非手术保守治疗，但对于那些有顽固性或渐进性症状的患者，建议手术治疗。椎板切除术后脊柱后凸的手术适应证包括与肌肉组织疲劳有关的轴性疼痛、妨碍日常生活活动的畸形，以及由于畸形造成的不稳定或压迫而引起的神经功能障碍。

相对禁忌证

相对禁忌证包括活动性感染和同时正在接受放化疗，这可能增加患者术后出现伤口并发症的风险。显著的骨质减少或骨质疏松的患者存在与植入物相关并发症的风险，如内固定脱出或邻近节段骨折（图13.3）。在这些患者中，根据神经病学情况的紧急程度，可以考虑内分泌科转诊，以便在术前制订改善骨质量的计划。应鼓励吸烟的患者戒烟，并向他们提供戒烟帮助或介绍他们参加戒烟计划。在可能的情况下，手术前应积极纠正全身合并症，特别是糖尿病状态、营养状态和心肺功能。

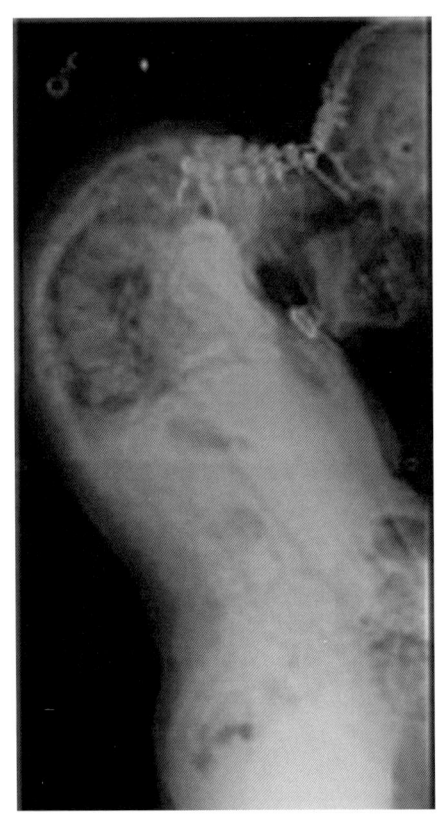

图 13.3 远端交界区后凸。72 岁患有骨质疏松症的女性，因多次颈椎手术术后严重的交界区失败和下颌触胸畸形来到我们医院。胸椎椎弓根螺钉在结构远端脱出，上胸椎交界处发生骨折。出现胸部后凸过度。

预期

  大多数关于颈椎畸形治疗的报道都是回顾性的小型临床研究，并且只有短期随访。在这些报道中术后明显改善的概率还是很高。Steinmetz等人报道了10例患者，随访至少6个月，他们接受了医源性颈椎后凸畸形的单纯前路矫正[4]。这些患者的整体畸形相对较小，平均术前脊柱后凸度为+13°，术后矫正至脊柱前凸度−6°。所有患者均报告临床症状改善，有3例患者术前症状完全缓解。无手术失败或发生重大并发症，有3例出现声音嘶哑或吞咽困难，但症状均未超过6个月。O'Shaughnessy等人报道了16例术前平均后凸度为+38°的患者，他们接受了前后路联合手术治疗，平均随访时间为4.5年[5]。在最后的随访中，平均脊柱前凸度提高到−10°。根据Odom标准，88%的患者表现良好或优秀；1例需要后期翻修，2例做了硬脊膜切开，3例有短暂的C5根麻痹，1例出现持续四肢瘫痪。Tang[6]等报道了113例因颈椎后凸、颈椎管狭窄和脊髓病变而行多节段后路融合的患者。术后C2-C7矢状面垂直轴（SVA）的改善与颈椎残障指数（NDI）和ShortForm Health Survey（SF-36）评分的改善相关，表明矢状位颈部畸形的改善与患者残障的改善相关。

翻修手术原则

根据患者畸形的严重程度和临床症状的不同，可选择的手术方式也有所不同。一般来说，任何手术干预的目的都是为了神经结构减压，改善患者的畸形，实现持久的融合，缓解疼痛。此外，矫正操作应通过延长前柱和缩短后柱以避免牵拉脊髓。这需要尽可能地沿着纵韧带（PLL）以脊柱为铰链来实现[7]。

术前计划和手术室准备

颈椎畸形的测量

适当的术前计划需要对畸形进行彻底的X线评估，包括畸形的范围和柔韧度。常规检查颈椎直立侧位、前后位（AP）、过屈过伸位。补充站立位脊柱侧凸全长X线片可能对整体畸形的患者有用。在非承重位置的矢状面可以提供对自发矫正量的观察，这些自发矫正量可以从平卧位或过伸位X线片中获得，也可以从计算机断层扫描（CT）、矢状面重建CT和磁共振成像（MRI）中获得。

现在有多种颈椎测量方法[8]。颈椎前凸以C2和C7下终板间的Cobb角来测量（图13.1）。C2-C7 SVA是由从齿状体中心到C7椎体后部的垂直线测量的（图13.1），测量值越大则SF-36和NDI评分越低[6]。对于僵硬的颈椎畸形，水平视线可以用颏眉垂线角（CBVA）来评估，CBVA的定义是患者从下巴到眉毛的一条线与垂直线之间的夹角（图13.4）。最后，最近的证据表明T1力线的重要性[9]。T1倾斜角是T1上终板与水平参考线

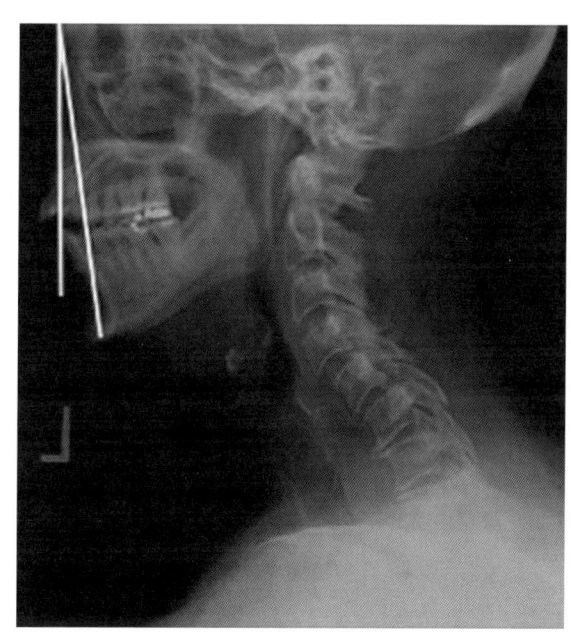

图13.4 颏眉垂线角（CBVA）。之前接受多节段颈椎椎板切除术的患者，在C5和C7之间有明显的节段后凸，但由于相邻节段的代偿性前凸，CBVA正常。

之间的角度（图13.1），与保持头部平衡所需的下颈椎前凸量相关，这与腰椎的骨盆入射角相似。

柔韧可被动矫正的后凸畸形矫形计划

对于柔韧性较好的畸形患者有多种选择，包括前路和后路手术。单纯前路手术有几个优点。前路手术避免了通过旧的后方瘢痕，并且伤口并发症发生率较低。此外，前路手术可直接对神经结构进行减压，并可通过使用前路植入物直接恢复前柱的高度。然而，前路固定在力学上处于劣势，因为它位于后凸畸形旋转轴的前方。此外，前路螺钉固定在椎体松质骨内，其生物力学稳定性较后路螺钉固定低（特别是骨质疏松患者）。为恢复脊柱后凸排列，已有报道将前路移植物插入椎体终板。此外，在先前行椎板切除术的情况下行多节段的椎体次全切会严重破坏脊柱的稳定性。前路椎体部分切除，结合先前的椎板切除，有效地将两个侧块彼此分开，并且在这种情况下，只行前路固定的失败率很高[10]。如果手术的目的只需要进行椎间盘切除术，或只需要短节段半椎体切除联合椎间盘切除术而不需进行长节段椎体部分切除，那么仅进行前路手术可能就足够了。否则，可能需要前后联合入路。一般而言，只对轻度至中度后凸的患者应用单纯前路手术。

对于畸形柔韧度较好并且可以在伸展后被动纠正的患者，也可以考虑单纯后路手术。此外，必须满足仅通过后路减压就能解除神经压迫，或者仅恢复脊柱前凸就足以实现神经结构减压。在这种情况下，后路内植物有两个明显的优点。首先，后路固定通常在生物力学上更有优势，特别是当后方植入的是椎弓根螺钉而不是侧块螺钉的时候。第二，后路内固定在矫正后凸方面具有机械上的优势，因为它们在旋转轴后方起作用。然而，仅靠后路手术也有缺点。除了增加伤口并发症的风险外，椎板切除导致可供植骨的面积有限，后路手术需要更大暴露并分离软组织。此外，缺乏前柱支撑会增加内固定失败和螺钉拔出的风险，导致脊柱后凸或结构沉降的复发。

椎板切除术后固定僵硬无强直后凸畸形矫形计划

对于行内固定但未融合的畸形患者，通常考虑前后路联合矫正，这包括前路松解、椎体间支撑和后路节段固定以提供稳定性。如前所述，如果需要多节段椎体次全切来进行脊髓减压，选择前后路联合更为适合，因为前次后路多节段椎板切除术，再行前路椎体次全切会引起显著的颈椎不稳定[10]。

椎板切除术后固定有强直后凸畸形矫形计划

在某些情况下，如果对非强直节段进行合理的矫正，可能不需要进行截骨术，但许多固定和融合畸形的患者可能需要进行截骨术来纠正矢状面不平衡。矫正的入路选择取决于强直的位置。对于后路固定和融合畸形患者，应先行后入路以松解强直区域。通过截骨术达到初步矫正。通常需要通过前路松解和椎间植骨来前路支撑和进一步矫正。然后进行第二次后路手术，锁紧后路内固定从而实现最大矫正（后—前—后手术）（图13.5）。相反，前路固定融合畸形的患者通常需要先进行前路手术。对强直的区域进行截骨，然后，如果矫正充分并且骨质量良好，可以考虑只进行前路手术。然而，在大多数情况下，涉及严重的整体错位，需要后路手术提供进一步的矫正并补充固定。前后都强直患者的治疗方法与后方强直患者的治疗方法相似，通过后—前—后的流程手术。

截骨选择的比较

多种截骨方法可供选择，包括前柱截骨术、Smith-Petersen截骨术（SPOs）和经椎弓根截骨术（PSOs）。在后面的小节中包含了每种方法的技术描述。截骨的选择通常取决于强直的位置和需要矫正的幅度。截骨术的矫正量取决于许多因素，并且因情况而异。Kim等人[11]报道，SPOs结合后路融合术平均每次截骨可获得10.1°校正。单纯前路截骨后路融合平均每处截骨可矫正17.1°。前路截骨联合后路SPO平均每次可纠正27.8°。经后路融合的单纯PSO平均纠正率为34.5°/PSO。然而，相比其他类型的截骨术，颈椎PSO对技术要求更高，可能会引起大量失血[12]，在某些情况下神经系统并发症的风险高

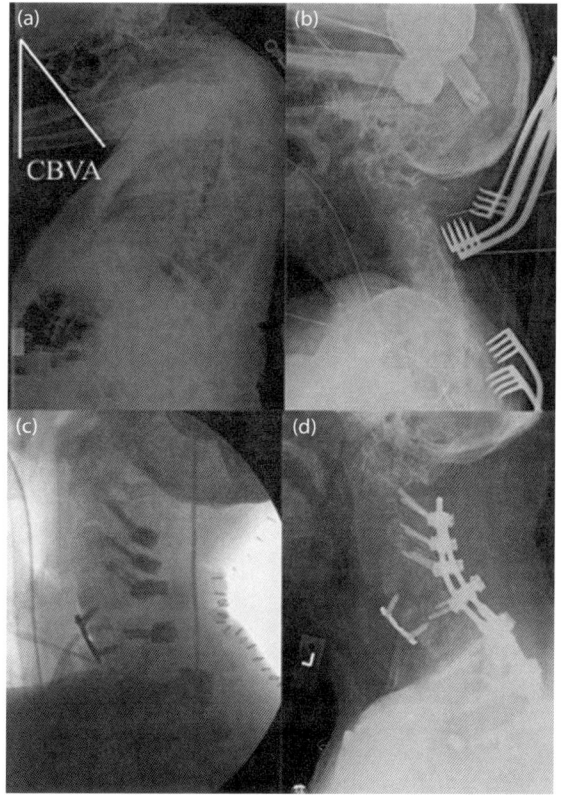

图13.5 后-前-后路矫正术。（a）一例65岁女性行多节段颈前路减压融合术和后路颈椎椎板切除及融合术。后路内固定拔出后，主治外科医生选择取出内固定物但并未处理骨不连。患者随后出现严重的后凸畸形和下颌触胸畸形。白色显示的是CBVA。（b）术中X线显示在第一次后路手术摆放体位时可达到最大过伸。后凸有改善，主要是通过枕颈区，但后凸依然明显。建立固定点，实行截骨术。（c）在C5-C6处通过先前融合的椎间隙进行前路截骨后放置一个小的颈前路钢板，螺钉短并且角度可变，可以阻止移位，而不影响最后阶段的进一步角度纠正。（d）通过最后一次后路内固定进一步矫正后凸。

达23%[13]。前路截骨联合后路SPO矫正在获得相同效果的同时，明显减少了出血量[11]。然而，在某些情况下，严重的后凸畸形，如下颌-抵胸畸形的患者，可能无法采取前路手术。在这种情况下，可以通过全后路入路PSO来充分矫正畸形。[14]

手术室准备注意事项

对于前路和后路手术，用X线透视来评估矫正后的颈椎力线是有用的。肩部可以用胶带轻轻固定向尾端牵拉以方便术中成像。影像导航可以使用，但不是必需。颅骨牵引（5～10磅）可以在松解颈椎时帮助颈椎保持稳定。当脊柱活动后，助手可以操作颅骨牵引弓来帮助完成最后的矫正。

根据影像中脊髓受压的情况，对颈椎畸形患者小心摆放体位。在大多数椎板切除术后脊柱后凸的病例中，颈部伸展位不会加重脊髓压迫，因为背侧结构已被切除，压迫来自于前方。椎板切除术后硬膜外瘢痕形成的患者可能是例外。对于这些患者，如果不行减压处理的话，颈椎过伸可能会导致椎间孔狭窄，即使先前无症状，也可能因为椎间孔处于伸展位并被内固定挤压而产生症状。

多模态（运动和感觉）脊髓监测通常用于纠正胸腰椎畸形，在纠正颈椎后凸畸形时也推荐使用[15]。可在翻身前获得神经监测基线数据，对那些有明显脊髓病变的患者更是如此，以确保体位改变不会加重神经压迫。

另外，插管时应特别小心，并与麻醉组共同制订插管计划。根据患者的解剖结构，可能需要使用可视喉镜或纤维支气管镜插管来避免插管创伤。

在进行前路手术时，应采用标准仰卧位以及计划好的Smith-Robinson入路。应该在肩胛骨下放置一个大的滚垫，以使颈部得到伸展，并使初步的矫正效果最大化。对于畸形较为固定的患者，可在枕骨下放置临时垫片以支撑，直至矫正完成。在前路松解后，可以依次将垫片取下，使头部向后仰，使颈部变得更前凸。

手术技巧

前路矫正操作

采用标准的Smith-Robinson入路，准确识别手术节段。如果椎间隙没有强直，则在需要的每个节段进行完全的椎间盘切除术。可能的话，多节段椎间盘切除术优于多节段椎体次全切术，单节段脊柱前凸矫正术通常优于多节段椎间盘切除术。然而，为进行神经减压，必要时也会选择椎体切除术。终板软骨应完全去除，以促进骨融合，但应尽可能多地保留骨质，以减少移植物下沉的风险。如果可能，要保持后纵韧带完整，以作为矫正的支点[7]。PLL的保持也有助于限制放置椎间植骨时的过度牵拉。然而，有时候要进行充分的神经减压，可能需要切除后纵韧带，就像椎体次全切一样。

对于颈椎强直的患者，前路截骨术可能是必要的。广泛的外侧暴露有助于这些截骨术的完成；它是通过在钩椎关节外侧钝性剥离颈长肌，然后沿着椎体外侧继续钝性剥离来完成的。这种外侧解剖，会增加椎动脉损伤（VAI）的风险。通过应用Penfield剥离器小心向外侧解剖钩椎关节周围以保护椎动脉，可以将这种风险降至最低。在前路假关节形成或部分椎间融合的病例中，识别残余椎间盘可以帮助术者确定方位，并确保截骨面与椎间隙平行。对于解剖结构明显改变或完全僵硬的病例，术中透视有助于确定截骨角度。

在完成前路松解和截骨后，在神经监护下将枕骨下的衬垫移除并逐渐后伸颈部进行矫形操作。以内聚的方式插入Caspar撑开器支撑螺钉可以促进进一步矫正。内聚的支撑螺钉连接到扩张器上并被撑开，可以减少脊柱前凸[16]。理想情况下，需要矫正程度最大的那一节段应首先植骨。然后后续在其余节段植骨。可以考虑应用楔形的前凸植骨块加大脊柱前凸，但需要椎间孔减压以防止医源性椎间孔狭窄。移植物应尽量向前放置在椎间隙内，以改善前凸角度。

当应用单纯前路手术治疗脊柱后凸时，颈椎前路钢板是必要的。只进行前路手术治疗后凸畸形时，为了更好地维持畸形矫正，一般建议使用坚强的钢板固定。应选择合适长度的板，并弯曲成合适的前凸角度。应该首先打入钢板头尾两端的螺钉。这样做可以在放置中间螺钉时将这些节段向前拉向钢板，促进进一步矫形[4]。尽可能增加螺钉长度，并考虑双皮质螺钉固定以增加固定强度。

对于前后联合手术应用前路钢板与否，要考虑整体骨质量、后路固定的预期质量和存在的不稳定程度。如果在前后路联合手术中，前路手术阶段就达到了期望的脊柱前凸量，可以使用坚强钢板以提供额外的固定。然而，当前路手术导致手术节段高度不稳定，并且预期的脊柱前凸尚未实现，这些高度不稳定节段可应用"松散"的万向螺钉固定钢板，直到最后的矫形和后方固定完成。这样做可以在最终后路内固定期间，在进行矫正的同时，预防椎体半脱位和切换前后路手术时的脊髓损伤。

后路矫正操作

一般情况下，后路下颈椎节段内固定通常采用侧块螺钉固定。下颈椎椎弓根螺钉被认为矫正潜力更大，固定节段更短，并且有可能避免前路手术[17]。然而，由于置钉时穿破椎弓根会导致椎动脉损伤（VAI）或神经根损伤，因此在C3-C6节段通常不使用颈椎椎弓根螺钉内固定。C2、C7以及上胸椎是例外，对于大多数患者，C2、C7的椎弓根解剖通常足够大，可以安全地植入螺钉。

对大多数椎板切除术后脊柱后凸，并且需要后路手术的患者，应考虑将后部固定的近端延伸至C2。原因有两个：（1）由于后凸畸形的张力，近端固定点容易失败。如果矢状面垂直轴未完全恢复，且患者颈椎力线仍不好，则更容易发生。（2）向C2延伸可以放置C2椎弓根或峡部螺钉，这些螺钉比侧块螺钉具有更好的把持力，能够更好地抵抗后凸应力。也可以使用C2椎板螺钉，但在生物力学上没有那么好。同样，许多病例需要在远端进行上胸椎固定，以减少远端交界性后凸和内固定失败的可能性。

Smith-Petersen截骨（SPOs）

SPOs是通过关节突关节进行的，其在后路强直的处理中特别有用。应用磨钻磨除大约5mm的下关节突关节和位于下方的上关节突关节到椎弓根的一段，直接导致关节可双侧活动。考虑到前方椎间盘有活动度，或者将通过手术产生活动性，即使没有强直，仍可以考虑SPOs，以实现进一步的矫正。

经椎弓根截骨（PSOs）

如果需要PSO，通常在C7或T1节段应用（图13.6）[14]。椎管在这一节段略宽，椎动脉（VA）通常位于横突前方。在上下椎体内固定放置完毕后开始截骨，其技术与腰椎手术相似。在选定的节段（C7或T1）进行全椎板切除术，并保留咬除的骨质以备后续的植骨。完全切除小关节突关节，包括上位下关节突关节和下位上关节突关节，使尾端和头端神经根完全暴露，椎弓根位于两者之间。在小心保护硬脊膜的同时，用磨钻在两侧削薄椎弓根的骨质。然后使用反角刮匙和髓核钳来移除椎体的松质骨和椎弓根壁。继续在椎体后方切个空洞直到去除合适的松质骨。最后，将有角度的硬膜剥离器放置在硬脊膜的前方，将背侧皮质骨敲入椎体内新形成的空洞中。如果皮质骨不容易断裂，可能需要继续切除松质骨。然后从双侧椎体外侧部分各取出一块楔形骨，其顶点在椎体的前1/3处。如果骨切除过多，可能会导致颈椎移位而不是角度矫正，应尽量避免。

截骨后的闭合

截骨完成后，松开颅骨牵引，通过牵拉将头部和颈部闭合制造脊柱前凸。如果颈部不容易伸展，可能需要在截骨处移除多余的骨头。在矫正过程中，通常会放置一个预弯棒来帮助引导颈部复位到合适位置，并避免平行移位。截骨过程中应密切注意脊髓的监测，在此过程中，侧位X线片检查有助于确认正确的排列结构。截骨闭合后，检查硬脊膜和出口神经根，确定神经结构没有受到压迫是很重要的。

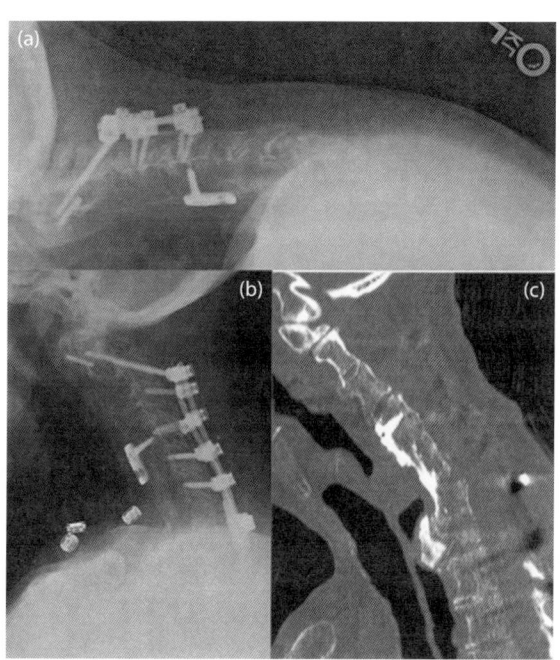

图 13.6 经椎弓根椎体截骨术。(a)一名72岁的男性患者在其他地方进行了多次颈椎前后路手术，导致椎板切除术后脊柱后凸，出现严重的下颌触胸畸形。从C2到C7区域的颈椎融合十分坚固。(b)经过T1经椎弓根椎体截骨术后。颏眉垂线角得到改善，整体矢状面序列也得到改善，但仍然有些后凸。(c)术后CT扫描显示T1椎体楔形截骨，用以矢状面矫正。

术后处理

手术完成后应立即进行仔细的神经检查。患者一般术后要佩戴颈托。术后早期应立即密切监测患者吞咽和气道并发症。根据手术的复杂程度和术前的全身因素，有些患者可能需要在重症监护室（ICU）进行严密监护。术后采用标准的流程进行术后活动调整、伤口监测，由术者决定定期影像学随访。

并发症

患者在接受颈椎畸形矫正之前，应充分了解其潜在的并发症风险。在对78例成人颈椎矢状面失衡患者的多中心数据库回顾中[18]，14%的患者仅接受前路治疗，49%仅接受后路治疗，38%接受前后路联合治疗。28%的患者至少有一种轻微并发症，24%至少有一种严重并发症。最常见的并发症包括吞咽困难（11.5%）、伤口深部感染（6.4%）、C5运动障碍（6.4%）和呼吸衰竭。相比于单纯后路手术（68%）或单纯前路手术（27%），前后路联合手术的并发症发生率（79%）明显更高。

要点与难点

- 患者合适体位的摆放至关重要。术前放置枕垫并在松解术后移除,可以极大地促进脊柱前凸的矫正
- 在患者体位摆放完毕后以及进行任何矫形操作期间,要应用多模式神经监测。
- 对于前路矫正,当内聚的Caspar针脚被放置并连接到扩张器撑开时有助于颈椎前凸的恢复。
- 对于轻度、有柔韧性的颈椎畸形,前路手术可能是最好的,因为它可以直接进行神经减压,避免进入后路瘢痕伤口进行翻修,减少围手术期疼痛,恢复前柱高度。
- 对于严重的畸形,特别是骨量减少的患者,一般应进行前路后路联合手术,因为对于这些患者来说,单纯前路内固定并不能提供所需要的强度。
- 在某些情况下,通过非融合区域的矫正不能恢复整个矢状面的序列,对这些严重的骨强直畸形矫正时,截骨术是必要的。

参考文献

1. Panjabi MM, Summers DJ, Pelker RR et al. Three-dimensional load-displacement curves due to forces on the cervical spine. J Orthop Res 1986;4:152–161.
2. Pal GP, Sherk HH. The vertical stability of the cervical spine. Spine (Phila Pa 1976) 1988;13: 447–449.
3. Morimoto T, Okuno S, Nakase H et al. Cervical myelopathy due to dynamic compression by the laminectomy membrane: Dynamic MR imaging study. J Spinal Disord 1999;12:172–173.
4. Steinmetz MP, Kager CD, Benzel EC. Ventral correction of postsurgical cervical kyphosis. J Neurosurg 2003;98:1–7.
5. O'Shaughnessy BA, Liu JC, Hsieh PC et al. Surgical treatment of fixed cervical kyphosis with myelopathy. Spine (Phila Pa 1976) 2008;33:771–778.
6. Tang JA, Scheer JK, Smith JS et al. The impact of standing regional cervical sagittal alignment on outcomes in posterior cervical fusion surgery. Neurosurgery 2015;76(Suppl 1):S14–S21.
7. Albert TJ, Vacarro A. Postlaminectomy kyphosis. Spine 1998;23:2738–2745.
8. Ames CP, Blondel B, Scheer JK et al. Cervical radiographical alignment: Comprehensive assessment techniques and potential importance in cervical myelopathy. Spine (Phila Pa 1976) 2013;38:S149–S160.
9. Lee SH, Kim KT, Seo EM et al. The influence of thoracic inlet alignment on the craniocervical sagittal balance in asymptomatic adults. J Spinal Disord Tech 2012;25: E41–E47.
10. Riew KD, Hilibrand AS, Palumbo MA et al. Anterior cervical corpectomy in patients previously managed with a laminectomy: Short-term complications. J Bone Joint Surg Am 1999;81:950–957.
11. Kim HJ, Piyaskulkaew C, Riew KD. Comparison of Smith-Petersen osteotomy versus pedicle subtraction osteotomy versus anterior-posterior osteotomy types for the correction of cervical spine deformities. Spine (Phila Pa 1976) 2015;40:143–146.
12. Deviren V, Scheer JK, Ames CP. Technique of cervicothoracic junction pedicle subtraction osteotomy for cervical sagittal imbalance: Report of 11 cases. J Neurosurg Spine 2011;15:174–181.
13. Etame AB, Than KD, Wang AC et al. Surgical management of symptomatic cervical or cervicothoracic kyphosis due to ankylosing spondylitis. Spine (Phila Pa 1976) 2008;33: E559–E564.
14. Wollowick AL, Kelly MP, Riew KD. Pedicle subtraction osteotomy in the cervical spine. Spine (Phila Pa 1976)

2012;37:E342–E348.
15. Quraishi NA, Lewis SJ, Kelleher MO et al. Intraoperative multimodality monitoring in adult spinal deformity: Analysis of a prospective series of one hundred two cases with independent evaluation. Spine (Phila Pa 1976) 2009;34:1504–1512.
16. Stewart TJ, Steinmetz MP, Benzel EC. Techniques for the ventral correction of postsurgical cervical kyphotic deformity. Neurosurgery 2005;56:191–195; discussion-5.
17. Yoshihara H, Passias PG, Errico TJ. Screwrelated complications in the subaxial cervical spine with the use of lateral mass versus cervical pedicle screws: A systematic review. J Neurosurg Spine 2013;19:614–623.
18. Smith JS, Ramchandran S, Lafage V et al. Prospective multicenter assessment of early complication rates associated with adult cervical deformity surgery in 78 patients. Neurosurgery 2015;79(3):378–388.

第14章

颈椎后路融合失败翻修

TREVOR MORDHORST, VADIM GOZ, AND WILLIAM RYAN SPIKER

简介 ········· 117	术前计划 ········· 120
鉴别诊断 ········· 117	手术技巧 ········· 121
禁忌证 ········· 118	术后处理 ········· 123
诊断检查 ········· 119	并发症 ········· 123
预期 ········· 120	

简介

颈椎后路选择性减压融合术为广泛的颈椎病提供了可靠的手术方法。遗憾的是，有些患者在颈椎后路手术后会出现持续的、复发的或新的疼痛或神经症状。颈椎后路手术失败的翻修主要依赖于精准诊断，选择正确的手术策略来解决潜在的问题，以及执行手术策略的技术水平。

颈椎后路手术后疼痛、感觉和/或运动症状的鉴别包括假关节、内固定位置不当、术前减压不足、术前手术水平选择不当、邻近节段疾病、感染、医源性不稳定以及整体矢状面不平衡。彻底详细的病史采集和体格检查，影像学和实验室检查将有助于完善鉴别诊断。在进行颈椎后路翻修手术之前，确认导致患者症状的原因是至关重要的。

鉴别诊断

假关节是颈椎后路融合术后复发症状的一个众所周知的病因，它需要翻修。患者因素和手术因素都有可能导致骨不连。影响假关节发生率的手术因素包括所用的移植物和移植物辅助物的类型、内固定的稳定性/刚性、内固定包含的节段数以及准备融合床的手术技术。回顾这些因素有助于根据患者发生假关节的风险对患者进行分级。

影像学有假关节但没有症状，不是翻修手术的指征。影像学表现为骨不连的无症状患者，可密切随访和监测症状的发展。然而，2/3的假关节病患者可能会随着时间的推移出现症状。常见的症状模式是在短暂的症状缓解期后，出现疼痛和/或神经症状复发。重要的是要记住，如果活动节段出现神经根刺激症状，骨不连可能与轴性颈痛以及根性症状有关。

颈椎后路融合术失败的另一个原因是内固定位置不当。侧块螺钉有可能放置在小关节内，这将导致明显的轴性颈痛。一般来说，这种疼痛会在术后即刻出现，并且不会像假关节那样出现一段症状缓解期。侧块螺钉也有可能置入椎间孔内，从而导致椎间孔狭窄和相关的神经根症状。这些症状包括以沿肢体皮区分布的放射痛，以及同一皮区可能相关的感觉减退和神经根支配区的肌力减退。

对表现出持续神经根病或脊髓病症状，或术前症状无缓解的患者，应评估其手术节段是否存在持续的中央管狭窄或椎间孔狭窄。在这种情况下，应调查持续症状的另一个潜在病因，症状水平是否仍然有压迫未得到解除。术后急性期要考虑的另一个重要的病因是感染。手术后的任何时候都可能出现感染，但是急性期和亚急性期的感染风险最高。疼痛可能与全身症状、发热、发冷、食欲差和不适有关。硬膜外脓肿的形成可导致进行性神经功能障碍，这是一种必须仔细监测的外科急症。

邻椎病（ASD）作为单独的一个颈椎病病种，10年来发病率约为25%。患者的病史通常包括术后症状的长期缓解，然后在数年后出现神经根病或脊髓病症状。轴性颈痛在ASD患者中有不同的表现。

禁忌证

在颈椎后路融合失败翻修术前，有许多患者因素需要考虑。评估患者的营养状况和整体健康状况是很重要的，因为翻修手术的并发症发生率很高，如果没有改善患者的一般情况，翻修成功的可能性较小。若患者的营养状况和合并症未得到改善，应谨慎地推迟手术。

特别是，糖尿病血糖控制不佳、尼古丁制品的使用和严重的心肺疾病是颈椎后路融合失败翻修的相对禁忌证。糖化血红蛋白HbA1c大于8%的糖尿病患者不适合做手术，因为他们发生手术部位感染、心脏并发症和血栓栓塞并发症的风险更高，手术预后也更差。因此，这些患者在血糖控制改善前，应避免选择翻修手术。吸烟或使用其他形式尼古丁的患者应在手术前停止吸烟和使用其他尼古丁制品，因为吸烟已被证明会大大增加假关节的发病率。此外，心肺疾病或其他影响术中死亡率的危险因素的患者在接受翻修手术之前，应进行彻底的评估。重要的是要注意，在出现严重的神经症状时，即使存在这些危险因素，也可能需要紧急手术。

诊断检查

病史和体格检查

详细的病史采集和体格检查对于颈椎后路手术后症状的鉴别诊断至关重要。

病史特别重要的方面是疼痛的位置、性质和时间，感觉减弱的存在和分布，以及椎体束征的存在，包括反射亢进、阵挛、Hoffman征、Babinski征、Romberg征、平衡和步态的改变、上肢灵活性改变。疼痛的时间可以提供很多信息。术后疼痛短暂缓解，但很快复发，与假关节有关。持续性神经根病或脊髓病在术后没有改善，表明至少有一处症状节段没有通过前次手术得到充分解决。

初次手术症状消失，数年后症状复发，提示病因可能是ASD。持续的严重轴颈疼痛或严重的神经根病，其性质与术前症状明显不同，且术后立即出现，可能是内固定误置入小关节或椎间孔。应仔细解读患者的体征和症状，以确定是否存在神经根病和脊髓病，并确定其神经平面。

影像和诊断

颈椎后路融合术后症状病因的典型检查应包括平片、计算机断层扫描（CT）和磁共振成像（MRI）。平片应包括屈伸位，以评估假关节。可能有助于诊断的其他成像方式包括斜位X线、单光子发射CT、肌电图（EMG）或选择性神经根阻滞（SNRB）。平片和CT用于评估是否存在骨不连，以及颈椎结构的完整性。这些检查对诊断邻近节段退变也很重要。CT扫描还有助于术前计划，提供前次椎板切除术的位置信息，这可帮助制订手术固定方案。核磁共振可以评估任何脊髓或神经根压迫。

当平片X线、CT和MRI不能提供足够的诊断或手术信息时，可以进一步行影像学检查。可以通过脊髓造影来避免磁共振成像中的金属伪影，从而评估脊髓结构。在根性痛难以定位诊断时，SNRB是一个选择，有可能不需外科手术即可缓解。肌电图可以区分颈椎源性和周围神经卡压。

斜位X线能比传统的X线更好地显示椎间孔。骨赘形成或内固定移位进入椎间孔可能会引起症状，斜位X线可快速评估这些问题。屈伸位片和CT扫描是评价骨折愈合的有效工具。必须保持对骨不连的高度怀疑。应放大仔细评估屈曲/伸展侧位片。如果考虑骨不连，屈伸位时棘突至少相对位移4mm。如果节段固定，在屈伸时，它们之间的位移应小于1mm。CT扫描也同样适用如此评估。虽然骨移植跨越或骨移植与邻近终板的连接点可能表明部分愈合，但真正骨愈合的迹象是骨移植外桥接骨。

实验室检查

实验室检查有助于确定感染的存在并评估骨不连的危险因素。翻修术前的诊断检查可能包括全血细胞计数（CBC）、血沉（ESR）和C反应蛋白（CRP）。ESR和CRP在感染时会升高，但在急诊手术时也会升高，这可能难以解释。CRP是术后急性感染最敏感的标志物，而白细胞并不总是增高。急性脊柱炎的特点是炎症标志物高，但在慢性感染中炎症标志物可能是正常的。

全面的代谢/内分泌检查有助于确定骨不连的危险因素。相关实验室检查包括维生素D、钙、磷、碱性磷酸酶、白蛋白、前白蛋白、甲状腺激素、甲状旁腺激素和性激素。任何可能导致骨不连的代谢异常都应在进行翻修手术前予以纠正。

预期

在进行任何翻修手术时，建立实际的目标和管理患者的期望是至关重要的。初次手术后症状缓解的患者，通常翻修术效果理想，因为症状的来源已经确定。初次手术失败的原因分析有助于提高翻修手术的成功率。

与初次手术相比，翻修手术有可能导致更多的并发症、疼痛和更长的恢复时间。它通常需要更大范围的显露，对稳定结构/组织进行更广泛的操作。翻修手术的感染率较高，住院时间一般较长。

结局在很大程度上取决于对患者的筛选。有多个禁忌证的患者在一般情况改善前应避免翻修手术。合并症会增加翻修术后并发症的风险，并可能减小成功治疗的机会。重要的是要告知患者，持久性疼痛不一定能通过手术治疗缓解，在没有明确病因的情况下，不建议进行翻修。

翻修手术后的期望取决于翻修方式。和前路翻修手术相比，后入路翻修的融合率几乎是前入路的2倍。虽然后路融合率更高，但这项技术也伴随着更高的并发症发生率。据报道，前路手术二次翻修率更高，而且这种手术方式还存在喉返神经损伤的风险。

术前计划

颈椎后路融合翻修术的术前计划涉及许多关键步骤。这些步骤中的第一步，也是最关键的一步，是全面评估并进行正确诊断。

除了对手术节段准确的诊断和谨慎决策外，还必须考虑到翻修手术特有的因素。应仔细评估矢状位。矢状面过度不平衡会增加内固定的应力，有可能导致不良的结果。在进行任何翻修手术之前，应仔细行影像学检查并记录前次椎板切除的节段。

在可能的情况下，应调阅前次手术记录，以便准备合适的内固定取出工具。还应计划手术固定方式。下一步将进一步介绍后路颈椎固定的选择。术前应确定侧块螺钉的大小，确定是否可选择大号螺钉。术中应测量椎弓根的大小。MRI上仔细测量椎动脉（VA）的解剖。应制订多种内固定应急计划，以便在手术当天可选择适当的内固定。

手术技巧

暴露

使用原切口，并向头尾两侧延伸。注意不要形成多个分离层面，沿初次暴露间隙保持在中线分离。电凝分离颈椎旁肌上的筋膜。在这一点上，重要的是要注意哪一节段做了椎板切除，因为椎板切除后没有骨性结构保护脊髓。首先暴露未行椎板切除的节段，并以此指导椎板切除节段后续剥离的深度。横联（如果有）是有用的保护中线的措施，可以利用它来确定翻修中显露的深度。

或者，可以在先前手术的瘢痕组织和骨膜之间确定一个平面。在椎板切除术的近侧椎板的尾端或远侧椎板的头端识别该组织平面。一旦确定，在远端和外侧使用Cobb剥离器钝性剥离，可以在整个椎板切除术范围内进一步扩大该平面，直到看到内固定。分离的目标是残留的组织最少，出血最少，闭合切口时死腔最小，且不会损伤硬膜或神经。进一步向外侧做骨膜下剥离，直到显露全部的内固定，所有手术节段的侧块内侧和外侧边缘完全可见，并且没有覆盖软组织。

内固定移除

术前做好适当计划并识别内固定型号可以在此步骤节省大量的时间。如果无法获得前次手术记录，可以选择许多公司都提供的通用的内固定移除器械。此时，移除固定螺钉和横联。在此步骤中使用抗扭矩是限制施加在侧块的应力的关键，有助于防止侧块在内固定拆卸过程中骨折。如果固定螺钉滑丝，内固定拆卸系统通常有许多工具可以反向拧出螺钉。然后拆下杆和先前的侧块螺钉。记录每个螺钉的大小，并用球形探针探查钉道，以确保没有皮质断裂。

内固定再植入

如果可能，先前固定的节段要进行内固定重新植入，但是具体取决于术中骨头情况。如果用球形探针没有检测到皮质断裂，并且有直径大于所取螺钉的螺钉可用，则可以尝试使用补救螺钉。颈椎固定的补救方案包括可供选择的侧块螺钉轨道、颈椎关节突螺钉和椎弓根螺钉，以及一些捆绑技术。根据患者的病理情况，融合可以适当地向近端和远端延伸。下端椎在C7或上胸椎最好选用椎弓根螺钉固定，这是为了提供坚固的固定，在后路固定节段长的时候更要如此。

侧块螺钉有两种常见固定方式。Magerl描述的侧块螺钉最常用于原发性颈椎后路融合。Magerl侧块螺钉呈10°头倾角，25°外倾角。Roy-Camille描述了另一种侧块螺钉固定方式，10°外倾，近乎平行于矢状面。两种固定方式的进钉点也略有不同。Roy-Camille方法可以作为一个补救方法，尽管它会导致螺钉长度比较短。

当侧块螺钉把持力不够时，可选择颈椎椎弓根螺钉。进钉点在侧块中心略偏外侧，冠状面角度在15°~25°之间，矢状面角度基于侧位透视图像。这些螺钉的放置在技术上具有挑战性，椎弓根的解剖结构也可能非常多变。除了透视辅助外，还可以做一个小的椎板椎间孔成形术，用神经钩触及椎弓根的内壁。CT导航技术也被用于下颈椎椎弓根螺钉固定。术前CT扫描必须仔细检查，因为不建议在直径<4.5mm的椎弓根内放置椎弓根螺钉。

经关节螺钉固定是颈椎固定的另一个选择。与传统的侧块螺钉相比，这些螺钉的进钉点略偏于尾端，并且垂直于小关节。当颈椎采用钢板固定时，这些螺钉更为常见，并且很难并入钉棒结构中。另一种额外的固定方法是钢丝固定。到现在已经有许多捆绑技术，包括棘突间、椎板下、三线、跨关节和斜方固定。

我们习惯用的钢丝捆绑方法是棘突间固定。在与椎板交界处的棘突上钻一个孔，18或20号钢丝穿过钻孔，钢丝绕融合节段下端椎棘突，用拉紧器进行融合和拧紧。要选择能行磁共振检查的材料。椎板切除术后椎板水平不能选择棘突间捆绑。

去皮质/融合床准备

内固定放置后，下一步是准备植骨床。在先前的暴露过程中，已从骨组织上行骨膜下剥离所有的软组织。对侧块和剩余椎板的皮质骨用高速气动磨钻打磨。特别注意关节突关节的去皮质化。如果翻修手术中切除了椎板，切除的骨可以作为局部自体骨，放置在去皮质化的侧块上和去皮质化的小关节面。在缺乏足够的局部自体移植的情况下，可以使用压碎的同种异体松质骨。

脱钙骨基质（DBM）具有骨诱导和骨传导性，是一种有用的融合辅助物。其他融合辅助物包括骨形态发生蛋白（BMP）、关节融合器和自体髂骨移植。我们不经常使用自体髂骨移植，因为担心供区并发症。BMP能提高融合率，在假性关节炎的治疗中是一个有用的补充。当用于颈椎（包括前路手术）时，吞咽困难、椎体前肿胀、血肿、再插管和感染的发生率较高。由于颈椎BMP使用相关的并发症，美国食品和药品监督管理局（FDA）在2008年就发出有关警告。因此，应避免在颈椎常规使用BMP。

关闭切口

彻底闭合有可能避免颈椎后路手术的两个主要并发症：伤口感染和由于棘旁肌侧向移位而导致的蹼颈畸形。我们更喜欢用编织可吸收缝线分层闭合颈椎后切口，尽量减小缝线之间的间距，增加缝线数量。这就形成了一个强化良好的后张力带，尽管还没有正式的研究，我们相信这可以降低术后椎旁肌横移和前移的风险。万古霉素粉剂是常用的，因为它在不局限于颈椎的研究中，已被证明可以降低伤口感染率。翻修术中常规放置引流管。

术后处理

因颈椎后路融合术失败而接受翻修手术的患者应该在医院待上几天。这段时间使医务人员对患者进行充分的疼痛管理，并监护可能出现的围手术期问题。可在术后立即给予患者碎冰块和清水，随着患者耐受性的提高，逐渐恢复普食，因为在后路脊柱翻修手术中吞咽困难是可能发生的。患者出院的标准是：口服药物可充分控制疼痛，肠道功能恢复正常，或者患者已联系到合适地方继续康复。

手术后，患者通常需佩戴颈托固定，直到术后的门诊复查检查中手术医生同意其拆除为止。患者通常在6周后就诊时被告知可以拆除颈托。彻底拆除颈托需要过渡，通过每天减少佩戴颈托的时间来完成。建议患者在2周内完成这一过程。

翻修术后融合失败的风险高于标准手术，有时要采取额外措施防止再次融合失败。其中一个选择是外部骨生长刺激剂。把这些设备穿戴在皮肤上，每天几个小时，可产生电场，一些研究说，这个电场刺激骨骼生长，提高融合率。患者在术后使用外部刺激器3～9个月。

并发症

颈椎后路翻修融合术的并发症可分为三大类：术中、早期和晚期。

与任何手术一样，在手术过程中都有损伤局部神经或血管结构的危险。在颈椎后路手术中，最显著的损伤结构是脊髓、脊神经和椎动脉。手术前后应进行彻底的神经系统检查，以确保没有出现新的缺陷。手术还有严重失血的风险，可能需要输血。应当对患者进行适当建议，其应同意在紧急情况下输血。

颈椎后路翻修融合术后出现的早期并发症与所有手术相同。这些早期并发症包括中风、心脏病发作、深静脉血栓形成（DVT）和肺栓塞。此外，还有与术后住院相关的并发症，如医院感染。

复发性骨不连、内固定松动或断裂、复发性狭窄、吞咽困难/发音困难、邻近节段退变以及需要再次翻修手术是与颈椎后路融合翻修相关的最常见的晚期并发症。这些是脊柱外科手术常见的并发症，发生于各种形式的脊柱融合术。翻修手术并发症的发生率更高，因为翻修手术往往更复杂，涉及更多的节段，而且患者已经存在一些不愈合的倾向。

要点与难点

- 成功治疗颈椎后路融合失败的关键是准确诊断。
- 影像学假关节并不都需要手术治疗。
- 彻底的检查，包括详细的病史采集、体格检查、影像学检查和实验室检查（如适用），有助于临床医生得出正确的诊断。
- 翻修手术是一项对病变部位的操作，因此，应在术前控制患者的风险因素/合并症。
- 当实施一次翻修融合时，外科医生必须有一级、二级和三级的固定方案，以便在每个节段进行器械固定。这需要术前 CT 扫描的全面评估，以了解最佳的固定选择。

第15章

颈椎椎板成形术后并发症翻修

MICHAEL J. MOSES, AMOS Z. DAI, AND
THEMISTOCLES S. PROTOPSALTIS

简介 ················· 125	椎间盘突出或OPLL进展的继发
相对禁忌证 ············· 126	性狭窄 ·············· 127
预期 ················· 126	脊柱序列改变和后凸或矢状面畸形 ······· 128
翻修手术原则 ············ 126	顽固性颈痛 ············ 129
术前准备 ·············· 126	术后处理 ·············· 130
手术技巧 ·············· 126	并发症 ················ 130
	参考文献 ·············· 131

简介

自1977年Hirabayashi等[1]提出椎板成形术以来，它一直被用作治疗颈脊髓病的有效手术方法，通常涉及三个或更多节段。脊髓型颈椎病最常见的原因是后纵韧带骨化（OPLL）或颈椎病，两者都是椎板成形术的常见指征。手术的主要目的是后移椎板扩大椎管，使脊髓向后移动。椎板成形术是治疗脊髓型颈椎病和缓解脊髓压迫症状的有效方法。通常用日本骨科协会（JOA）评分来衡量术后预后结果。椎板成形术后10年患者的恢复情况通常较好，恢复率在50%～72%之间。一般来说，术前JOA评分高者有良好的临床预后。尽管椎板成形术有相对良好的长期疗效，但目前文献中关于失败的椎板成形术的治疗和由此引起的翻修手术的资料很少。椎板成形术后翻修的原因有很多，包括单开门或双门手术的机械故障、椎间盘突出伴复发性狭窄、后凸畸形或矢状畸形导致的序列丢失以及术后顽固性颈痛。

根据不同的病理状况和手术医师的偏好，手术方式也有所不同。由于颈椎椎板成形术后进行翻修手术的患者数量在以前的报道中非常少，因此最佳的手术方法仍有争议，而且因人而异。因此，应根据现有的病理情况为每个病例量身定做手术方案。翻修手术都源于用于治疗颈椎病的类似方法。

相对禁忌证

许多因素可能会导致患者不能接受翻修手术。椎板成形术失败可能导致进行性脊髓病，在这种情况下，手术很少延迟；但是，如果患者没有进行性脊髓病，则应做好围手术期准备，包括建议患者戒烟和改善营养状况。

预期

根据失败的原因，手术期望值通常是变化的。一般来说，脊柱手术主要是预防脊髓功能障碍进展，而不是改善症状；当然许多患者的症状会改善。

翻修手术原则

与所有翻修手术一样，需要详细的病史采集和体格检查。只有在完成完整的影像学检查后，才能考虑手术干预。在椎板成形术失败的情况下，患者应接受术前计算机断层扫描（CT）以确定铰链的完整性，以及磁共振成像（MRI）以确定是否有持续的脊髓压迫。

术前准备

根据失败的原因不同，这些病例的术前准备通常也会有很大的不同。失败的椎板成形术可以通过多种方式解决。然而，在所有情况下，都要使用神经监测。

手术技巧

单、双开门椎板成形术的机械故障

单开门和双开门技术是椎板成形术中常用的两种手术方法。在单开门椎板成形术中，骨槽是在椎板边缘两侧对应于椎弓根的内侧部分开凿。切除一侧椎板边界，然后将椎板侧向推到另一侧，就好像打开了一扇门，从而扩大椎管。黄韧带和门轴侧切面周围的深层肌肉用专门的钢板和螺钉固定，或者用缝合线栓住，以防止开门侧关门。Kurokawa等发展了棘突纵割式椎板成形术，也称为双开门椎板成形术，其中棘突和椎板在中线处分开，沿着椎板的侧缘进行双侧开凿，双侧开门。椎板成形术失败的原因可能是椎板门轴侧断裂，这可能导致断裂的椎板塌陷，出行神经根受压或中央脊髓再次受压。这些并发症也有可能导致再狭窄，继而出现进行性脊髓病症状。本章的视频15.1强调了利用手术来纠正临床表现。

在其他情况下，由于在椎板成形过程中开门不足，患者需要翻修手术。不充分的开门导致脊髓和出行神经根压迫相关的神经后遗症。患者可能会出现肢体麻木和其他脊髓病症状，这些症状可能与最初的症状相似。然而，也可能有患者出现与术前不同的新的神经学症状。患者行椎板成形术的主要目的是脊髓减压并创造更多的空间来改善神经症状。

用内固定板翻修

有一种椎板成形术后翻修技术是用一种专门的椎板成形术板来翻修。专用板提供了坚强的固定，使扩大的硬膜囊内空间得以维持和脊髓减压。在最近的一项用于评估单开门椎板成形术在维持椎管扩大方面的有效性的研究中，内固定12个月后X线片确定的愈合率为93%，此外，钢板固定也被证明除可以保持扩大椎管的稳定性外，还能保持颈椎的活动度和颈椎的序列，并在长期随访中有效避免椎板再关闭。因此，很明显，对于之前椎板成形术不能提供足够的椎管扩大的病例，用钢板进行手术矫正提供了必要的稳定性。

椎板切除融合翻修

当前次手术导致椎管扩大不充分时，椎板切除术和融合术可作为一种翻修技术。单纯椎板切除术是治疗脊髓型颈椎病的常用方法；然而，椎板切除术后未融合会出现许多并发症，包括脊柱后凸、医源性脊椎滑脱等，可导致脊髓再次受压和脊髓病的进展。与单纯应用椎板切除相比，椎板切除融合术能降低并发症。椎板切除融合术可以预防椎板切除术后脊柱后凸，改善颈部疼痛症状，并防止脊柱不稳定的进展（这与较差的神经症状表现相关）。椎板切除融合术也有许多并发症，包括骨不连。目前文献中没有证据表明哪种手术（椎板切除术与椎板切除融合术）更有效，在每一个病例中，应权衡和考虑每种手术的风险和收益。虽然一些研究报道椎板切除融合术的并发症发生率高于椎板成形术，但对于前次椎板成形失败的患者，椎板切除融合术仍然是一种有效的翻修方法。

椎间盘突出或OPLL进展的继发性狭窄

椎板成形术是治疗因椎间盘突出而引起的颈椎病的有效方法。Sakahura等研究表明，椎板成形术在神经功能改善方面和颈椎前路减压融合术相同。术后椎间盘突出是椎板成形术的并发症之一。椎间盘突出可发生在椎板成形术节段或邻近节段。椎板成形术后脊髓前方进行性压迫的另一个常见原因是OPLL的进展。无论哪种情况，脊髓病的症状都有可能在术后持续存在或加重，进一步的检查，MRI和CT成像，可以显示脊髓前方压迫的进展。

用ACDF或颈椎前路椎体次全切除融合术翻修

颈椎前路椎间盘切除融合术（ACDF）是治疗椎板成形术后椎间盘突出症的有效方法。此外，对于有术后进展风险的OPLL患者，颈椎前路椎体次全切除融合术（ACCF）是治疗OPLL进展的有效手段。在之前椎板成形术中，OPLL所导致的脊髓前方压迫病变通常并不切除，椎板成形术是一种完全以后路为基础的手术，尽管椎板成形术进行了椎管扩大，OPLL仍然可以进展并导致椎管再次狭窄。在目前的文献中，OPLL进展的风险在70%～73%之间。在这种情况下，可以使用腓骨段移植或融合器融合，目前文献报道成功率在85%～100%之间。因此，ACDF和ACCF是治疗椎板成形术后复发性前方压迫患者的可行的翻修方法。

脊柱序列改变和后凸或矢状面畸形

与椎板切除术相比，椎板成形术的一个常见优点是可避免椎板切除术相关的并发症，诸如后凸畸形和脊柱序列改变。然而，值得注意的是，对伴有脊柱后凸的患者行椎板成形术，其预后并不理想，因为脊柱后凸会导致背侧位移有限，这影响了椎板成形术症状的缓解。Suda等[4]指出，如果局部节段性后凸大于13°，会降低椎板成形术的神经功能恢复效果。因此，手术医生在建议患者进行椎板成形术时必须谨慎，并应在手术前准确测量脊柱的整体或节段畸形，因为这些因素可能会对患者的预后产生负面影响。此外，椎板成形术后脊柱后凸的进展是一个值得关注的问题，文献报道的发病率为0～28%。患者术后也会出现部分前凸曲度丧失。Suk等[5]指出，"影响术后后凸的术前因素包括脊髓病患者合并颈椎病的诊断、前凸角度<10°和屈曲时的后凸角度大于伸展时的前凸角度"。因此，在这些患者中，似乎有明确的术前因素影响术后脊柱后凸的发生和发展。与术后脊柱后凸的发生和序列变化有关的病理生理学主要集中在棘旁肌，尤其是颈半棘肌，其从C2上的附着点剥离可导致前凸曲度和序列的逐渐丧失。拮抗肌群之间机械力的维持对保持脊柱的稳定至关重要。

前路、后路或前后路联合手术矫正畸形

为了矫正椎板成形术后的后凸畸形，可采用前、后或联合手术的截骨术。颈椎的截

第四部分

胸椎 / 胸腰椎手术

第 16 章　胸腰椎融合术后近端交界性后凸的翻修 …………………………………… 135

第 17 章　PSO 截骨骨不连的翻修 …………………………………………………… 147

第 18 章　非三柱截骨部位的胸腰椎畸形不愈合的治疗 ……………………………… 155

第 19 章　如何安全的取出毗邻主动脉的螺钉 ………………………………………… 167

第16章

胸腰椎融合术后近端交界性后凸的翻修

SUNDEEP S. SAINI, DANIEL CATALDO, CHRISTOPHER R. COOK,
HAMADI MURPHY, PAUL W. MILLHOUSE, AND KRIS RADCLIFF

简介 ········· 135	术前计划 ········· 139
PJK的原因 ········· 136	手术技巧 ········· 140
适应证 ········· 136	术后处理 ········· 143
禁忌证 ········· 138	并发症 ········· 143
预期 ········· 138	参考文献 ········· 144
翻修手术原则 ········· 138	

简介

　　随着人口老龄化和成人脊柱畸形发生率的增加，胸腰段脊柱内固定术后近端交界性后凸（PJK）的翻修手术率也增加了。术语PJK是指上端椎（UIV）上终板与端椎上两个椎体的下终板（UIV+1）之间的夹角，代表脊柱后凸的进行性发展。其定义为：（1）近端交界区矢状面Cobb角后凸角度≥10°，且（2）与术前相比，近端交界区角度增大10°以上。虽然PJK在很大程度上是一种急性的术后改变，但它可以理解为一系列的解剖异常，包括腰椎滑脱、压缩或爆裂性骨折或椎间隙塌陷。大多数PJK发生在初次手术后的18个月内[1]。研究表明，胸腰段融合术后PJK的发生率为6%～61%，大多数为20%～40%[1]。在这一人群中，只有13%～55%的人接受了随后的翻修手术[1,2]。虽然PJK主要是一个影像学表现，但它代表了广泛的临床表现和多因素性质。决定手术矫正PJK

前必须对患者的危险因素、临床表现和放射学表现进行彻底评估。

PJK的原因

PJK的潜在病因有很多，包括患者因素、首次手术相关因素和特发性因素。患者因素可能包括吸烟、骨质疏松、骨质量、帕金森病等神经系统疾病以及术前畸形程度[1,3,4]。在PJK翻修手术前，应直接调查患者的自身因素，特别是骨质量。骨密度降低可能表现为与PJK相关的骨折。患者术前矢状面序列不良，如果在初次手术中加以纠正，可能会易患PJK[4,5]，腰椎前凸和术前胸椎后凸的变化超过30°也是PJK的危险因素[6]，术后近端交界角大于5°是另一个危险因素[7]。矢状垂直偏距纠正到小于5cm是PJK的独立危险因素[8]（图16.1）。患者以往有脊椎手术史，也可能使患者易患PJK。在初次手术后，矢状面序列不良（表现为骨盆入射角-腰椎前凸失配）是PJK的危险因素[5]。为防止由于压缩性骨折或螺钉拔出导致的PJK，一些外科医生在长融合结构的上端进行椎体成形术。外科医生也使用半刚性结构，如钩状或非结构性融合，以降低PJK的发生率[9,10]。外科医生还应尽量避免长节段融合结构头端的小关节或其他后部结构的医源性破坏[11]。有趣的是，远端胸椎（如T10）融合与近端胸椎（如T4）融合的PJK发生率并无差异。因此，长节段融合不一定对PJK[10,12]有保护作用。然而，PJK会因解剖位置的差异而有不同表现。PJK在胸椎远端常见的情况包括UIV塌陷，邻近上椎体半脱位（图16.2）[10]。在胸椎近端，半脱位是最常见的表现[10]。在大多数情况下，PJK会导致严重的局灶性后凸畸形（而不是整体序列不良）[4]。

适应证

目前，翻修手术主要适用于有疼痛、残疾或神经功能缺损的患者，最严重的PJK病例称为近端交界性失败（PJF）。骨折、内固定失效和后韧带复合体断裂都是常见的病因[1,2,13]。另外几个因素被确定在本病的发展中起作用，特别是，在术后腰椎前凸角度与骨盆入射角[13,14]接近时患者翻修率增加（图16.2）。此外，使用前后联合入路、增加整体结构刚性以及UIV的选择也被证明是手术的危险因素[1,2,13]。尽管确定了这些考虑因素，但尚未就指导正确治疗PJK的具体标准达成共识。

视频 16.1

PJK 矫正视频（https://youtu.be/9yVJRzCM1GI）

头侧位于屏幕底部，尾侧位于屏幕顶部。外科医生 2 在屏幕的左侧（患者的右侧）。外科医生 1 在屏幕的右侧（患者的左侧）。

00：00- 小心暴露，在外科医生暴露时，助手握住剥离器并拉紧上次手术放置的内固定器周围的组织。

00：20- 外科医生 1 移除患者左侧椎弓根螺钉，而外科医生 2 暴露其他内固定。外科医生 2 细致地止血。注意，这一步出血量很小，所以两个外科医生都能独立工作，而不需要吸引器辅助。

1：31- 患者左侧内固定移除。左侧横向接头并被拆下。棒的末端可以在连接器中看到。在患者的右侧，手术医生 2 正在移除锁定帽和螺钉。左侧杆和连接器由手术医生 1 拆下。

2：14 注意伤口的尾侧用海绵填塞以止血。需要重新置钉。将新螺钉置入左侧已有椎弓根螺钉孔中。旧螺钉已经被移除。

3：15- 在患者左侧放置新螺钉。当外科医生 1 放置螺钉时，外科医生 2 帮助吸引。外科医生 1 做椎板间孔成形术。外科医生 1 在椎板间孔成形术中放置一个神经钩（3：23），触探椎弓根内侧壁，以确保新螺钉不会破坏椎弓根。

4：10- 将局部止血剂置入椎板间孔成形区域中，以达到硬膜外血管出血止血的目的。在操作结束前将止血剂冲洗干净，以防止血剂膨胀和脊髓损伤。

4：26- 在患者右侧用弯曲开路锥攻入椎弓根

4：28- 用球头探针触探椎弓根，以确定内壁是否完整。

4：34 当外科医生 2 正在更换器械时，外科医生 1 使用吸引器来显露椎弓根进入区，以使外科医生 2 能够快速地重新定位进针点和轨迹。

4：37- 外科医生 2 在螺钉置入前使用咬骨钳将横突背表面去皮质化。

4：47- 外科医生 2 放置了一个螺钉。这些是自攻螺钉，因此不需要使用丝锥。注意，当螺钉与椎弓根骨紧密接合时（大约 4：55），整个椎体开始移动和旋转（直到 5：02）。

5：10- 外科医生 2 通过椎板间孔成形术探查椎弓根内侧壁，他不能感知到螺纹（这意味着椎弓根壁破裂）。外科医生 2 在椎板间孔成形术中放置局部止血剂（5：20）。

5：42- 外科医生 2 使用现有的椎弓根螺钉和解剖标志来确定下一个椎弓根螺钉的进针点（5：40）。高速磨钻去皮质化（5：53）。开路锥攻入椎弓根（6：04）。用球头探针探查椎弓根内壁（6：14）。放置自攻螺钉（6：26）。

6：31- 置入新连接棒。该棒已提前预弯，将复位器固定在中间部分的某一处以获得临时固定。

7：42- 根据原位矢状面弯曲将棒远端脊柱节段塑形。

8：28- 原位矢状面弯曲将棒近端节段塑形。

9：42- 使用复位器械对最近端节段进行塑形。

9：49- 将棒引导至螺钉尾中，锁紧螺帽。

11：38- 注意结构的远端。左侧棒被引入并固定在最前凸的部分。拧入螺帽，完成了整个过程。

应避免在小孔或缝隙中工作，因为很容易发生出血。由于这个原因，应同时暴露几个椎体节段。所有未经直接操作的区域应使用无菌海绵填塞静脉出血。术中使用图像引导的透视或X射线进行椎体节段的确认非常有必要。

内固定

侧块和椎弓根螺钉分别用于颈椎和胸腰段，以进行多节段、前路和后路脊柱固定，也方便进行操作和畸形矫正。进针点是通过横突和上关节突的结合点来确定的。重要的是要记住，中胸段不仅椎弓根最细（T4、T5、T6），而且椎弓根间距最小。一旦选择了一个进针点，就很难调整和操纵定向不当的螺钉的轨迹。因此，一个适当的进针点是至关重要的。椎弓根螺钉置入困难的最常见原因是进针点不正确。理想情况下，胸椎椎弓根螺钉的内外侧起点正好位于上关节突的外侧。必须直接观察上关节突的外侧，避免将置钉时进针点偏内。胸椎头尾侧方向进针点以横突为解剖标志。

由于这个原因，手术医生应该熟悉每个节段椎体横突相对于椎弓根的位置。胸椎椎弓根的轴向轨迹垂直于上关节突，而矢状轨迹通常平行于横突。用咬骨钳去除横突的背侧皮质，用高速磨钻定位进针点。一旦确定了进针点，就可以使用开路锥开路，探针插入15mm，触及外侧壁，此时，器械尖端应穿过椎弓根。然后将开路锥旋转并指向内侧进入15mm，此时尖端应位于椎体中。开路锥共进入35mm，然后感触骨道的内侧、外侧、上面或下面是否有裂隙。如果是新的骨道，最大限度地增大置入螺钉的把持，不建议攻丝。在最终螺钉放置之前，应使用钻头和图像引导的透视检查来确认轨迹。

在腰椎，螺钉的轴向轨迹是向前方的。L1通常有5°的内倾，在每个水平上，都会有额外的5°内倾，例如：L2有10°，L3有15°的内倾。矢状轨迹通常是参考L3椎弓根的方向，在大多数情况下，L3椎弓根垂直于地板。L3是腰椎前凸的顶点。应特别注意L1，因为横突通常比较小，而乳突通常很大。由于椎弓根在这个节段上内倾较小，必须注意不要破坏内侧皮质。幸运的是，L1椎弓根的直径很大，很少会穿透内壁。

我们通常不会在PJK翻修手术中固定在椎体压缩骨折节段，因为有骨和椎弓根缺损的可能。

用Smith-Petersen osteotomy（SPO）截骨术矫正PJK

预期的畸形矫正大约是每个椎体矫正10°后凸。充分暴露后，棘突被切除或部分切除，留下足够的空间进入椎板间隙和中央管。然后进行双侧部分椎板切除术，切除黄韧带。最初，可以使用高速磨钻来打薄骨切除区域，以便使用Kerrison咬骨钳和角度刮匙完全切除椎板、双侧下小关节和双侧上小关节。最终，双侧截骨制成一个V形的沟。在骨切除后，使用固定椎弓根螺钉和后路融合棒在截骨术部位进行缓慢和渐进的人工复位和压缩。截取适当长度的连接棒，并在所需的前凸完成后放置在术区。连接器将棒连接到椎弓根螺钉以稳定固定。

在这种压力下，后柱将缩短，而前柱则在每一个进行截骨术的水平通过椎间盘空间延长。截骨术压缩过程中应密切注意螺钉-骨界面，防止椎弓根螺钉松动。典型情况下，SPO和扩大的后路融合往往延长至受累节段近端4~6个节段。

根据PJK的具体病因，可能需要更高级的畸形矫正技术，如经椎弓根椎体截骨术（PSO）或全脊椎切除术。如果初次手术中存在明显的矢状面不平衡或矫正不足，我们将着重考虑PSO技术。在这种情况下，为最大限度地恢复前凸，PSO将通过下腰椎先前的融合节段进行，而不是在PJK水平进行。三柱截骨术有脊髓损伤的固有风险，我们倾向于避免在脊髓圆锥或脊髓水平进行此种操作。根据我们的经验，后路手术，如SPO，通常足以在PJK水平矫正局灶性畸形。

关闭切口

所有的骨组织去皮质化，截骨术中切除骨组织应在清除所有的软组织之后，制作成颗粒用作自体骨移植。自体髂骨移植和重组人骨形态发生蛋白2（BMP2）也可用于增强融合。大量冲洗和植骨后，应在皮下引流管上分层闭合。必须小心关闭所有死腔，以尽量减少血肿的形成，在筋膜上皮下脂肪层尤其要注意。

术后处理

患者在术后12周内起床时应佩戴固定支架。年龄大、骨质疏松症和吸烟等有合并症的患者可能需要支具固定的时间更长。应避免使用非甾体抗炎药（NSAIDs），以免骨愈合延迟。对于DVT发病风险高的患者，可以采取药物预防措施，但必须仔细监测局部血肿的发展迹象。

并发症

并发症可分为三类：术前、术中和术后。

术前并发症

术前并发症通常与患者体位不当导致的损伤有关。如果在放置Mayfield头架时眼睛受压，则可能会出现视力损伤或失明。乳房，腹部或睾丸都有可能因发生挤压而出现软组织损伤或坏死。臂板或髂嵴垫放置不当也可能导致神经麻痹。髂嵴垫伸入腹股沟区可导致感觉痛和股神经麻痹。随着手术时间的延长，与体位相关的并发症风险也随之增加。

术中并发症

一个常见的手术并发症是由于不充分的透视导致手术节段错误。此外，胸椎的透视显示困难，因为机器必须经过多个脊柱节段。螺钉位置不良也是术中可能出现的并发症。解剖标志在初次手术中可能已被破坏，因此，必须非常小心地放置螺钉，以避免这种并发症。椎弓根螺钉偏内置入可导致脊髓损伤，另外，螺钉偏外置入则有损伤血管的风险。为此，我们建议左侧胸椎椎弓根螺钉短5mm，以防止出现血管穿透的可能。

术后并发症

术后并发症包括DVT、手术部位感染、肺不张/肺炎、褥疮、术后肠梗阻、导管相关性尿路感染（UTIs）或其他与患者合并症有关的医疗并发症。

参考文献

1. Cho SK, Shin JI, Kim YJ. Proximal junctional kyphosis following adult spinal deformity surgery. Eur Spine J 2014;23(12):2726–2736.
2. Lau D, Clark AJ, Scheer JK et al. Proximal junctional kyphosis and failure after spinal deformity surgery: A systematic review of the literature as a background to classification development. Spine 2014;39(25):2093–2102.
3. Inoue S, Khashan M, Fujimori T et al. Analysis of mechanical failure associated with reoperation in spinal fusion to the sacrum in adult spinal deformity. J Orthop Sci 2015;20(4): 609–616.
4. Watanabe K, Lenke LG, Bridwell KH et al. Proximal junctional vertebral fracture in adults after spinal deformity surgery using pedicle screw constructs: Analysis of morphological features. Spine 2010;35(2): 138–145.
5. Reames DL, Kasliwal MK, Smith JS et al. Time to development, clinical and radiographic characteristics, and management of proximal junctional kyphosis following adult thoracolumbar instrumented fusion for spinal deformity. J Spinal Disord Tech 2015;28(2):E106–E114.
6. Maruo K, Ha Y, Inoue S et al. Predictive factors for proximal junctional kyphosis in long fusions to the sacrum in adult spinal deformity. Spine 2013;38(23):E1469–E1476.
7. Annis P, Lawrence BD, Spiker WR et al. Predictive factors for acute proximal junctional failure after adult deformity surgery with upper instrumented vertebrae in the thoracolumbar spine. Evid Based Spine Care J 2014;5(2):160–162.
8. Smith MW, Annis P, Lawrence BD et al. Acute proximal junctional failure in patients with preoperative sagittal imbalance. Spine J 2015;15(10):2142–2148.
9. Sengupta DK. Clinical incidence of PJK/ASD in adult deformity surgery: A comparison of rigid fixation and semirigid fixation-semirigid. Spine 2016;41(Suppl 7):S37–S38.
10. Berven SH. Clinical incidence of PJK/ASD in adult deformity surgery: A comparison of rigid fixation and semirigid fixation-rigid. Spine 2016;41(Suppl 7):S35–S36.
11. Arlet V, Aebi M. Junctional spinal disorders in operated adult spinal deformities: Present understanding and future perspectives. Eur Spine J. 2013;22(Suppl 2):S276–S295.
12. Fujimori T, Inoue S, Le H et al. Long fusion from sacrum to thoracic spine for adult spinal deformity with sagittal imbalance: Upper versus lower thoracic spine as site of upper instrumented vertebra. Neurosurg Focus 2014;36(5):E9.
13. Kim HJ, Iyer S. Proximal junctional kyphosis. J Am Acad Orthop Surg 2016;24(5):318–326.

14. Kim HJ, Bridwell KH, Lenke LG et al. Patients with proximal junctional kyphosis requiring revision surgery have higher postoperative lumbar lordosis and larger sagittal balance corrections. Spine 2014;39(9):E576–E580.
15. Yagi M, Rahm M, Gaines R et al. Characterization and surgical outcomes of proximal junctional failure in surgically treated patients with adult spinal deformity. Spine 2014;39(10): E607–E614.
16. Mcclendon J, O'shaughnessy BA, Sugrue PA et al. Techniques for operative correction of proximal junctional kyphosis of the upper thoracic spine. Spine 2012;37(4):292–303.
17. Kim YC, Lenke LG, Bridwell KH et al. Results of revision surgery for proximal junctional kyphosis following posterior segmental instrumentation: Minimum 2-year post-revision follow-up. Spine 2016;41(24):E1444–E1452.
18. Lee SJ, Binkley N, Lubner MG et al. Opportunistic screening for osteoporosis using the sagittal reconstruction from routine abdominal CT for combined assessment of vertebral fractures and density. Osteoporos Int 2016; 27(3):1131–1136.

第 17 章

PSO 截骨骨不连的翻修

JASON W. SAVAGE

适应证 …………………… 147	手术技巧 …………………… 149
相对禁忌证 ………………… 147	术后处理 …………………… 149
预期 ……………………… 148	并发症 ……………………… 150
翻修手术原则 ……………… 148	病例介绍 …………………… 151
术前计划和手术准备（包括神经电生理监测使用）………… 148	

经椎弓根椎体截骨（PSO）是矫正固定的矢状位不平衡的一种有效方法。它是一种通过后路进行的三柱截骨术，通常用于固定矢状面不平衡大于10cm的情况。一般它可以提供大约30°～35°的腰椎前凸的矫正。手术技术包括从一个椎体上（特别是在腰椎上）切除一个宽的V形椎弓根楔块，然后在椎体后部闭合，以恢复正矢状面平衡。这种手术涉及广泛的暴露，手术时间延长，失血增加，有很高的医疗和机械并发症的风险。常见的机械并发症包括连接失败、骨不连和固定失效。如果出现症状性骨不连和/或固定失败，应考虑翻修手术。

适应证

- PSO术后患者的正矢状面不平衡持续或恶化。
- 截骨术部位或截骨术邻近水平的假关节形成。
- 常与截骨术水平或附近的后路内固定失败有关的假关节。

相对禁忌证

- 骨质疏松性压缩性骨折引起的脊柱后凸。

- ■ 相邻椎体，特别是下胸椎或上腰椎压缩性骨折的风险高。
- 导致术中失血量增加的凝血病。
- 内科合并症：精神病、未控制的糖尿病（DM）、心肺疾病、家庭或社会支持不良。

预期

- 目标是恢复与年龄相适应的矢状面平衡和脊柱-骨盆序列。
- 翻修手术通常更困难，失血增加，组织层次破坏。

翻修手术原则

- 如果截骨术部位上下有坚固的椎间融合，主要的治疗方法是后路翻修手术，骨不连植骨（最好是自体骨移植），然后在截骨术部位放置四根连接棒。
- 如果PSO部位上方或下方有骨不连，那么椎体间融合通常是实现融合最可预测的方式，因为很难在多个层面上实现稳固的后外侧融合（即，对于L3 PSO，需要L2~L4后外侧横突间植骨）。
- 通过使用更大的椎弓根螺钉、更大的棒、直列连接器、杆耦合器和卫星棒，可以在后面获得额外的稳定性。应在三柱截骨术中放置四钉，以防止截骨术部位或附近的杆断裂和/或骨不连。

术前计划和手术准备（包括神经电生理监测使用）

- 通过后路移植物的张力会减少牢固融合的可能性，因此详细的术前计划至关重要。矢状面平衡校正不足会使患者更容易发生失败和假关节形成。
- 术前计划应考虑重要参数，年龄相关的客观指标至关重要。
  - ■ 骨盆倾斜（指骨盆方位的位置参数）。通常情况下，其目标是降低<15°~20°。
  - ■ 矢状垂直偏距（SVA），C7铅垂线与S1后上缘的距离。在矢状位平衡的患者中，该值小于5 cm。
- 区域矢状面序列也可以通过以下测量进行评估：
  - ■ 胸椎后凸——通常从T4的上终板到T12的下终板夹角。
  - ■ 腰椎前凸——通常从L1的上终板到S1的上终板夹角。
  - ■ 腰椎前凸（LL）——骨盆入射角（PI）不匹配。
  - ■ LL=PI ± 10°，以防止失配和失败可能性。
- PSO手术有潜在的急性和长期神经功能损伤的风险；因此，通常建议进行神经监测，如术中体感诱发电位（SSEP）、运动诱发电位（MEPs）和上下肢触发肌电图（EMG），尽管神经监测在腰椎截骨术中的疗效存在争议。
- 由于术中存在失血较多的可能性，充分的静脉血管通路是一个关键组成部分，术前应与麻醉师讨论。
- 术中体位：
  - 使用带有胸垫和骨盆支撑的开放式Jackson手术床，以正确定位患者并确保充分成像。
  - 患者取俯卧位，臀部和胸部轻微伸展，以最大限度地增加腰椎前凸。可以在大腿下面放一个枕头来增加臀部的伸展。Jackson手术床上的靠垫可以调整，以满足所需的矫正量。
  - 手臂外展90°，屈曲90°。

手术技巧

- 我们更喜欢在L1～L2和/或L2～L3进行侧方椎间融合，在L4～L5和L5～S1处行前路椎体间融合（如有指征）。大多数PSO骨不连发生在L2～L3和/或L3～L4，L3 PSO相邻区域。如果截骨部位对合良好，截骨水平通常容易愈合，如果截骨术部位本身有骨不连，则需要植骨。
- 对于先前行L3 PSO的L2～L3骨不连，先进行侧路椎间融合，然后后路翻修固定。
- 患者位于侧卧位。标准的微创外科（MIS）侧方入路在适当的神经监测下进行，以防止医源性腰丛损伤。
- 这可以通过透视或术中导航完成。
- 然后进行椎间盘切除术，使用终板绞刀、刮匙和咬骨钳的组合移除椎间盘和终板软骨。
- 使用Cobb剥离器去除对侧骨赘。
- 如果需要更多的矫正，可以进行前柱松解；此时后路器械必须有活动性（即，棒失效），以实现最大矫正。
- 然后放置带有骨移植物的前凸融合器［通常是髂骨移植（ICBG）］。生物制剂是否使用由治疗手术医生决定。
- 然后分层缝合伤口。
- 进行后路翻修，通过在截骨和骨不连部位放置三或四根连接棒提供额外的稳定性。

术后处理

- 患者应被送往重症监护室（ICU）进行至少18～24小时的神经监测。

- 当引流量降至每8小时小于30ml时，由手术医生决定是否保留或移除术后引流管。
- 鼓励患者逐步活动。物理治疗是康复的重要组成部分。术后如果患者能够坐着和行走，建议使用胸腰骶支具。
- 术后即刻预防深静脉血栓形成（DVT）。皮下肝素或依诺肝素可以在48小时开始使用（需要平衡DVT和硬膜外血肿的风险）。
- 手术后2周拆线。

并发症

- 失血。
- 内固定失败。
- 假关节形成。
- 术中和术后急性神经功能缺损，如视野缺损、股四头肌无力和尿潴留。
- 神经根损伤或硬膜撕裂。
- 脊髓缺血。
- 术后硬膜外血肿。
- 术后感染。
- 心肺并发症（如心肌梗死、肺栓塞）。
- 髂骨螺钉部位内固定突出。

要点与难点

要点
- 详细的术前计划对手术的成功至关重要。
- 术中影像有助于确认腰椎前凸的恢复是否适当。
- 应在术前备好血液制品。术中可以通过电凝节段血管减少过度出血。双极电凝和止血剂有利于控制硬膜外出血。
- 增加内固定刚度的技术包括多根连接棒、骨与骨的接触和相邻椎间隙的融合。
- 棒材料必须与患者的骨骼健康／密度相匹配（硬棒会增加骨量减少和／或骨质疏松症患者的失败风险）。
- 手术前对骨量减少或骨质疏松症者进行合理治疗至关重要。
- PSO 为需要至少 30° 矫正的畸形提供了强大的矫正功能。Smith-Petersen 截骨术（SPO）可用于矫正活动椎间盘间隙合并较小的畸形（每节段 10° 或以下）。

难点
- 在最终内固定植入前，可能无法确保腰椎前凸的矫正成功。
- 可能不是所有的神经功能损伤都能通过神经监测发现。

病例介绍

- 一名67岁男性，接受了L4～S1减压和后路脊柱融合术（图17.1），随后行L3～S1延长融合术（图17.2）。

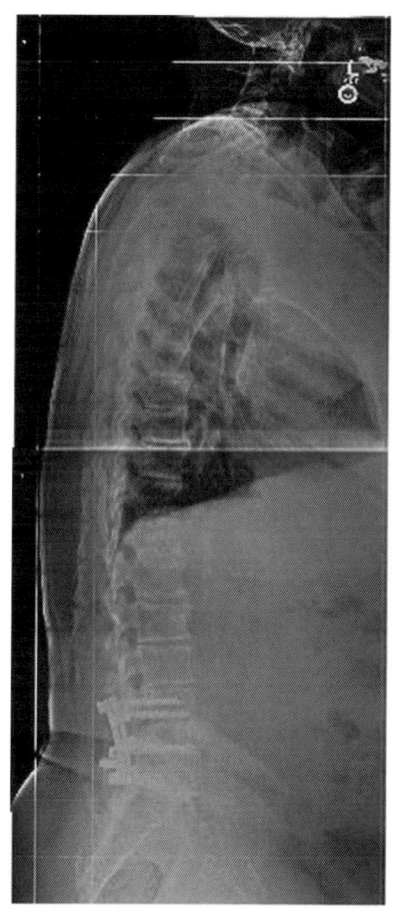

图17.1 侧立脊柱侧凸X线片显示平背畸形。

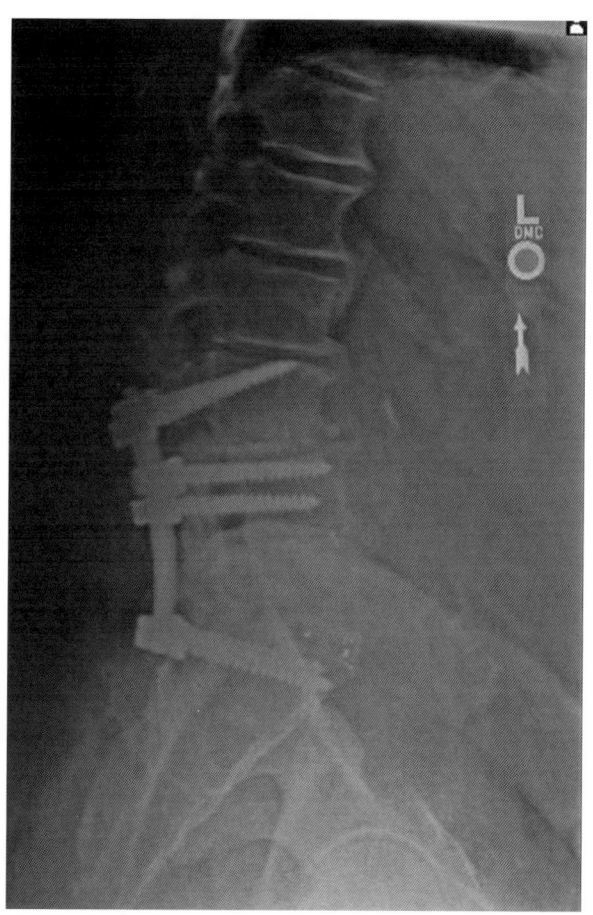

图17.2 侧位腰椎X线片显示平背畸形，L3螺钉进入上终板。

- 然后他因背痛逐渐加剧，无法直立就诊。
- 然后，他接受T10～S1椎体后路融合和L2 PSO进行了翻修，以治疗严重的矢状面不平衡和LL-PI失配（图17.3）。
- 患者术后最初表现良好，临床症状改善，整体力线改善，但术后18个月出现疼痛和姿势障碍。
- CT扫描显示L3～L4处骨不连，内固定/棒断裂（图17.4）。
- 由于症状性骨不连，他接受了L3～L4侧腰椎椎体间融合和后路内固定翻修手术（图17.5至图17.7）。

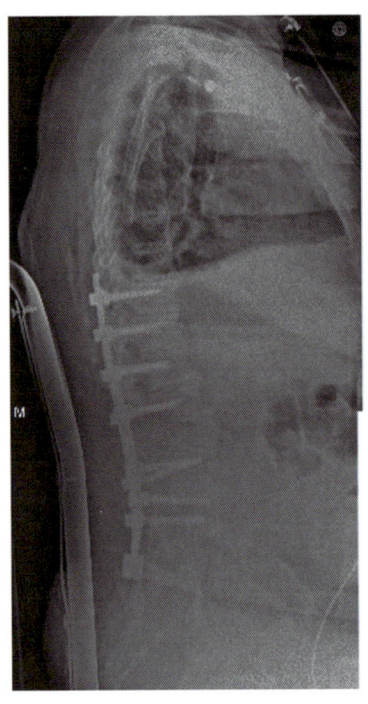

图 17.3　患者行 L2 PSO 的 T10～S1 脊柱后路翻修融合术后的侧位片。

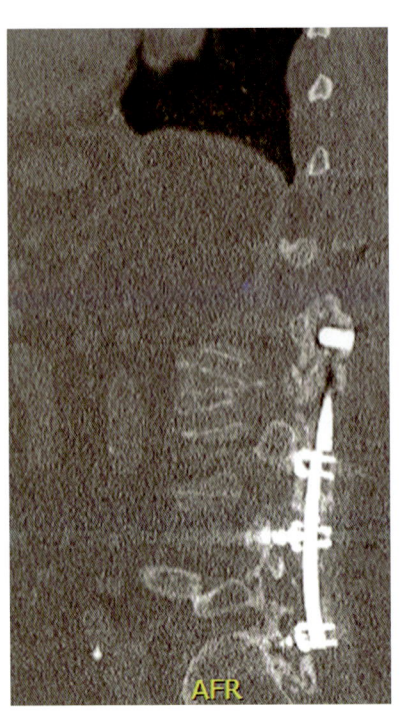

图 17.4　矢状位 CT 扫描显示 PSO 骨不连。

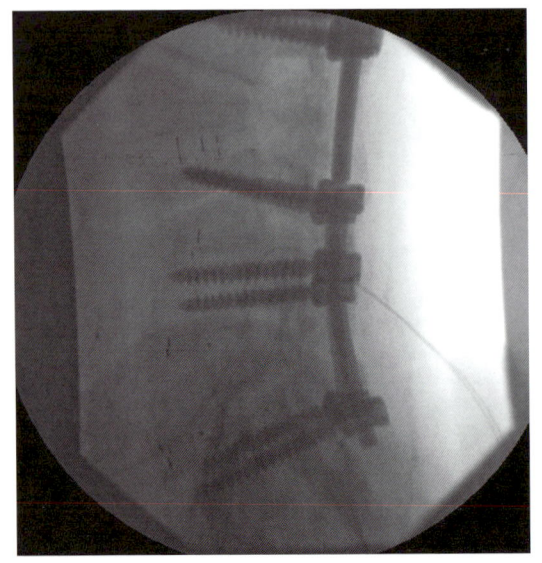

图 17.5　L3～L4 侧腰椎间融合术中图像。

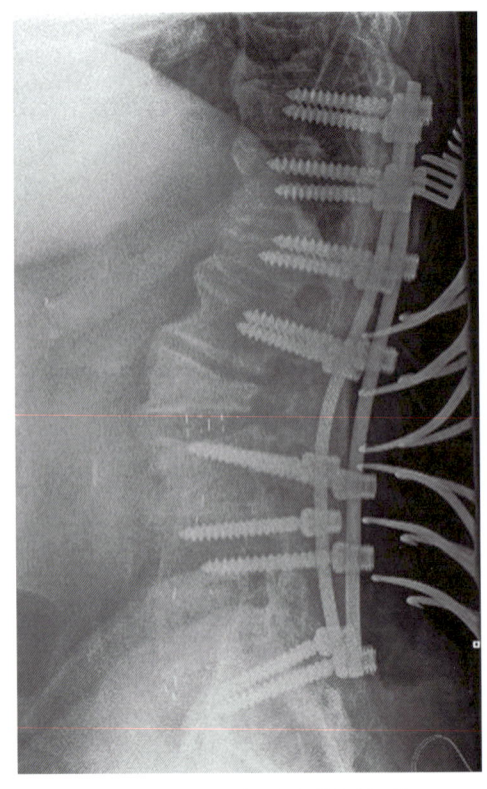

图 17.6　显示翻修结束的侧位片。

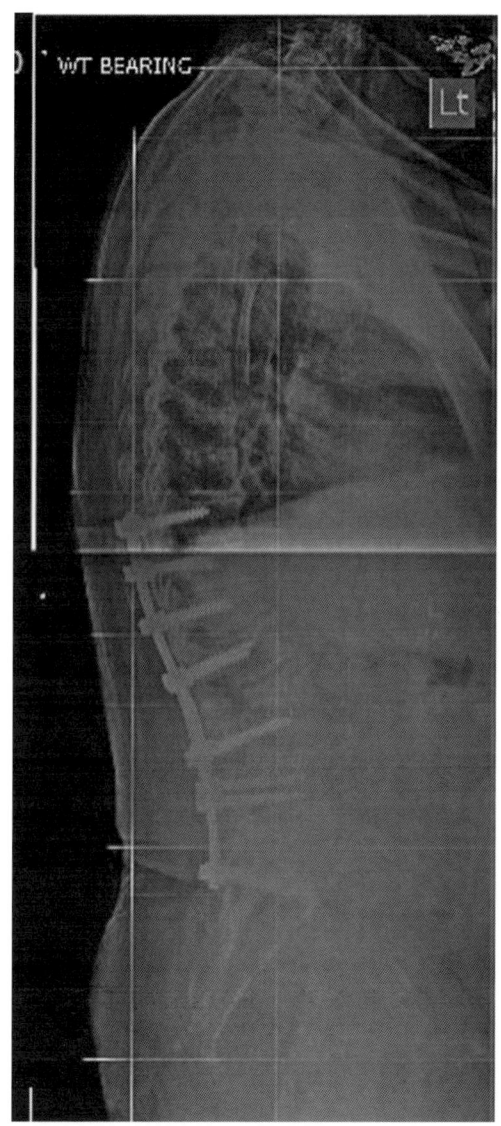

图 17.7 显示翻修结束的侧位 X 线片。

于T值<-2.5的患者，在脊柱大翻修手术前，强烈推荐使用重组甲状旁腺激素或地诺单抗（破骨细胞单克隆抗体）治疗。

预期

在胸腰段假关节翻修手术前，患者和外科医生都应设定合理的预期。在这种情况下，手术的现实目标应该包括减轻疼痛的程度，逆转或改善神经症状，以及纠正骨不连引起的局部畸形。必须强调的是，在骨不连之前就存在的所有慢性疼痛或长期神经功能缺损都可能在术后继续存在。

患者还应了解，与之前的手术相比，脊柱大翻修手术可能会带来更高的内科和感染并发症。此外，因为这些患者中的许多人都有假关节的危险因素（例如，肥胖、吸烟和骨骼质量差），即使在翻修手术后，这些也是进一步导致骨不连的风险。

翻修手术原则

假关节修复的目标有两个：（1）在骨不连处对内固定物进行翻修、重建和加固；（2）在骨不连处进行充分的融合和骨移植，从而优化骨结构，降低进一步骨折的风险。

对现有结构的翻修往往需要周密的计划。应仔细检查患者的X线片和高质量成像图，以寻找内固定失败的证据，如棒断裂、植入物断开、螺钉周围出现表明螺钉松动的光晕现象。这些发现有助于确定哪些植入物需要移除和/或更换，并有助于外科医生制定合理的内固定策略。仔细检查患者的CT扫描可以发现融合块中的骨折或不连续（图18.2和18.3）。在一些长节段固定的病例中（例如，近胸椎到骶骨/骨盆），可能不需要暴露和翻修整个结构（图18.1）。仔细的射线检查和计划可以帮助确定这一点。内固定的加强通常是通过前柱支撑来实现的，具体方法是使用椎间植骨和增加连接棒，这些棒必须始终跨越假关节的位置。

充分的融合术和骨移植对这些手术是绝对必要的。应进行彻底的软组织和瘢痕松解，以暴露现有的融合块和骨解剖结构，以便进行融合术。这样做可以确定融合块中不愈合的实际位置，以便在其上放置植骨材料和增加额外的连接棒。

术前计划和手术室准备

如前所述，对特定的危险因素，特别是对吸烟史和全身骨骼健康情况进行彻底的医学评估和分析，是术前计划的绝对必要部分。影像学的评估同样重要。在所有胸腰椎翻修术的术前评估中，应将全长片（14″×36″）、站立位X线片视为标准。假关节可导致矢状面和冠状面平衡的丢失和/或改变，使用站立位全长片通常可以清晰显示。

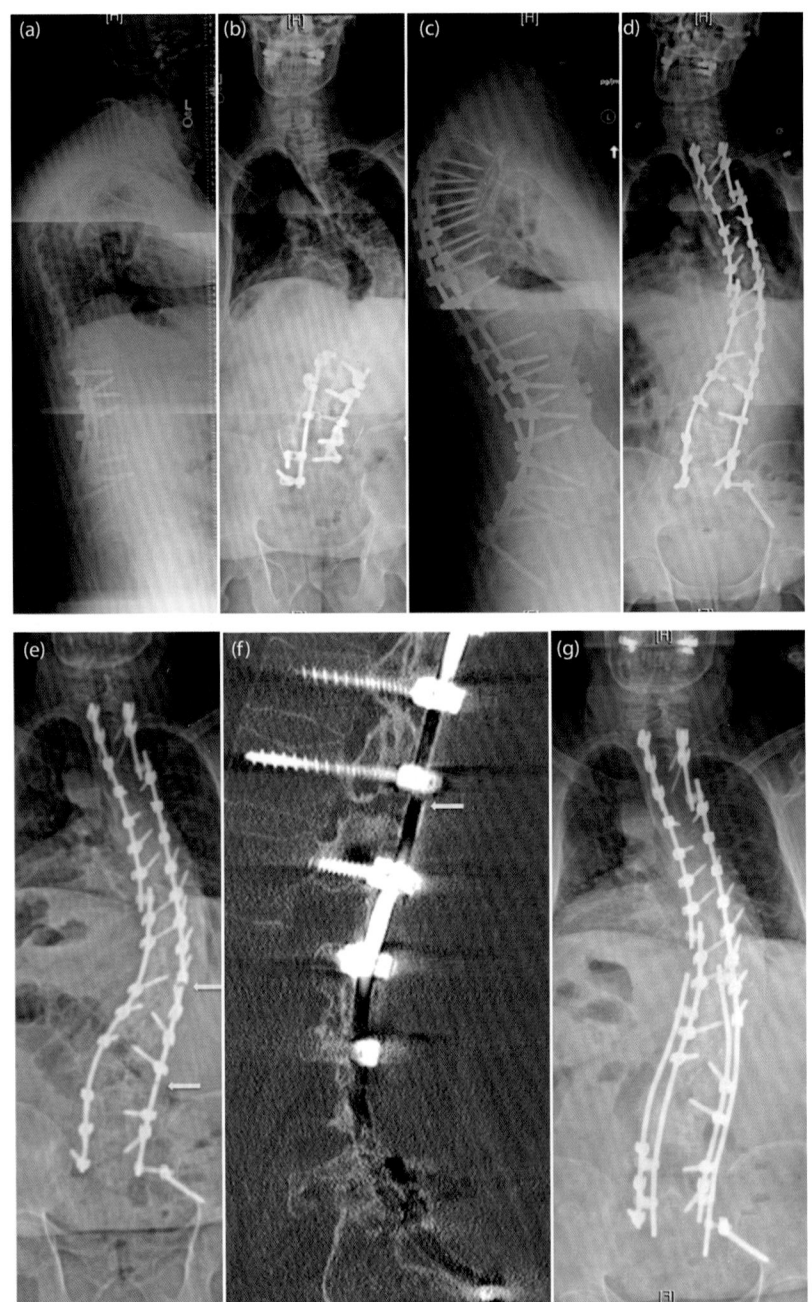

图 18.3　一位 68 岁男性，先前接受 L2～S2 椎间融合治疗腰椎侧凸，在此结构（a, b）基础上发展为严重的脊柱侧后凸，因此在 T2 至骶骨 / 髂骨之间进行了复杂的三期内固定融合，并进行了畸形矫正（c, d）。随后，他出现复发性疼痛，伴有轻度矫正缺失，并发现多发棒断裂，融合块有细微间隙（e, f）；黄色箭头表示棒断裂和 / 或假关节 / 骨不连区域。因此，他进行了从 T4 到髂骨的翻修，没有暴露远端两个节段，同时进行了假关节和钉棒翻修（g）。注意在棒断裂处上方桥接的重叠的连接棒。

通过患者现有的内固定和融合进行高质量的CT扫描对评估内固定的断裂和失败也很重要。仔细检查可以发现螺钉周围与不均匀部位相邻的光晕现象。有时扫描还可以显示融合块中的细微断裂或不连续。由于这些患者现有植入物的伪影，磁共振成像（MRI）通常没有那么有用。如果外科医生试图评估神经症状，CT脊髓造影可能更有用。

手术规划还应关注术区需要暴露和翻修的程度。在某些情况下，可以避免整个内固定区域的暴露，特别是如果假关节局限，并可以进行重建（图18.3和18.4）。仔细分析X线片和CT扫描可以发现棒原位切割的位置，并且可以连接带有附加棒的连接器，以便在非骨愈合部位提供必要的支撑。如果CT扫描显示螺钉周围的光晕现象高于骨不连和/或担心整个结构缺乏骨融合，则必须考虑完全暴露和翻修（图18.1）。远端或近端内固定失效可能代表潜在的整体脊柱序列问题，因此，翻修策略也必须考虑到这一点。

手术室的准备与其他复杂的胸腰椎重建病例相同。在大多数情况下，Jackson手术床应该用来尽可能接近模拟生理腰椎前凸。对于计划只进行内固定棒重建的病例，通常不使用术中神经生理监测。然而，如果要移除和更换多个椎弓根螺钉，或者如果患者由于骨不连而出现神经症状或压迫，则推荐考虑使用神经监测。

手术技巧

如前所述，摆放体位通常在开放式床架上，如Jackson床架（Mizuho OSI，Union City，California）。在大多数情况下，可以使用轮廓状的护面垫，如Prone View（瑞穗OSI），但如果内固定需要延伸到颈椎或患者有单独的颈椎融合，术者应认真考虑使用针固定头部，以及可能的颈椎牵引。

暴露前，必须注意尽量使用患者现有的切口，以避免皮肤边缘坏死。然后通过中线进行解剖，直到暴露两边的植入物。必须非常小心，避免剥离到先前减压的区域，造成硬脊膜破裂的风险。在这些部位留下瘢痕组织是最容易做到的。然而，要把握其中的度，因为在操作完成时解剖出足够的软组织来覆盖新的植入物也是有必要的。在内固定周围彻底解剖软组织，然后继续以这样的方式暴露融合块的整个背侧部分，直至骨面。这是至关重要的，因为现有的融合块必须作为主要的融合面。骨不连部位也应充分探查。通常情况下，可以发现杆支撑的断裂，影像学检查应该能发现。此外，融合块可能有骨折或骨间隙。不能融合的移植材料应该被拆除，这样可以重新进行融合术。

一旦暴露充分，就是移除和/或翻修现有内固定物的时候了。在某些情况下，整个棒的移除和翻修是不必要的，因此暴露通常是从结构的远端到假关节以上四到五个平面。在这种情况下，移除螺帽，移除杆的远端（即断开）。在许多情况下，内固定周围会出现明显的骨质过度增生。如果移除植入物需要切除该骨组织，建议使用截骨刀和咬骨钳，以便保存该骨并用作自体骨移植。选择断端近端约四或五个节段，理想情况下相邻椎弓根螺钉之间要有足够的间隙，并使用金属磨钻原位切割支撑杆，注意留下足够的近端杆，以安装端到端和/或多个侧到侧杆连接件。如果使用金属切割钻，必须彻底冲洗伤口，以防止对周围组织造成热损伤，并清除由此产生的金属粉末和碎片。取出杆后可以发现有很多软组织覆盖在椎弓根螺钉之间的融合块上，应小心分离软组织以暴露现有融合的骨表面，特别是假关节部位。

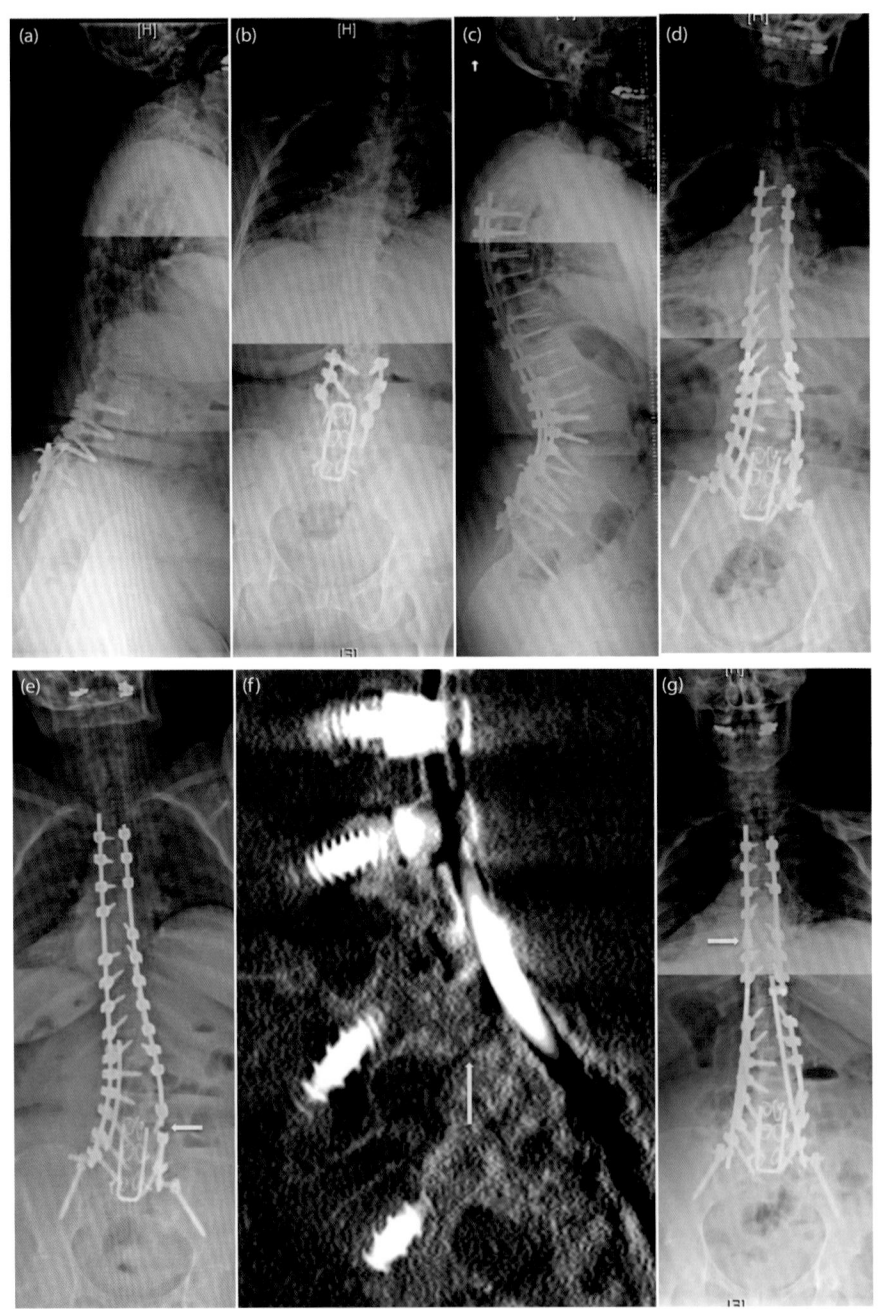

图18.4　一位77岁女患者，在腰椎融合前经历过多次融合，出现进行性疼痛和残疾，矢状面严重失衡（a，b）。她接受了T4～S1/髂骨器械融合术，畸形矫正，症状缓解良好（c，d）。2年后，她出现了严重的腰痛，发现单侧棒断裂合并融合块骨折（e，f）。因此，她接受了从T9到髂骨翻修，双侧棒植入和跨骨不连部位的多个连接件（g）。注意胸椎中部的端到端和端到侧连接，在那里用金属切割磨钻切割原始杆。黄色箭头（e、f、g）表示杆断裂和/或假关节/不连续的区域。

然后移除并替换松动或影像学上带光晕的椎弓根螺钉（如果安全的话，通常会增大其直径），然后将注意力转向棒重建。一般来说，假关节的存在需要在骨不连部位增加棒，这可以通过使用一个端到端的连接头来完成，在之前棒被切断的地方使用另一个棒，使用侧到侧的多米诺连接头来补充，注意确保附加棒同时跨越骨不连和原先棒断裂的位置。

故障更复杂的长节段内固定（即需要暴露和翻修整个结构）和延伸至颈椎的内固定需要更复杂的干预，通常需要具有各种连接器类型的重叠和交错多杆结构。使用所谓的过渡棒可以有助于翻修延伸到颈椎的内固定。

关节融合术和植骨术前，用含抗生素的溶液充分冲洗伤口和植入物。许多外科医生更喜欢使用脉冲冲洗器，一些医生提倡使用稀释的碘或过氧化氢溶液。如前所述，深部手术部位感染可能是复杂胸腰椎翻修术的毁灭性并发症，因此应经常进行大量冲洗，并在植骨融合之前进行，以避免冲走移植物材料和促骨生长因子。

植骨融合是关键，应该彻底和积极地进行，尤其是在假关节部位。在许多情况下，植骨融合应在放置附加棒之前进行，以确保它们彻底完成，并避免磨钻损坏新的植入物。一个好的融合术包括精心地将所有暴露在外的骨表面去皮质剥离到出血点。除非在暴露期间要拆除大量异位融合骨和原始植入物，否则这些病例通常不会需要进行大量自体骨移植。除了从其他部位（如髂嵴或肋骨）取出额外的自体骨外，现在几乎都使用合成的促骨材料，如重组人骨形态发生蛋白（rhBMP）和异体骨作为移植材料的主体。尽管许多外科医生已经减少了rhBMP在背侧入路病例中的应用，但复杂假关节的翻修/修复应被视为一种挽救性手术，在这种手术中，应采用积极的方法来促进骨融合。

移植材料的实际放置应具有策略性和目的性。在这些病例中，实际的假关节部位是最重要的移植部位，因此应该使用最有效的移植材料，如rhBMP或髂骨块。移植物材料应以特定的顺序层叠在关节融合术表面上，最好的材料直接放置在去皮质骨面上，其次是较小的材料层叠在上面。

为了检查新的结构和患者的力线，手术中应该在操作结束时拍摄射线照片。透视检查可充分满足这一目的，但在术中获得全长X线片更为理想，特别是对于因骨不连而导致矢状面或冠状面改变的患者。

伤口闭合应按照解剖层次进行。因为以前多次手术中出现了致密的瘢痕组织，这使得自然组织层难以辨别和估算，在这种病例中可能存在困难。在这种情况下，通常在整形外科医生的帮助下，可以更容易地将这些层分开，然后再闭合。伤口闭合的首要任务是在新的脊柱植入物和新的融合区上获得足够的软组织覆盖，可通过血液供应促进伤口愈合和骨性融合。引流管几乎总是应该放置在融合床上，以防止深部液体聚集，因为深层液体聚集可能是感染的病灶，妨碍深部椎旁组织的愈合。

术后处理

这些患者的术后管理重点是预防和避免内科和感染并发症。考虑到所有手术都涉及内固定的复杂翻修，感染的风险可能很大。术后感染和与伤口有关的问题，可以通过在术后护理中仔细注意细节来避免。在这些病例中，围手术期静脉使用（IV）抗生素是必要的。对于涉及内固定的病例，使用万古霉素对耐甲氧西林金黄色葡萄球菌（MRSA）进行24小时预防，外加使用头孢唑啉（或类似药物）对皮肤菌群进行标准覆盖，同时进行深部伤口引流，是典型的治疗方案。在有引流管的情况下持续使用预防性抗生素是有争议的，在一些机构中开始不受欢迎，如果术后进行细致的引流护理和皮肤清洁，就有可能避免预防性使用抗生素。

早期和频繁活动是避免伤口愈合障碍的关键。应始终避免使用支具、床垫和其他设备对伤口施加直接压力，患者应尽可能早下床活动。如果患者因脑脊液漏或其他原因而需要卧床休息，必须注意保持侧卧，以防止直接压迫伤口。

充足的营养对伤口愈合和骨性融合都是必不可少的。术后患者应尽快过渡到正常饮食。大的开放性胸腰段手术有很大的伤口，所以与其他患者相比，愈合所需的热量需求可能会增加。营养补充高蛋白奶昔和维生素会有帮助。一些人主张尽早让营养学家参与，在围手术期仔细监测热量摄入。

其他术后注意事项包括通过早期活动、序贯加压装置和药物预防血栓栓塞。通过激励性肺活量测定、早期尿管拔除以及早期下床活动，可将肺炎和尿路感染（UTI）等全身感染降至最低。

在住院治疗结束时，应拍摄一个全长、站立位片，以评估新内固定和患者的站立位力线。患者出院后，定期在门诊部就诊，并在整个骨融合期内进行至少2年的重复站立放射照相。

并发症

如前所述，复杂胸腰椎翻修术治疗假关节的许多并发症与感染有关。感染可以在手术后早期或延迟发生。早期感染最常见的原因是手术过程中的一些隐性污染事件或通过未愈合的切口受到微生物污染导致的伤口愈合不良。对任何原因的感染，治疗都应该是早期和积极的。应进行CT和/或MRI影像学评估，以明确感染的深度。应立即采集可识别的体液样本进行培养，随后开始静脉输注抗生素。浅表感染往往可以通过迅速清创进行可控管理，而更深的感染则需要广泛的探查，可能需要移除内固定装置。迟发性感染通常是由不同部位的原发性感染引起的脊柱植入物细菌种植所致，这些感染通常很深而且相当严重，而且多为更具侵袭性的革兰阴性菌感染。迟发性感染同样应立即使用静脉输注抗生素和外科清创，去除所有骨移植材料（并可能移除和替换内固定材料）。此外，应迅速查明和治疗这种感染的来源。

由于这些患者中的许多人一开始容易出现骨愈合不良，因此在试图翻修和修复假关节后，可能还会发生进一步的骨不连，这就是为什么全面的术前评估和去除所有这些危险因素，如骨质减少、使用皮质类固醇和吸烟是至关重要的。尽管如此，如果在背部重建和关节融合术后仍出现假性关节病和/或内固定失败，可以考虑前入路或侧入路放置椎体间移植物。这么做有两个目的：一是在骨不连处提供前柱支持，二是通过终板融合术增加融合面。

系统性内科并发症，如心肺事件、血栓栓塞、谵妄、全身感染和肠梗阻，在这些术后并发症发生率与其他复杂的胸腰椎重建相似。如前所述，预防和管理有赖于彻底的术前风险分层和细致的术后护理，这两项工作通常都需要在合格的内科医生的帮助下进行。

要点与难点

- 胸腰段假关节重建手术后，经过周密的计划和有效的操作，可获得良好的效果。首先要仔细检查患者术前的影像，以便在手术前制定一个全面的重建计划。重要的是要注意在之前的手术中使用了哪家制造商的植入物，以便在手术时可以随时获得合适的取出器械。应在切口之前做出仅暴露和翻修部分结构的决定，以便以有效且集中的方式进行暴露和融合探索。
- 简单地更换断裂的棒（即使棒直径增加）可能会导致另一处骨不连。长胸腰椎内固定中假关节的发生意味着持续的运动阻止了骨愈合。最好的解决方案是，不仅要替换原棒，还要用补充棒加强原棒，并在可能的情况下，进行前柱支撑和椎间融合。用多个连接件形成这样一个结构可能比较繁琐，但由此产生的额外强度和刚度会使骨融合且效果良好，所有的时间和努力都是值得的。
- 细致的骨暴露、积极的融合术和移植的重要性再怎么强调也不为过。软组织残留可能会抑制骨融合，导致进一步的假关节形成。
- 一般应避免使用 rhBMP 等高成本促骨生物制剂；然而，这些病例应被视为挽救性手术，一旦决定手术，就不应为了成功融合而节省费用。

第19章

如何安全取出靠近主动脉的螺钉

KEVIN SAVAGE, PAUL W. MILLHOUSE, HAMADI MURPHY, GREGORY D. SCHROEDER, AND ALEXANDER R. VACCARO

适应证	167	手术技巧	169
禁忌证	168	术后处理	170
预期	168	并发症	171
翻修手术原则	168	参考文献	171
术前准备	159		

适应证

我们倾向于将所有靠近主动脉的位置不良的椎弓根螺钉移除。由于正常的搏动性血流，靠近主动脉或与主动脉接触的螺钉可能会导致侵蚀外膜之类的晚期损伤，最终导致主动脉壁穿孔。因此，虽然有学者报道称，螺钉靠近主动脉的患者可密切随访观察，但我们通常会建议取出所有离主动脉5mm范围内的螺钉（图19.1）。

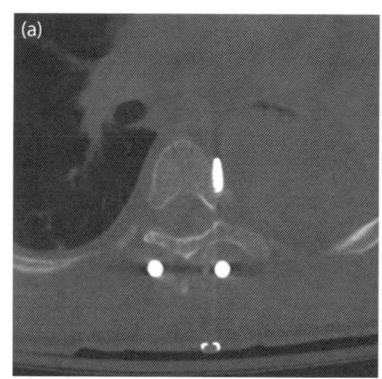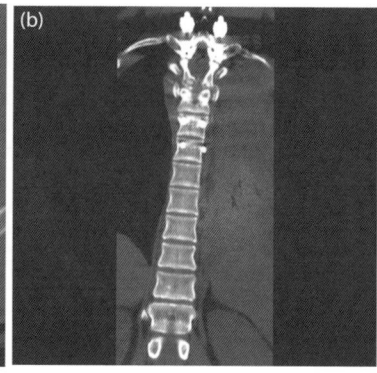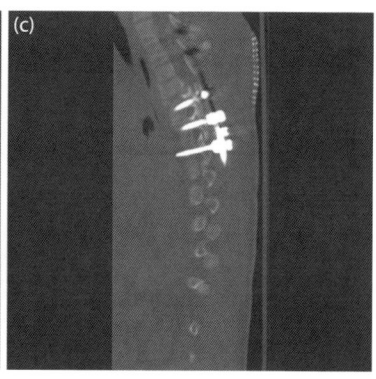

图 19.1 椎弓根螺钉穿过椎体并毗邻主动脉。（a）毗邻主动脉的椎弓根螺钉的轴位 CT。（b）毗邻主动脉的椎弓根螺钉冠状位 CT；（c）毗邻主动脉的椎弓根螺钉的矢状位 CT。

禁忌证

虽然靠近主动脉的椎弓根螺钉可能对患者造成长期风险，但也要考虑修复时的风险。在评估患者是否需要翻修或移除螺钉时，必须权衡这种侵入性手术的相对风险和回报。对于完全无症状的患者，简单地随访观察毗邻主动脉的螺钉可能是一个有效的选择。如果患者已近临终，并且没有一个有希望的预后，也没必要再行翻修手术。此外，如果术后已经很长时间，患者没有任何相关或恶化的症状，最谨慎的方法可能是简单的监测。

需要注意的是，如果在最初的螺钉置入过程中，认为螺钉位置不良，并且与主动脉靠近，则不应立即将其取出。因为当患者处于俯卧位放置椎弓根螺钉时，很难控制主动脉出血。在没有出血的情况下，进行翻修手术之前，应进行影像学检查以确定螺钉相对于主动脉的位置。

预期

大多数接受椎弓根螺钉取出术的患者没有严重的后果；但是，患者必须了解手术的风险以及保留螺钉的风险。

翻修手术原则

手术医生必须明确主动脉受累的类型，螺钉是在骨外且靠近主动脉，还是螺钉与主动脉相邻，还是真的有主动脉壁穿孔？明确这些问题很重要，因为每个问题都需要不同的外科技术处理。患者应该在术前接受主动脉的 CT 血管造影。此外，患者在手术前应由

第五部分

腰椎手术

第 20 章	前路腰椎椎间融合（ALIF）不愈合翻修	175
第 21 章	侧入路翻修侧路腰椎椎间融合术后不愈合	181
第 22 章	复发性腰椎间盘突出症的手术治疗	189
第 23 章	腰椎减压术后翻修	195
第 24 章	微创（MIS）入路进行腰椎减压翻修术	203
第 25 章	经椎间孔椎间融合（TLIF）术后不愈合伴狭窄复发翻修	213
第 26 章	MIS-TLIF 术后骨不连伴狭窄复发的微创翻修	221
第 27 章	后外侧减压融合的翻修	231
第 28 章	后路腰椎融合术后邻近节段狭窄的翻修	237
第 29 章	平背畸形翻修手术	243
第 30 章	严重腰椎滑脱的翻修	251
第 31 章	ALIF, TLIF 或 DLIF 术后椎间融合器腹侧脱位的处理	259

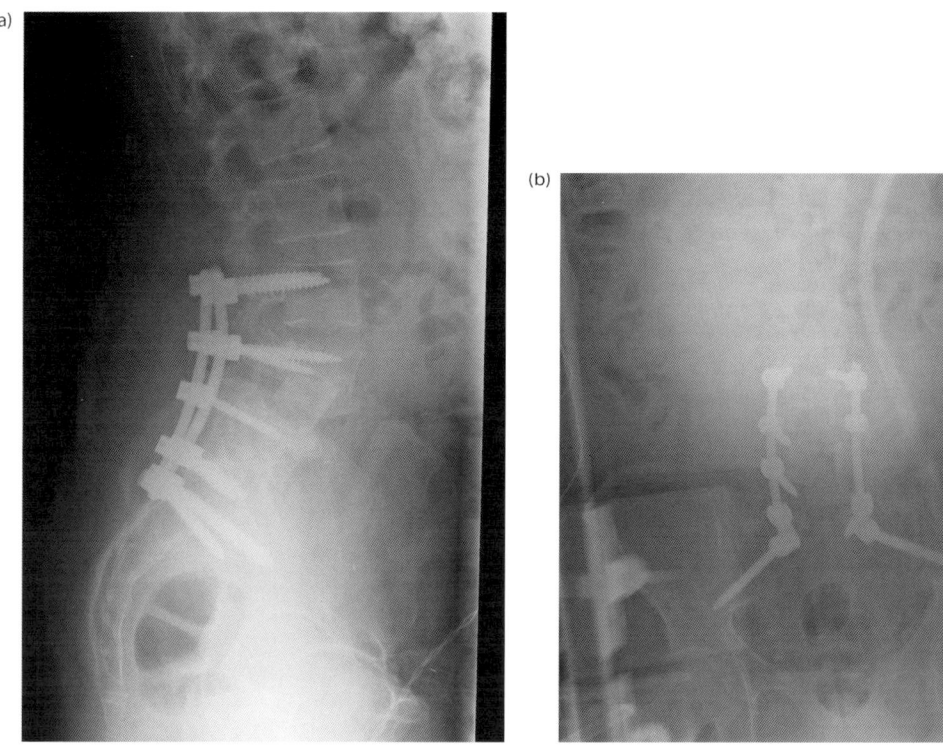

图 20.2 （a，b）翻修术后影像检查，患者行后路减压椎弓根螺钉内固定，然后前路取出融合器翻修，部分椎体切除髂骨植骨，然后改俯卧位，连接钉棒。

术后处理

- 患者开始应使用清淡的流质饮食，并在可耐受的范围内进行调整。
- 应鼓励患者尽早活动，以改善功能恢复情况，降低静脉血栓栓塞并发症的风险。
- 我们倾向于马尾水平的手术在术后第1天开始皮下应用肝素，脊髓圆锥水平的手术术后第2天开始皮下应用肝素。
- 胸腰椎骶骨矫形支具（TLSO）往往只在特定情况下可能有用，主要用于改善患者的舒适度。但是，对于长节段器械固定患者，我们建议使用这种外固定支具，因为长节段固定会产生较大力矩。

并发症

- 术中血管损伤。
- 大血管过度牵拉所致血栓栓塞性疾病。
- 腹下神经丛损伤，导致逆行射精。
- 腹膜穿孔，导致内脏疝。

- 植骨块移位。
- 持续性骨不连。
- 手术部位感染。

要点与难点
- 可以在腰椎或骶骨下使用衬垫，以便更好地显露并进入椎间隙。
- 术前应排除感染，因为活动性感染可能影响移植物选择、术中培养和术后抗生素应用。
- 手术入路建议选择对侧腹膜后间隙，因为它可避免在原始手术室隙分离瘢痕组织。
- 在翻修过程中，彻底切除纤维瘢痕是准备骨床的关键。

第21章

侧入路翻修侧路腰椎椎间融合术后不愈合

HEEREN S. MAKANJI, JACQUELINE KOOMSON, DHRUV K.C. GOYAL, AND GREGORY D. SCHROEDER

简介 …… 181	手术室准备 …… 183
适应证 …… 182	手术技巧 …… 184
相对禁忌证 …… 182	手术操作 …… 185
预期 …… 182	术后处理 …… 186
翻修手术原则 …… 182	并发症 …… 186
术前计划 …… 183	

简介

侧路腰椎椎间融合（LLIF）可以做到椎体终板之间的融合和神经的间接减压，根据病理不同，它通常可以通过微创管状通道完成，或在翻修病例中通过稍大的切口完成。这项技术在腰椎滑脱、退行性脊柱侧凸、椎间孔狭窄和邻近节段疾病的患者治疗中显示出满意的结果。LLIF具有腹膜后入路的优点，它不需要显露腹腔脏器、交感神经丛和大血管。前纵韧带和后纵韧带也得以保留，维持了节段的稳定性。虽然这项技术近年来已经得到了显著的普及，关于手术失败后的翻修的文献却很少。翻修手术就意味着增加了围手术期并发症的风险，延长了术后住院时间，增加了住院费用。在翻修手术中，改变的解剖界面和瘢痕组织都会影响安全有效的暴露，增加完成手术计划的难度。本文旨在为翻修侧路腰椎椎间融合术骨不愈合手术提供基本指导。

适应证

- 假关节。
- 移植物下沉。
- 移植物脱出。
- 移植物移位。
- 持续性神经根受压或其他神经并发症。

相对禁忌证

- 双侧腹膜后瘢痕。
- 肿瘤或感染活动期。
- 大血管和腰丛的解剖位置阻挡。
- 心肺损害。
- 需要直接神经减压术,这种情况下,侧方腰椎椎间融合需要联合后路手术。

预期

- 椎间盘高度恢复。
- 背痛缓解。
- 相关节段融合。
- 神经根间接减压结果取决于解剖因素,完全减压必须联合后路手术。

翻修手术原则

- 广泛的术前评估,包括心脏和体格检查。
- 做好围手术期准备和术后预期结果。
- 充分的神经减压。
- 相关节段稳定。
- 在适用的情况下维持脊柱力线。
- 术后支具固定/康复。

术前计划

- 全面病史和体检，以确定初次手术后症状的时间表（即短时间的改善，然后疼痛/疼痛加重）和相关神经症状。
- 全面的神经检查，重点是神经根支配的肌肉和皮肤感觉区域。
- 垂直力线/姿势的评估。
- 髋关节、骶髂关节以及以前的植骨部位的评估。
- 识别骨不愈合可控的危险因素并酌情处理，如吸烟等。
- 拍摄站立后前位（PA）和过屈过伸侧位脊柱平片，以评估残余不稳定，与术前的平片进行比较，有助于确定是否有新的不稳、下沉等（内固定松动通常是骨不连的第一个征象）。
- 通过计算机断层扫描（CT）确定骨不连，寻找节段之间的桥接骨并评估内固定松动的征象。
- 通过磁共振成像（MRI）评估残余的神经压迫程度，同时也将有助于确定大血管和腰丛的位置，以规划安全的侧方入路。
- 根据翻修过程中瘢痕的程度和手术医生对解剖的顺手和熟悉程度，考虑是否先由普通外科医师进行扩大侧方入路手术。

手术室准备

- 患者侧卧位，手术切口侧向上。
- 在对侧肋骨和髂嵴之间放置一个衬垫，以扩大手术入路（图21.1），折叠手术床也可以提供类似的作用。
- 标准消毒和覆盖敷料。
- 透视定位确定皮肤切口（如果手术入路与之前手术的入路不同）。
- 使用两个C形臂的双平面透视消除C形臂移动的影响和术中充分成像的丢失（图21.2）。
- 每个厂家都会提供术中应用的微创管状牵开器系统；在翻修病例中，请普通外科医生帮忙暴露，通常暴露效果会更好。
- 使用触发肌电图（EMG）进行神经监测腰丛电生理是必要的，这有助于在脊柱侧方安全放置牵开器。

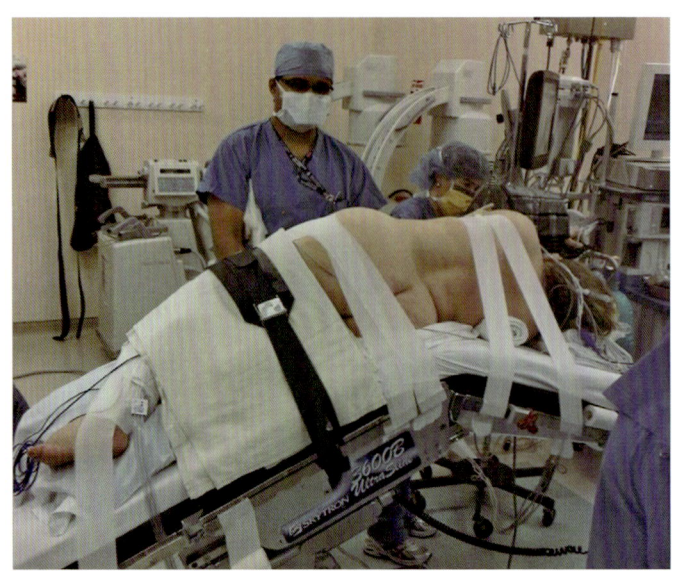

图 21.1　侧方腰椎椎间融合患者体位示例。衬垫位于对侧髂嵴正上方，以最大程度暴露最低肋骨和髂嵴之间的手术窗。（照片来自 SpineUniverse.com）

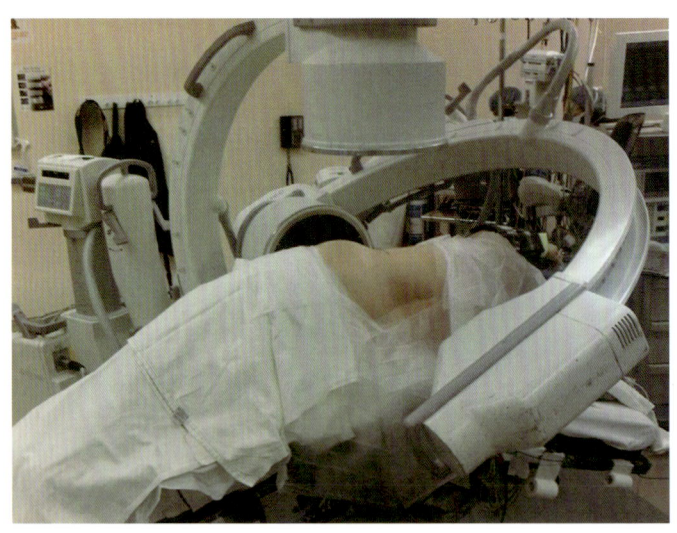

图 21.2　侧位腰椎椎间融合的双平面透视装置。使用两个 C 形臂确保图像保持不变，减少透视机移动

手术技巧

- 虽然侧方腰椎椎间融合术不涉及背部椎旁肌，但必须注意大血管和腰丛的位置。
- 与入路相关的髋关节疼痛和髋关节屈曲无力相当常见。
- 血管或真正的神经损伤很少见，但一旦损伤后果可能是灾难性的。
- 骨不愈合骨床可能与瘢痕组织有关，因此必须先安全地移除前次手术的椎间移植

物，并特别注意附近的血管。
- 新移植骨放置后应附加侧方板/螺钉固定或后路经皮螺钉固定，我们不建议仅使用LLIF进行翻修。
- 如果需要直接减压神经根，则应重新摆患者体位并使用标准后路手术。
- 术中透视有助于正确的移植骨定位。

手术操作

第一步：暴露

1. 使用先前的切口通常足以进行翻修融合术；应使用侧位透视来确认先前的切口与手术的椎间隙是否对应。根据手术医生的偏好和舒适度，可采用单切口或双切口技术。
2. 首先以标准的术式切开皮肤，然后仔细解剖腹部斜肌群及其下面的腹横筋膜。
3. 一旦进入腹膜后，用手指钝性分离显露来创造一个可供放置扩张器的界面。
4. 将第一个扩张器放入切口，利用侧位透视，将扩张器对准椎间盘前中1/3的交界处。同时，采用动态神经监测，确保安全其通过腰大肌。
5. 一旦扩张器固定在椎间隙，并且神经监测读数是正常的，将一根带螺纹的克氏针放入椎间隙作为标记，有助于后续扩张器放置。
6. 使用逐级扩张器来扩大手术视野。每次更换扩张器时应使用神经监测确保置入安全。
7. 一旦放置了最大号扩张器，就要确定置入的牵开器叶片的深度。将牵开器牢固地固定在底座上。连接固定前检查最终肌电图，确保神经安全。通常认为触发的肌电电位大于10mA是安全的。
8. 在取出骨移植物之前，检查牵开器并行前后位（AP）及侧位透视。
9. 确定椎体的前部并在这里放置一个牵开器。大多数病例都是利用AP位片确定的。结合AP位片和椎体前方的牵开器的位置有助于手术医生确定内/外侧和前/后侧参考点。

第二步：移植物的移除

1. 由于瘢痕组织覆盖，确定先前的植入物可能很难。短间隔先后使用透视有助于确认定位。
2. 使用角形或直形长柄刮匙将移植物从周围的瘢痕组织终板中游离。
3. 椎板钳和髓核钳可用于进一步清除多余组织和游离骨移植物。
4. 与植入物粘连紧密的瘢痕组织可使用手术刀切开。
5. 一旦骨移植物充分游离，用髓核钳取出。

第3步：终板/植骨床准备和植骨

1. 用手术刀切开剩余的纤维环和瘢痕组织，扩大窗口。

2. 使用椎间铰刀、牵引器和刮匙去除剩余的所有椎间盘、软骨、残余骨移植物和瘢痕组织。使用有角度的刮匙清理直至骨面出血作为植骨备用。注意不要损伤终板，如果是伴有骨质疏松更应予以注意。

3. 使用厂家提供的测量工具确定合适的椎间植入物大小和长度。

4. 用植骨材料嵌入椎间融合器。自体骨、同种异体骨植和人工合成都是合适的，具体可取决于手术医生的偏好。髂嵴骨移植（ICBG）可考虑用于复发性骨不连的高危患者。骨形态发生蛋白（BMP-2）在这种情况下的使用是超说明书的，但它通常用于LLIF。

5. 使用图像引导小心放置椎间融合器。一旦置入椎间隙，拍AP位片来确定椎间融合器植入深度适合，并且没有移位到对侧。

6. 在翻修融合手术中，我们建议不要仅应用LLIF。我们倾向于使用经皮椎弓根螺钉来辅助固定。

术后处理

- 侧腰椎椎间融合术减少了失血和组织破坏，故而可以快速恢复。
- 对于翻修病例，术后活动和住院时间的预期，将根据手术创伤程度有所变化。
- 当联合后入路进行更直接的神经根减压或经皮螺钉固定时，失血量可能更高，恢复时间可能延长。
- 患者的合并症和疼痛管理（特别是在翻修手术前使用阿片类药物情况）可能会影响患者的术后康复。
- 通常不需要外固定支具，但如果为了提供舒适感，或者手术医生建议的情况下也可以应用。

并发症

- 复发性骨不连。
- 骨移植物下沉/脱出。
- 暴露过程中、移除先前移植物或置入新骨移植物期过程中导致的大血管损伤。
- 腰丛/股神经损伤。
- 与入路相关的髋关节疼痛和髋关节屈曲无力。

- 感染。
- 持续性神经功能障碍。

要点难点

- 大多数腰椎退行性变的患者可以不用手术治疗。由于翻修手术发生并发症的可能性增加，在手术前都应进行风险 / 效益分析。必须仔细评估患者的病史、体格检查和影像学信息，以决定是否应进行翻修手术。
- 确定骨不连风险因素，并改善其中可改善的部分，以最大限度地提高翻修手术后的成功几率。
- 需要仔细查阅 CT 和 MRI 片对于腰椎的安全入路计划是必要的，特别是在翻修手术中；在许多情况下建议请普通外科医生协助参与入路手术。
- 瘢痕组织和解剖结构的改变增加了充分暴露和间接减压的难度。
- 取出之前的移植物可能很困难，通过小心使用刮匙和髓核钳可以安全取出。
- 去除所有瘢痕组织，精心准备终板，以增加术后融合的几率。
- 在翻修手术中不建议仅应用椎间融合，应使用侧方板 / 螺钉固定或后路螺钉辅助固定。
- 影像学融合可能并不代表一定会有良好的临床结果；因此，关键是进行患者教育和术后期望的管理。

第22章

复发性腰椎间盘突出症的手术治疗

TAYLOR PAZIUK, MATTHEW S. GALETTA, AND JEFFREY A. RIHN

简介	189	翻修手术原则	190
适应证	189	术前计划	190
禁忌证	190	并发症	193
预期	190		

简介

复发性腰椎间盘突出症（HNP）常伴有严重的致残症状。腰椎间盘突出症的发病率在1%~3%之间，复发的风险在6%~24%之间，复发性腰椎间盘突出症是一个严重的临床问题。有症状的复发性腰椎间盘突出症是指在术后一段无疼痛时间后出现临床症状，通过影像学检查，通常使用平扫或强化磁共振成像（MRI）可以证实，可见髓核通过手术部位的纤维环再突出。患者某些相关的因素和椎间盘的特征可能会影响复发突出的风险。复发性腰椎间盘突出症的防治是一个重大的临床挑战。

适应证

复发性腰椎间盘突出症的发生是一个多因素的过程。因此，评估这些风险因素需要一个系统的方法，不仅要考虑患者相关因素，如肥胖、年龄、椎间盘特征和病理学因素，还要考虑手术相关因素，如手术医生经验和纤维环切除的范围。

与有症状的原发性腰椎间盘突出症的治疗相似，保守治疗方案，包括非甾体类抗炎药（NSAIDs）、口服类固醇、物理治疗和硬膜外注射等均可用于复发性腰椎间盘突出症的初始治疗。手术治疗复发性腰椎间盘突出症的情况包括：神经根症状持续超过6周，保守治疗无效；进行性肌力减弱；马尾综合征；疼痛规范管理和药物治疗无效的顽固性疼痛。

禁忌证

腰椎间盘切除术的禁忌证比较少。没有神经根症状的背痛患者不适合做手术。禁忌证包括椎管狭窄、腰椎滑脱和复发椎间盘突出引起的椎管狭窄。

预期

有几种手术方法可以治疗复发性腰椎间盘突出症。一般来说，如果采用相同的手术方法，与初次手术相比，翻修手术的主要差别在于手术时间更长，硬膜撕裂和神经损伤的风险增加，对手术结果的满意度可能相对降低等。尽管如此，复发性腰椎间盘突出症手术治疗后，在疼痛和功能方面可达到原发性腰椎间盘突出症术后相似的改善率。

翻修手术原则

治疗复发性腰椎间盘突出症的入路和手术选择，很大程度上取决于是否为初始处的再突出、初始手术的入路以及手术医生的偏好。手术治疗要根据以下情况做到个体化，症状（如背痛与腿痛）、影像学表现（如不稳定、严重椎间盘碎裂、Modic改变）和患者的期望值（如患者是否可以接受显微椎间盘翻修切除术后的复发风险；或者虽然融合手术增加了风险和恢复时间，但更倾向于融合术）。

术前计划

对于有症状的复发性椎间盘突出症患者，应考虑潜在的感染/脓肿、硬膜外纤维化、瘢痕组织、第二次原发性突出，并可能出现进行再突出的风险。患者的全血计数（CBC）以及血沉（ESR）和C-反应蛋白可用作排除感染的评估指标，尽管不是特异性指标，但也是非常敏感的指标。

影像学特别是钆造影强化和普通扫描磁共振成像（MRI）是鉴别纤维化、硬膜外脓肿和潜在瘢痕组织与再突出的首选方法。普通扫描MRI对再突出的诊断准确率约为

90%，但钆对比剂常可用来鉴别术后髓核突出还是术后纤维化。此外，通过成像显示纤维化的程度往往因为手术方式和组织损伤的时间而变化（图22.1a、b和图22.2a、b）。尽管如此，通常使用普通和强化MRI的诊断准确率也超过90%。对于有明确MRI禁忌证的患者，CT（有或无脊髓造影）可作为首选的影像学检查方法。

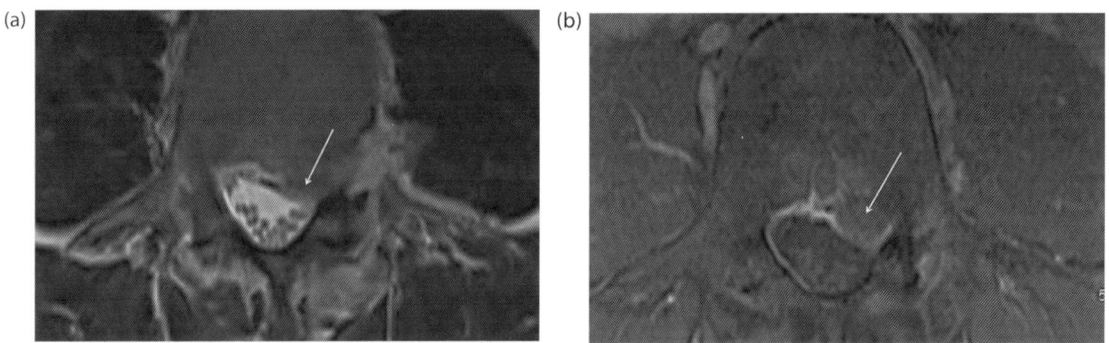

图 22.1 （a）L4 ~ L5 水平的 T2 轴位 MRI 平扫图像和（b）L4 ~ L5 水平 T1 轴位 MRI 强化图像，显示复发性椎间盘突出。突出的椎间盘碎片（白色箭头）周围的增强。通过对比常规 MRI，很难区分硬膜外纤维化和椎间盘突出物（白色箭头，a）。

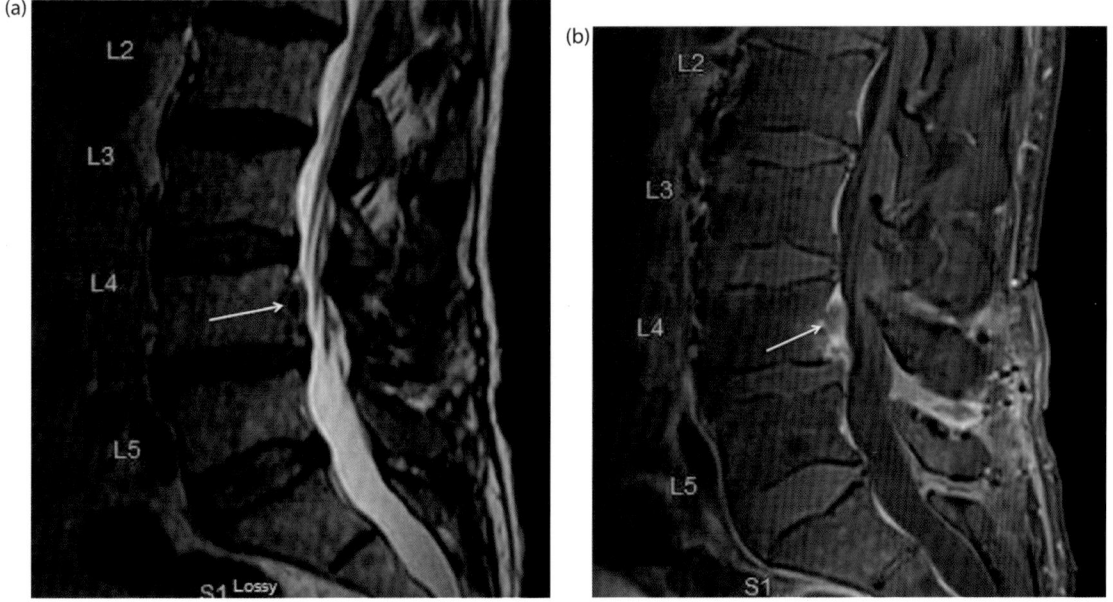

图 22.2 （a）普通扫描的腰椎矢状面 T2 MRI 图像和（b）经强化对比的矢状面 T1 MRI 图像，显示L4 ~ L5 水平的复发性椎间盘突出。突出的椎间盘碎片（白色箭头，b）周围的增强。通过对比常规 MRI 很难区分硬膜外纤维化和椎间盘突出物（白色箭头，a）。

手术技巧

对于传统的翻修显微椎间盘切除术，患者被安置在Jackson手术台或Andrews手术架上，取俯卧位，使腹部悬空，髋关节屈曲，以张开腰椎间隙。在大多数情况下可以使用原切口。切口应该取位于所涉及的间隙垂直中线切口，电刀切开皮下组织和深筋膜，术中在棘突上放置金属夹，透视或用传统的X线检查来确定手术节段正确。然后用电刀沿骨膜下剥离相应椎板。

由于存在瘢痕组织和椎板切除，应特别注意电切不要穿过间隙，这可能导致硬膜撕裂和脊髓液渗漏。为了防止这种情况发生，应特别注意确保软组织从椎板骨上剥离。Cobb剥离器可以用来刮掉剩余椎板上的瘢痕组织，以更好地识别骨和前次手术部位。Cobb剥离器也可以用来剥离涉及间隙水平的关节突关节上的瘢痕组织，注意不要损坏关节突关节囊。剥离后，可以放置软组织牵开器。我们更喜欢使用Taylor牵开器放置在关节突关节上。

放置好牵开器后，可使用Kerlex型敷料夹在Taylor牵开器周围固定牵开器。然后，外科医生的脚可以踩Kerlex式敷料的环上并把它放在地板上。牵开器安放好后，用一个弯曲的小刮匙从先前椎板切开处的边缘剥离瘢痕组织。可以用高速磨钻来进行椎板切除，沿椎板的上下边界磨薄椎板。接着用一个3mm的Kerrison咬骨钳来完成椎板切除的翻修，并进行内侧部分关节突关节切除，这样可以显露出口根和行走根。神经根周围经常有大量的瘢痕组织，必须用弯曲的小刮匙、Woodson剥离子和神经钩仔细切除。椎弓根是进行椎间盘切除翻修的良好标志。行走根穿过椎弓根的内侧，然后从椎弓根下方离开椎管，一旦确定了受累间隙的下位椎弓根，就可以安全地进行分离暴露。

由于瘢痕组织的存在，通常很难牵开行走根神经根来暴露突出的椎间盘。可以用反向角度刮匙来松动神经根。刮匙可以穿过神经根的下方沿着下位椎体向上，直到椎间盘间隙。然后，刮匙可以通过穿过神经根的深面和椎间盘表面，以便松动游离神经根，更好地识别椎间盘突出。一旦行走神经根能够充分牵开，手术助手就可以放置并固定神经根拉钩，然后可以完全暴露并切除突出的椎间盘。

如果椎间盘脱出，可以用髓核钳取出。如果突出的椎间盘上仍有纤维环覆盖，则可使用15号刀片手术刀切开纤维环，以取出突出的椎间盘。有时，硬膜囊和神经根腹侧突出的碎片很难取出。可以用一个神经钩钩住突出的碎片并将其从腹侧钩出。一旦感觉椎间盘切除完成，应使用神经钩或Woodson剥离子确认椎间盘切除和减压是否充分，确保行走根出口神经根均无压迫。止血最好用双极电凝和止血剂（如Floseal）。闭合切口前应充分冲洗，麻醉师应进行Valsalva操作，以确保充分止血和没有脊髓液渗漏。

并发症

在手术过程中最常见的并发症是硬膜撕裂，最常见的原因是使用Woodson、神经钩或刮匙试图剥离瘢痕组织游离神经根造成的撕裂。这个区域的硬膜撕裂很难通过这个小切口修复。我们遇到硬膜撕裂，通常需要扩大椎板切除和部分小关节切除，以确定整个撕裂部位并进行适当的修复。我们更喜欢使用6-0聚四氟乙烯缝线修复硬膜撕裂。

小裂口可以用"8"字缝合闭合，较长的裂口可以用连续锁定缝合技术闭合。如果缝合紧密不漏水，则无需引流，手术后患者可以活动。如果怀疑密闭性有问题，则应筋膜下留置一个引流管引流3～4天，以保护筋膜和皮肤免受脑脊液（CSF）腐蚀性刺激的影响。然后可以拔出引流管并缝合引流管孔。只要患者在术后第一天没有出现体位性头痛，术后第一天就可以进行活动。如果患者出现体位性头痛，建议平躺。一旦拔除引流管并缝合引流孔（即手术后3～4天），头痛通常会消失，患者可以完全活动并出院回家。如果头痛持续和/或切口处有脑脊液渗漏，可以放置腰椎引流管，再卧床休息4～5天，否则需入手术室进行更好的缝合修复。

要点和难点
- 强化MRI能更好地帮助区分复发性椎间盘突出症和硬膜外纤维化。
- 椎间盘突出症翻修术术后护理至关重要，尤其是在椎板切除术后。
- 我们通常只尝试一次椎间盘切除翻修术。如果患者继续有椎间盘突出复发，就应考虑椎间融合。
- 文献表明，没有任何纤维环缝合方法可以降低椎间盘突出复发风险。

第23章

腰椎减压术后翻修

JACOB HOFFMAN, RYAN MURPHY, MARK L. PRASARN,
AND SHAH-NAWAZ M. DODWAD

简介	195	手术室准备	197
适应证	195	手术技巧	198
相对禁忌证	196	术后处理	200
预期	196	并发症	200
术前计划	196		

简介

随着人口老龄化程度的加剧,腰椎减压术后翻修率不断升高。由于越来越多人进行了腰椎减压手术,所以不可避免地会导致翻修病例越来越多。大约10%的患者因为椎板切除术后复发狭窄而出现持续性腰痛和神经根性疼痛。腰椎管减压可能因各种原因失败,包括骨或软组织减压不充分、硬膜外纤维化、复发性椎间盘突出、感染、不稳定、畸形或这些因素的组合。无论是手术还是非手术方式,通过系统的检查获得正确的诊断将有助于外科医生选择最佳的治疗方案。手术治疗除了理解和预测潜在的术后问题外,还需要密切关注细节。本章将讨论腰椎翻修减压术患者的术前、术中和术后处理。

适应证

复发性狭窄患者出现进行性神经根性腿痛的复发症状的情况下,往往需要翻修腰椎减压,在影像学检查表现为复发性中央椎管、侧隐窝或椎间孔狭窄。此外,由于椎管狭窄，表现为进行性双侧大腿疼痛，站立和活动时症状加重的神经源性跛行的患者，应能从减压术中受益。神经功能障碍，如马尾综合征，是急症翻修腰椎椎板切除术的绝对指征。

相对禁忌证

对于复发性狭窄，外科医生必须仔细了解患者的全身状况，包括尚未控制的糖尿病（DM）、吸烟、体重指数（BMI）增加和营养状况等。这些因素增加了术后感染的风险。糖化血红蛋白（HbA1c）>7.0%的患者应延迟手术，直到血糖控制得到改善。至少术前1个月戒烟。BMI>40的患者不应进行减压术，因为他们术后并发症（包括伤口并发症）的风险会增加。此外，在神经系统状态稳定且无明显肌力减弱的情况下，患者可从非手术治疗，包括非甾体抗炎药（NSAIDs）、物理治疗和透视引导硬膜外和经椎间孔注射中受益。其他相关禁忌证包括周围神经病变引起的疼痛或早期可通过抗生素治疗的椎间盘炎。单纯轴性腰痛而没有腿部症状或神经源性跛行，不宜行翻修椎板切除减压术。

预期

在仔细评估患者的病史和体检结果以及进一步影像检查后，应与患者讨论非手术与手术治疗的风险、收益和替代方案。告知患者治疗将最大限度地改善腿痛和神经症状，是否缓解背痛则不确定。应该与患者讨论翻修手术增加的风险，如：硬膜撕裂、神经损伤、硬膜外血肿和感染等。

术前计划

外科医生应在复发、进行性神经症状加重而所有非手术方式治疗失败情况下考虑进行翻修减压。仔细的病史和体格检查加上进一步的影像学检查可指导手术医生作出正确的诊断。术中应注意并处理残余狭窄的位置。如果有腰椎滑脱、过屈过伸位侧位片存在活动过度、后滑脱或旋转滑脱合并复发性狭窄，除了减压外，手术医生还应考虑融合手术。

获得影像学检查或实验室检查结果之前，应记录病史、进行详细的体检，做出初步评估。应询问患者症状的确切性质，以确定神经根病或神经源性跛行。应详细回顾患者过去的脊柱手术史。检查前次手术切口如果发现皮下膨隆和波动，表明术后出现假性脊膜膨出。前次手术部位如出现引流伤口，则表明感染，必须通过外科清创来解决。矢椎不稳定。这些缺损如未能识别可能导致术后进行性畸形或腰痛增加，并可能导致狭窄复发。根据病变情况，患者术中可能需要固定。

要点与难点

- 复发性狭窄的评估包括获得详细的病史和体格检查，并通过 MRI（有或无强化）确认诊断。CT 通常在翻修中用于确定骨性解剖结构。
- 腰椎滑脱引起的节段过度活动或狭窄，除翻修减压外，可能还需要融合。
- 硬膜外瘢痕的剥离应从正常组织开始，然后向头侧和尾侧延伸至瘢痕组织。总是从已知到未知区域暴露。
- 瘢痕常附着于头侧硬膜中央，减压可从粘连较少的部位开始。手术医生可能必须从下位椎板或上位椎板开始减压。
- 翻修计划实施前要向患者及其家属说明手术可能会增加硬膜损伤和感染风险。

第24章

微创（MIS）入路进行腰椎减压翻修术

AARON HILLIS, CHRISTOPH WIPPLINGER, SERTAC KIRNAZ, FRANZISKA A. SCHMIDT, AND ROGER HÄRTL

简介	203	手术技巧	207
相对禁忌证	205	术后处理	211
预期	205	并发症	212
翻修手术原则	205	参考文献	212
术前计划和手术室准备（包括术中神经监测）	206		

简介

病史及体检

选择合适的患者进行微创（MIS）翻修手术对获得良好的临床效果至关重要。翻修手术的适应证与残余或复发的神经根症状有关，但不限于此（表24.1）。完善的体格检查是必需的，在评估复发性椎间盘突出症或腰椎管狭窄症引起的症状方面起着重要作用。详细的病史对于正确评估患者的神经症状在前次手术后持续、复发还是新发非常重要，并指导外科医生的决策过程。椎间盘切除术后经过至少几个月的无痛期后，如果出现行走能力严重降低，与先前手术椎间盘水平一致的神经根疼痛分布，放射性腿痛，以及直腿抬高试验30°阳性，同侧症状性椎间盘突出复发的可能性较大。如果一期手术不是在对侧椎间盘进行，对侧放射性腿痛的临床症状通常类似于首次椎间盘突出症。

表 24.1　微创腰椎翻修手术适应证的患者选择

微创翻修减压手术的适应证
• 复发性跛行或出现神经根症状的患者
• 经放射病理证实，并与当前症状相关的患者
• 矢状面和冠状面排列稳定的患者
• 在动态 X 线片上手术间隙稳定（屈曲/伸展）

影像学检查

影像学检查是微创翻修手术的关键，应根据相关临床症状仔细评估。可以通过成像方式，如平片、计算机断层扫描（CT）和磁共振成像（MRI）获得有价值的信息。因此，重新评估方案应根据需要尽可能多方面进行研究。MRI和CT均能准确评价腰椎手术后椎管狭窄或椎间孔狭窄的程度。无论有无强化，MRI都能区分复发性椎间盘突出症的椎间盘组织和术后瘢痕，并能提供有关复发性椎间盘突出椎管内纤维化程度的有价值信息（图24.1）。CT扫描可提供有关小关节的结构以及椎管骨性边界的额外信息。此外，能够确定前次骨性减压的边界。

双平面腰椎片可提供有关腰椎力线和局部畸形有价值的信息。应分析过屈过伸位片，确定是否存在涉及先前手术节段的严重不稳定，以及先前手术节段的邻近节段情况。

腰椎造影术应在不能安全地进行MRI检查的特殊情况下应用。对翻修减压并不融合的手术，没有必要进行椎间盘造影或脊柱侧凸全长片。

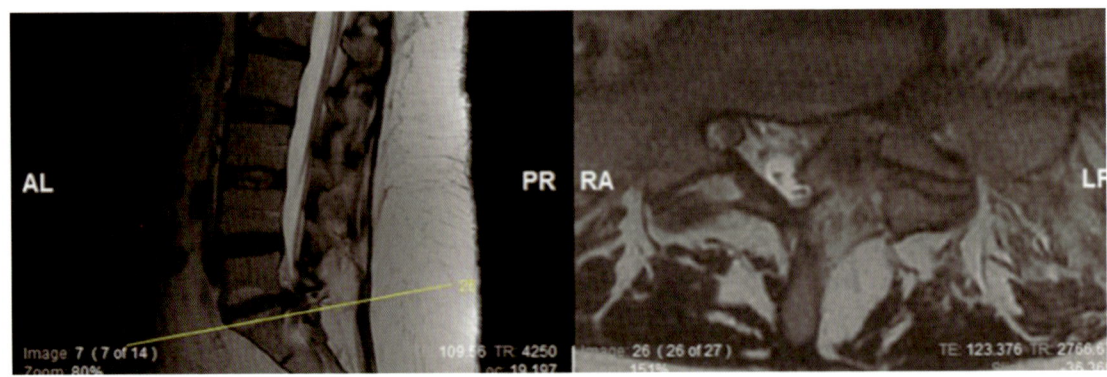

图 24.1　MRI 图像提示显微椎间盘切除术后 L5～S1 左侧椎间盘突出复发

相对禁忌证

虽然没有绝对的禁忌证,但在某些情况下,微创翻修手术是有相对禁忌证的,禁忌证主要是那些需要大范围减压的情况。由于巨大的中央游离椎间盘突出引起的严重神经功能缺损,不适合采用微创方法治疗,而需要广泛的减压。在这种情况下,微创单侧开窗和显微椎间盘切除术似乎很困难,可能会导致神经功能障碍加重。如果动力位片提示明显的不稳定性,简单的翻修减压可能无法解决主要问题,需要内固定手术(表24.2)。

表 24.2 微创腰椎翻修手术的禁忌证

微创腰椎翻修减压手术的禁忌证
● 显著不稳定或畸形可能需要附加融合术
● 双侧减压术后有明显的双侧瘢痕,使得单侧 MIS 入路困难

预期

翻修手术的目标是减轻疼痛和恢复功能。然而,由于瘢痕形成、硬膜外粘连和解剖结构改变,翻修手术的预后比初次手术差。除其他因素外,还有较高的并发症发生率。然而,管状通道微创入路具有软组织创伤小、失血少、骨性切除有限等优点,可缩短住院时间,加快康复(表24.3)。这种优势尤其适用于复发病例和肥胖患者。

表 24.3 微创脊柱翻修手术的优点

● 最大限度地减少肌肉和软组织损伤
● 失血量减少
● 有限的骨切除
● 住院时间缩短
● 更快地恢复正常活动
● 症状性脑脊液漏的风险更小

翻修手术原则

微创翻修减压术的基本原理和最终目标与一期手术相似,即在不造成广泛的骨骼和肌肉损伤的情况下进行神经结构的减压术。翻修手术与原发手术的主要区别在于,因为原发手术侧有大量的硬膜外和/或神经根周围纤维化,改变了脊柱的解剖结构。不管是纤维化还是椎间盘再突出,这个瘢痕本身就可能引发神经根性疼痛。

术前计划和手术室准备（包括术中神经监测）

设备

- 带Wilson框架的手术床
- 透视/导航
- 手术显微镜或手术放大镜
- 管状通道（高速磨钻-Kerrison咬骨钳）
- 单极/双极电凝

患者体位/准备

麻醉诱导后，患者通常取俯卧位，膝盖和臀部略微屈曲。如果不计划使用内固定，Wilson框架就足够了。否则，通常使用Jackson手术床（Mizuho OSI，Union City，California）（图24.2a）。应注意腹部无压迫，以避免中心静脉压升高和增加术中失血。对于手术节段定位，我们不依赖于以前手术瘢痕的位置，因为它可能是高于或低于手术椎间盘间隙。因此，我们强烈建议使用透视或导航定位手术节段（图24.2b）。

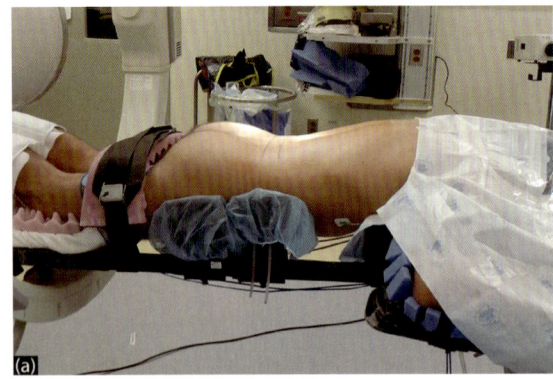
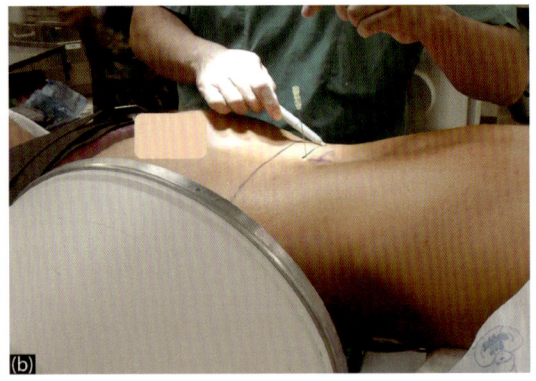

图24.2　患者体位（a）和透视定位（b）。

术中神经监测（IONM）

术中神经监测（IONM）常用于复杂脊柱手术中。在这些情况下，体感诱发电位（SSEPs）和运动诱发电位（MEPs）以及自发和触发肌电图（frEMG和tEMG）等方法可识别神经结构，避免神经损伤，有助于减少并发症。使用frEMG和tEMG来识别神经结构或确定神经根减压使IONM在翻修病例中的更有前景，但目前相关文献较少。

对神经功能的监测有助于指导那些神经严重压迫、甚至圆锥/马尾神经压迫的减压术，这些既往常被认为是MIS术式的禁忌证。在翻修脊柱手术的情况下，解剖结构会发生改变，有时可能会受益于使用IONM。根据我们的经验，对神经结构的直视暴露是不必要的。因此，IONM对于更复杂的病例来说应该是有益的。

手术技巧

腰椎间盘切除微创翻修

通过透视或导航定位，皮肤切口通常选择在先前的手术间隙原瘢痕上。切口有时必须稍微大一点才能容纳较大的管状牵开器。钝性剥离显露，纵向切开腰骶筋膜。把最小的空心扩张器通过筋膜向前推进并固定在手术节段椎板上，然后用扩张器轻轻地从椎板背侧剥离软组织，在内侧触碰棘突基部、侧面关节突关节和椎板下缘，这些是最可靠的解剖标志。手术靶区是瘢痕组织与椎板的过渡区。使用透视检查确认放置最终的管状通道位置正确（图24.3）。

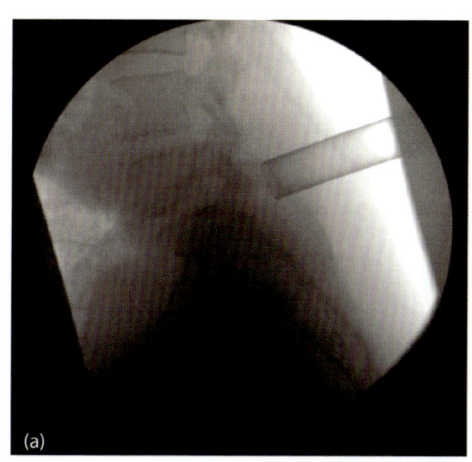 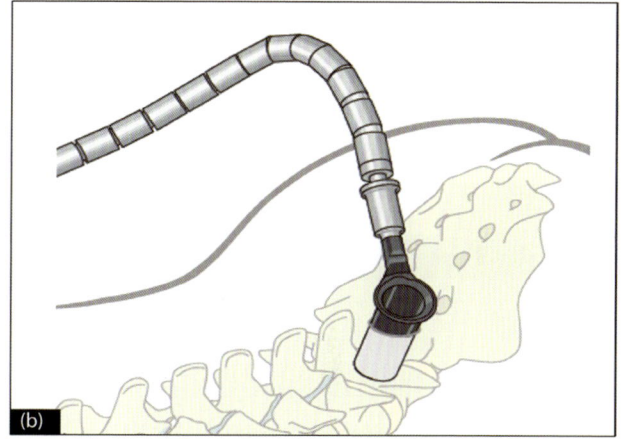

图24.3 （a）术中侧位透视图显示工作通道在椎间隙上的理想位置。（b）图示蛇形臂固定通道系统。

对于管状通道翻修减压，应考虑到上腰椎（L1～L4）椎板不如下位腰椎椎板宽。此外，小关节面更偏向于矢状面，峡部厚度变薄，这使得它更容易发生潜在的医源性损伤。因此，管道应更内侧并垂直放置在约离中线1cm处（而不是在下腰椎距离中线2或3cm；见图24.4）。这将避免过度切除同侧关节突关节造成潜在不稳定。在较低的节段（L4～S1），管道应远离中线（2cm或3cm）一些，以更大的角度放置以实现充分减压。

通道放置完毕后，用一个刚性的固定臂固定工作通道，使其稍微向中间朝向棘突上升的椎板上。这时开始使用手术显微镜。通常，多裂肌深层或术后瘢痕组织的一小部分覆盖在椎板和椎板间隙（图24.5a）。应用单极电刀将瘢痕组织一层一层地削薄直到椎板表面。注意不要超过椎板深面，以免硬膜撕裂。在继续进一步操作之前，最重要的是清楚地暴露椎板（图24.5b）。

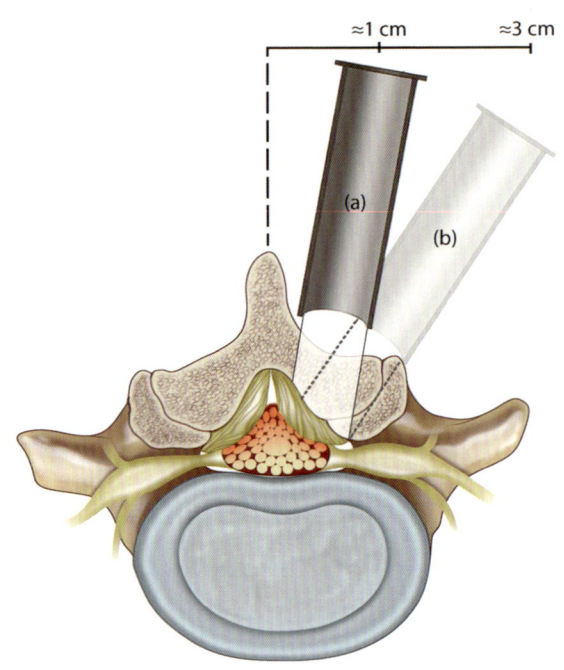

图 24.4 L1～L2、L2～L3 或 L3～L4 处的通道定位。管状通道应该放置在更中间的位置，距离中线约 1cm（a），而不是通常的 2～3cm（b），以避免过度切除同侧小关节。

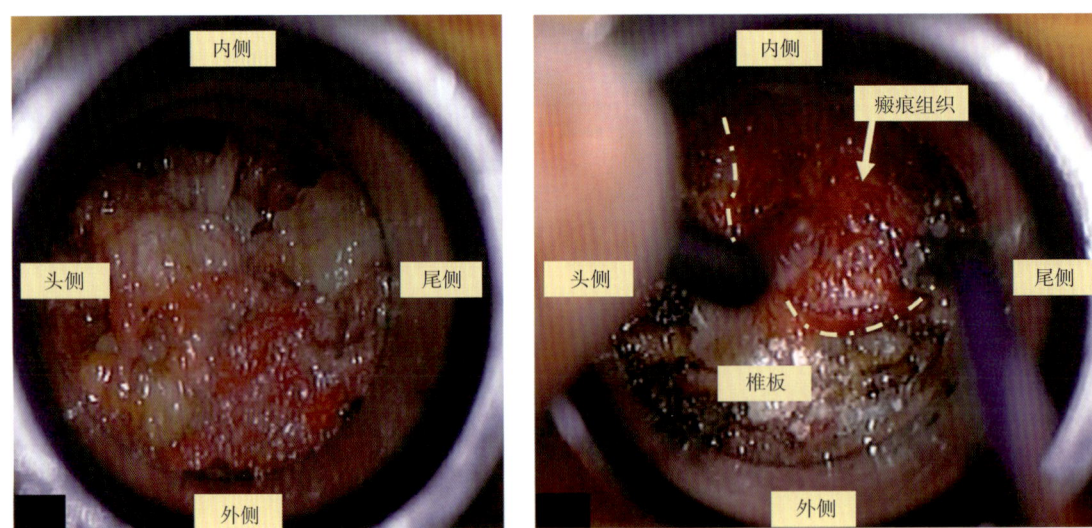

图 24.5 （a）安装固定好管状通道后术中显微镜下的组织图像。（b）用单极电刀在残余椎板上解剖瘢痕组织。

下一步操作取决于术中所见。通常，至少需要切除一部分骨组织，才能进入椎管，找到正常的解剖结构。为了达到这一目的，必须去除部分椎板。使用3 mm的火柴棒骨钻，将钝尖放在瘢痕组织上，磨钻侧放在骨边缘（图24.6）。从椎板下缘、从头侧开始，从内侧到外侧进行打磨。侧方磨钻技术主要是去除覆盖残余黄韧带的骨板，磨钻的钝尖始终位于瘢痕组织上（图24.6）。切除几毫米的骨板后，用钝头剥离器或刮匙从椎板内表面剥离瘢痕组织，创造小型（2mm）Kerrison咬骨钳进入的通道。逐步切除下方椎板将暴露出正常硬膜。

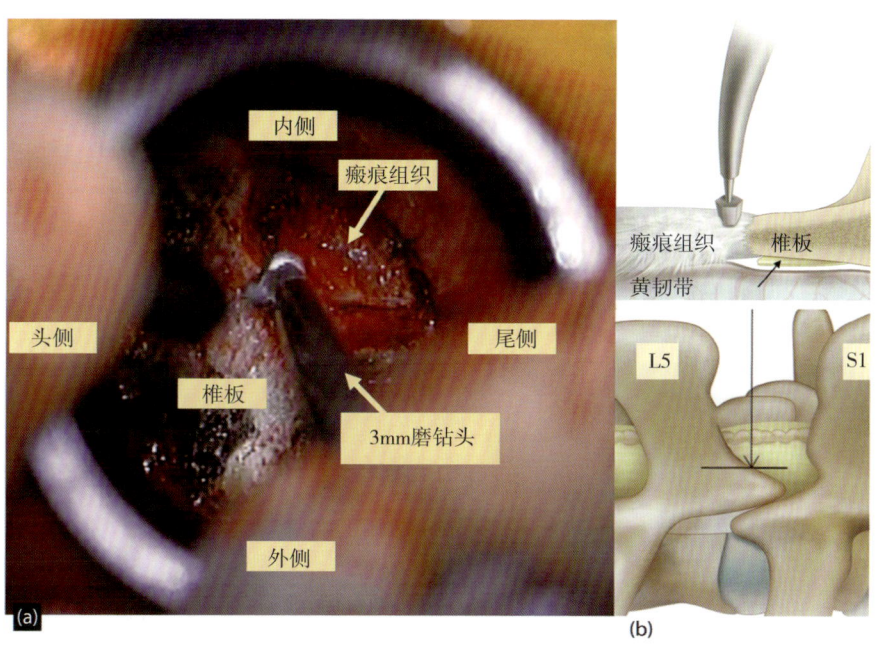

图24.6 （a）使用火柴棒磨钻侧切去除椎板的术中显微镜图像。（b）示意图显示推荐使用的火柴棒磨钻侧切。在水平方向磨切时，钝头可以安全地放置在软组织上。用这种类型的磨钻不推荐垂直方向磨切。

随后，向侧面进行骨切除减压，直到找到出口神经根的外侧边缘（图24.7）。在严重瘢痕的情况下，识别神经根可能很困难，因此可能需要去除上关节内侧边缘的覆盖部分，以获得更好的视野暴露。如果解剖结构仍不清楚，必须遵循一个基本规则：神经根与椎弓根密切相关，因此，如果找不到神经根，就先找到椎弓根，可在其旁边立即找到神经根。

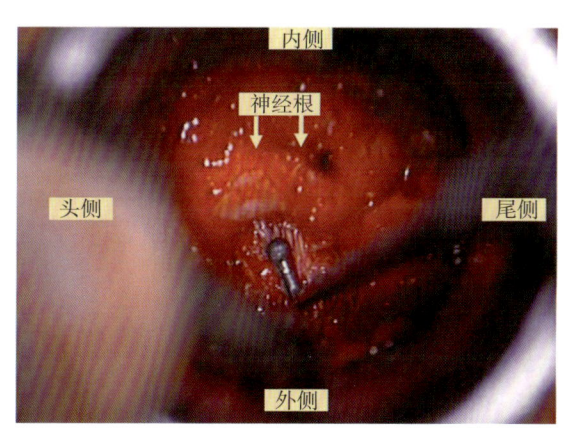

图24.7 椎板椎间孔成形术后神经根和硬膜囊的识别和暴露。

在明确神经根后，如有必要，应使用钝性神经钩等工具松解神经根、硬脊膜与周围瘢痕组织之间的粘连。如果椎间盘突出已经进入硬膜外，通常可以用球头神经钩将其松动并取出。

但是，如果椎间盘是向后纵韧带下突出或脱出，必须向内侧牵开硬膜和神经根，小心地打开后纵韧带。然后暴露出来神经根，从神经根袖出口到椎间孔的入口减压。然而，它可能仍然被瘢痕组织覆盖。尽管如此，我们不建议对神经纤维组织进行剥离瘢痕纤维（即神经松解），因为该操作损伤硬膜的风险高，并且不能提供更好的临床改善。

然后，突出的椎间盘组织可以松动、取出（图24.8）。为了减少对神经根操作干预，我们将椎间盘突出物的取出次数限制在最低限度。椎间盘突出取出后，用球头神经钩探查，确定神经根和硬膜各个方向均无压迫。

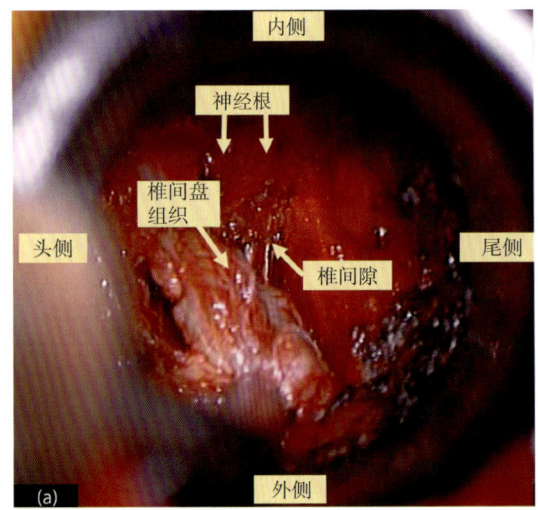
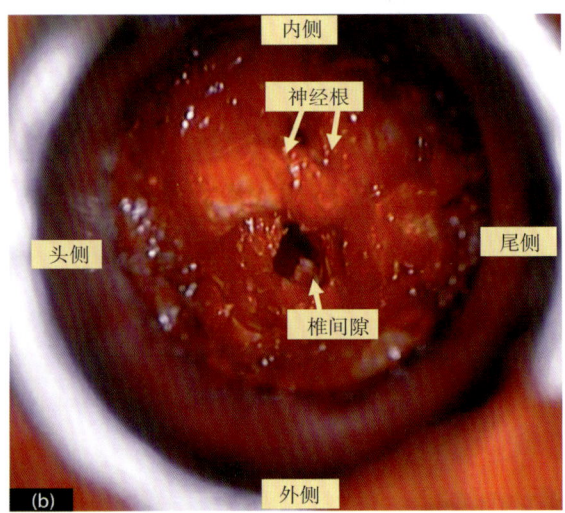

图24.8 （a）术中复发的椎间盘组织的显微镜图像，现在可以看到用垂体咬钳以标准方式取出。（b）术中图像显示椎间盘切除术后同侧神经根减压满意。

通过双极烧灼或暂时用明胶海绵或止血纱填塞静脉来进行细致的止血。用冷盐水冲洗往往有助于止血。大多数硬膜外出血几分钟后就会停止。如果硬膜外静脉丛严重出血，可使用Batson凝胶或粉状止血剂止血（例如，FloSeal；Baxter Healthcare Inc.，San Juan，Puerto Rico）。缓慢取出管状通道，仔细评估沿手术道部位的软组织，以确保不会遗漏明显的出血点。拔管过程中出现的任何出血都由双极电凝止血。然后用可吸收缝线缝合筋膜和皮肤。皮下组织局部麻醉以减轻术后疼痛，并用小敷贴包扎。

微创翻修腰椎椎板切除术

当症状复发仅限于椎管一侧压迫时，采用同侧减压。第一步类似于之前描述的复发性椎间盘突出的操作过程。在建立了管状通道后，正确识别瘢痕组织和椎板之间的过渡区再次显得至关重要。在瘢痕-骨界面上使用3 mm钝性火柴棒磨钻，将骨减压向头侧中线方向延伸，直至黄韧带暴露或瘢痕组织与骨之间形成界面清楚（图24.6）。剩余的头侧椎板用钻头磨薄。

此后，用Kerrison咬骨钳去除薄椎板的内侧部分，直到达到黄韧带的附着处。然后去除黄韧带的残余部分，暴露正常的硬膜。然后向侧面骨减压，但需再次小心不要侵犯椎板峡部。覆盖在硬膜上的瘢痕组织可以用来防止硬膜甚至神经损伤，因此不应切除。

对于症状可能与侧隐窝狭窄有关的患者，上关节突的内侧部分应磨薄并切除。但是，注意不要切除太多的下关节突，以避免造成医源性骨折或继发不稳定。下一步，使用Kerrison咬骨钳修剪上关节突的内侧部分，直到它与椎弓根的内侧边缘垂直方向齐平。使用弯头Kerrison咬骨钳可以减压椎间孔。同侧可能很难直接观察，因此用钝性探针在神经根上方初步探查触及剥离很重要，然后用Kerrison咬骨钳在显露平面继续减压。

对于双侧狭窄的患者，由于严重的瘢痕和解剖改变，单侧减压对侧可能很困难，因此，我们建议采取双侧入路。

术后处理

在我们医院，术中即开始进行疼痛管理，应用硬膜外类固醇，如40mg的甲泼尼龙（甲基强的松龙）。然后，用局部麻醉剂布比卡因局部肌肉注射。为了实现术后即刻疼痛控制，患者使用非甾体抗炎药（NSAIDs，如布洛芬）和阿片类药物（如Vicodin）联合治疗。由于微创脊柱手术减少了肌肉损伤，通常不需要额外的阿片类药物。然而，在非甾体抗炎药治疗延长的情况下，应注意使用质子泵抑制剂（PPIs），并尽快停止阿片类药物治疗。根据我们的经验，对于微创翻修腰椎手术，术后镇痛治疗通常不超过2～3周。

在正常的过程中，我们建议腰椎间盘突出或腰椎管狭窄症患者微创翻修手术后早期下床活动。通常，患者可以在手术后2～4小时内下床活动。然而，如果出现意外的硬膜损伤，卧床休息应延长到第二天早上。对于年轻且健康的患者，通常可以在手术当天出院；但是，对于年老体弱的患者，延长1～3天的住院时间有时是合理的。一般情况下，除非术中出现异常出血，否则我们不会放置引流管。如果放置引流管，通常在术后第一天就可以拔除。初步试着活动后，我们建议患者保持活动，并建议每天步行约1小时。不需要对患者的活动进行限制，但在术后的前6周内应避免弯、扭腰以及搬重物。虽然我们建议患者在术后2周开始锻炼以提高脊柱竖脊肌的柔韧性和力量，但不建议在术后6周之前开始物理治疗，以使软组织充分愈合。患者恢复至可以工作的时间主要取决于患者康复的速度和患者所从事工作的类型。通常建议逐渐恢复正常活动。

切口采取皮内缝合，因此不需要拆线。建议在术后第7天安排一次早期的随访，检查伤口并取除敷贴。只要患者没有症状，一般不需要进一步随访。

并发症

微创治疗腰椎管狭窄症和椎间盘突出症翻修手术的基本原则是避开瘢痕组织。因此，为了在避开瘢痕组织的同时达到正常组织，如前所述，需要扩大骨减压。微创翻修手术椎管减压最常见的并发症是硬膜损伤和继发不稳定的风险。然而，根据我们的经验，微创翻修硬膜损伤和继发性不稳定的风险仍然较开放式减压或椎间盘切除术低，因为我们能够在尽可能减少对关节峡部完整性破坏的情况下实现充分的减压。

对于硬膜撕裂的发生，我们的处理策略取决于缺损的大小和神经根是否通过裂口疝出。最近，我们就硬膜撕裂闭合技术在 *Operative Neurosurgery*[1] 发表了一篇题为"经管状通道腰椎减压和硬膜修补术的十个步骤"的论文。在大多数情况下，缺损很小，神经根包含在硬膜囊鞘中，通常可以通过用密封剂（如纤维蛋白胶或硬膜密封剂）覆盖缺损来治疗。对于大的缺损和神经根突出，我们的目标是一期修复，为此我们使用Scanlan内窥镜硬膜修复装置和4-0 Nurolon TF-5缝合线缝合。在通过Valsalva动作确认密闭性后，加用密封剂覆盖修复缺损。意外损伤硬膜的患者通常要被安排平卧休息到第二天早上。后遗症如脑脊液漏、严重头痛和假性囊肿很少发生。其他并发症也极为罕见。使用微创技术，严重失血、伤口感染和神经损伤的发生率可以说是微乎其微。

要点与难点

- 小心保护稳定结构（椎板峡部和关节突关节）。
- 钝器探针识别解剖标志是MIS手术和翻修手术的关键，以避免神经损伤或节段不稳定（椎板、椎弓根、关节突关节、椎间隙）
- 术后紧靠硬膜的瘢痕组织优先留在原位，以避免硬膜或神经损伤。
- 在上腰椎水平，管状通道应放置在更中间和垂直的位置（距中线1cm），以避免过度切除同侧小关节和潜在的不稳定性。在较低的腰椎水平，如L4～L5或L5～S1，管状通道向外侧放置是可取的（距离中线2～3cm）。

参考文献

1. Boukebir MA, Berlin CD, Navarro-Ramirez R et al. Ten-Step Minimally Invasive Spine Lumbar Decompression and Dural Repair Through Tubular Retractors. Oper Neurosurg (Hagerstown) 2017;13(2):232–245. doi:10.1227/NEU.0000000000001407

第25章

经椎间孔椎间融合（TLIF）术后不愈合伴狭窄复发翻修

JESSE E. BIBLE AND GREGORY PACE

适应证 ························ 213	术前计划与手术室准备 ············ 216
相对禁忌证 ···················· 215	手术技巧 ······················ 218
预期 ·························· 215	术后处理 ······················ 219
翻修手术原则 ·················· 215	并发症 ························ 219

适应证

症状性骨不连

对于所有在融合术后出现进行性疼痛的患者，应始终考虑骨不连或假关节的鉴别诊断。从患者病史中提取的要点包括初次手术前的初始症状（即腰腿疼痛）和手术后症状的任何变化（即幅度和持续时间）。有症状的骨不连患者通常在进行性下腰痛发作前有约4~6个月的"蜜月期"（无痛无症状期），与那些以术前腰痛为主诉，术后持续腰痛的患者不同。

同样，在腰椎不连的情况下，患者也可能出现腿部症状。同样，病史是找出他们腿部症状的潜在病因的关键。术后症状未缓解可能意味着术前诊断错误、减压不足或手术节段错误。术后立即出现腿部症状可能是由于手术时医源性损伤所致。最后，症状的复发可能是由于邻近节段压迫性病理改变或手术节段狭窄复发，后者可表现为持续性病理的静态压迫，并由于反复节段性运动或动态压迫本身而使症状明显。

影像学检查

确定患者的症状是否由潜在骨不连引起，还应使用进一步的影像检查来确定是否存在骨不连。这个过程通常包括X线拍片和计算机断层扫描（CT）。与颈椎不同的是，对于腰椎骨不连的放射学标准仍缺乏共识。提示骨不连的表现包括螺钉光晕、椎间融合器周围明显的骨溶解，以及后外侧或椎间骨形成少或无。此外，如果动力过屈过伸位片观察到节段性运动可以诊断骨不连，它是特异性的，但如果没有观察到这种运动，也不能排除诊断。通常，CT扫描有助于进一步评估桥接骨。在关节突关节、椎间隙和后外侧沟内，仔细检查矢状位、冠状位和轴向重建观察桥接骨。分析内固定的原始位置（错位和/或螺钉钉道改变）和周围的光晕。

在影像学证实骨不连后，通过CT和/或磁共振成像（MRI）评估持续性或复发性神经压迫的区域，特别是合并腿部症状复发的患者。潜在的压迫源包括残留关节突引起的椎间孔狭窄、骨溶解引起的组织肥大、椎间融合器置入路径内的骨形成和错位的内固定器械（图25.1）。同样，后一种可能是在初次手术中的椎间融合器或螺钉移位，或是由于骨不连引起的微动而导致的后续移位。

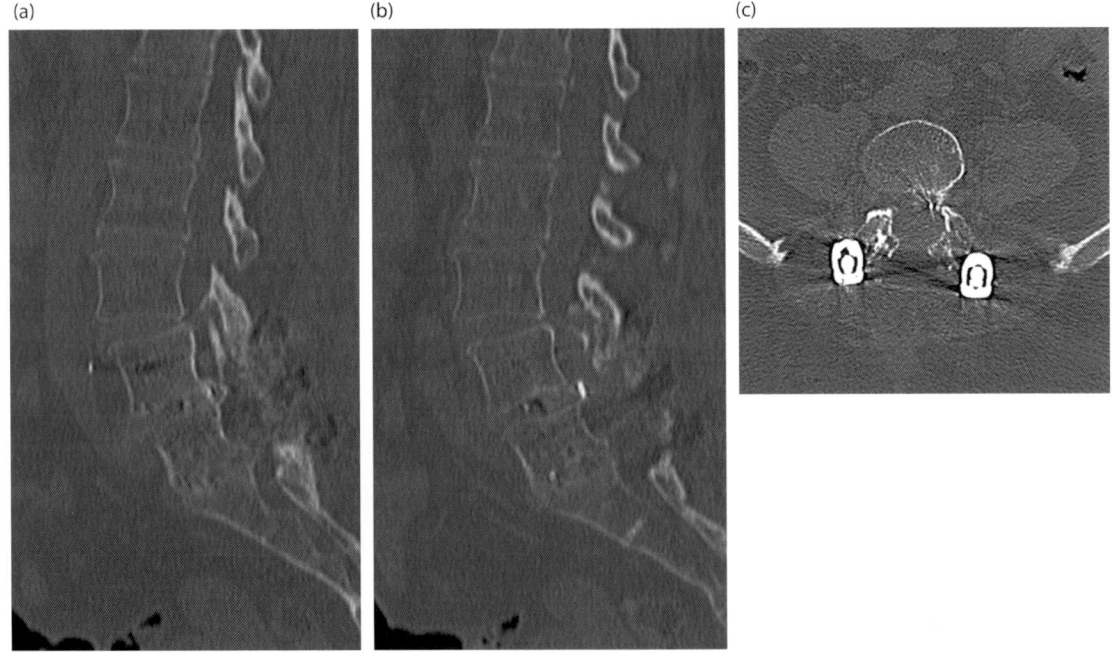

图25.1 移位的椎间融合器伴骨质增生：2年前曾在一家医院进行了左侧TLIF，术后出现复发性左腿神经根病患者的CT影像学检查［矢状位（a，b）和轴位（c）］。椎间融合器仍处于突出的位置，在融合器插入的路径上有肥大的骨形成。

优化可控的风险因素

通过病史、体格检查和影像学检查证实症状性骨不连后，应确定患者是否存在那些可能增加其骨不连发生风险的可控因素。这些因素可能包括使用尼古丁、骨质疏松、营养不良、感染和临时活动限制的依从性差等。

相对禁忌证

- 活动性感染（局部或全身）。
- 未经治疗的骨质疏松症/骨量减少。
- 吸烟。
- 营养不良。
- 无法遵循术后暂时制动。

预期

为骨不连翻修手术设定适当的预期再怎么强调也不为过。尤其适用于那些初次手术主诉为机械性背痛的患者。与大多数下腰痛初次手术相似，骨不连翻修手术不太可能治愈他们的腰背痛。然而，如果患者表现为与异常骨不连运动和/或复发性狭窄相关的症状（即腰背部和/或腿部），翻修手术有很大可能缓解这些症状。

还应告知患者，翻修手术往往更具侵袭性，风险更大，恢复时间更长。相关风险包括异常的骨骼解剖和硬膜外纤维组织引起神经损伤、硬膜损伤、邻近节段不稳定和持续性骨不连。

翻修手术原则

对于任何翻修手术，获得原始的术前影像和手术记录都有助于总结患者病史。这包括尝试确定骨不连是由于技术原因、生物原因还是两者共同造成的。在评估术前影像的动力学因素时，则需要认真地确定所使用的内固定是否足以在生物融合前提供即时稳定性，比如孤立的L5/S1椎弓根固定治疗高骨盆指数的高度峡部裂性腰椎滑脱。

接下来，对生物环境进行局部和系统的评估。局部评估包括使用何种类型的骨移植[自体髂骨移植、自体局部骨移植、异体骨移植、骨形态发生蛋白（BMP）等]以及骨移植的位置。举一个例子：经皮椎间孔入路椎间融合（TLIF），仅在椎间融合器内放置同种异体骨，无需进一步椎间盘摘除或使用更多的骨诱导材料。持续的深部感染必须进行仔细评估，因为手术部位先前的感染史对任何局部融合部位都是有害的。

最后，如前所述，骨不连的系统性危险因素需要密切评估。虽然其中一些可能无法消除，但应尽可能优化。有骨质疏松症/骨量减少患者的危险因素有年龄、家族史、使用类固醇、慢性肾功能衰竭、类风湿性关节炎等，这类患者都需要进行双能X线吸收测定（DEXA）扫描和代谢实验室检查。如果骨量不正常，在任何翻修手术之前，最好至少提前3个月开始补充钙、维生素D和药物（特立帕肽或地诺单抗）。营养不良可通过前白蛋白、白蛋白和总淋巴细胞计数进行评估，应在认证营养师的帮助下优化。任何骨不连翻修手术前都要求戒烟，因为吸烟仍然是患者可控的引起不愈合的最大风险因素。所有患者都应清楚地知道，用尼古丁贴片、口香糖香烟或电子香烟也不可以。

术前计划与手术室准备

术前计划从明确界定翻修手术的以下目标开始：（1）内固定的即刻稳定性，（2）随后的骨融合，以及（3）±神经减压。

内固定术后的即时稳定性

椎弓根螺钉

如果找到旧的手术记录将有助于确定使用的内固定器械的公司和大小。术前要仔细检查影像学图像（尤其是CT），看是否有椎弓根螺钉钉道需要改道。同样，也能确定每个螺钉的直径和长度可以加大匹配的程度，以获取尽可能多的骨拉力。

椎间融合器

评估初次椎间融合器的位置。如果单个子弹形融合器放置的位置偏离中心，则可以从对侧行TLIF，使用子弹形融合器（而不是香蕉形）。考虑到神经/硬膜损伤的风险，从后路移除初次手术的腰椎（PLIF）/TLIF椎间融合器时应格外小心。

如果单个TLIF椎间融合器的中心位置良好，或通过影像学观察到局部终板破坏，则应考虑前路腰椎间融合（ALIF），而不是翻修TLIF。这种入路可以仔细地移除旧的椎间融合器，放置一个大的Cage/移植骨块，通过沿着骨骺环固定跨越大部分终板（图25.2）。对骨不连进行ALIF仍需翻修后路内固定，尤其是在术前影像学检查中发现后路内固定明显松动的情况下。

骨性融合

所有可能的骨融合区域都要通过平片、CT和MRI进行密切评估。当先前的TLIF完成时，横突间背侧的后外侧沟仍然是后外侧融合的传统区域（图25.3），这种情况并不少见。对侧关节突关节也可以切除关节软骨和皮质骨并作为植骨融合的区域。

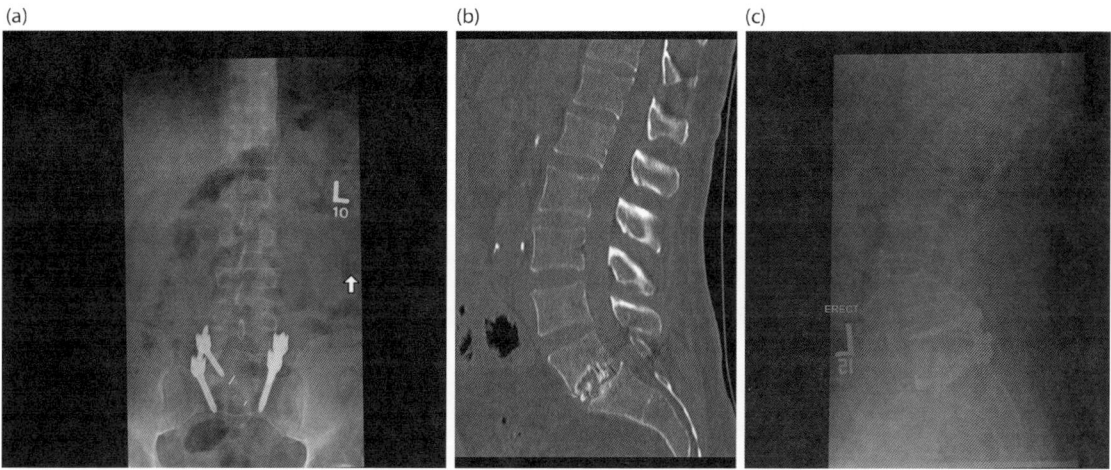

图 25.2 ALIF 取出居中 TLIF Cage：一直在吸烟者术后症状性骨不连，微创 TLIF 和经皮螺钉置入治疗峡部裂性腰椎滑脱术后出现 L5 椎间孔狭窄。（a）前后位（AP）片显示单 Cage 居中，（b）在矢状位 CT 上，Cage 周围骨质溶解 / 终板破坏。（c）戒烟后，患者接受同种异体骨移植 ALIF、后路椎板切除术 / 椎间孔切除术和自体髂骨融合术，术后 3 个月侧位片。

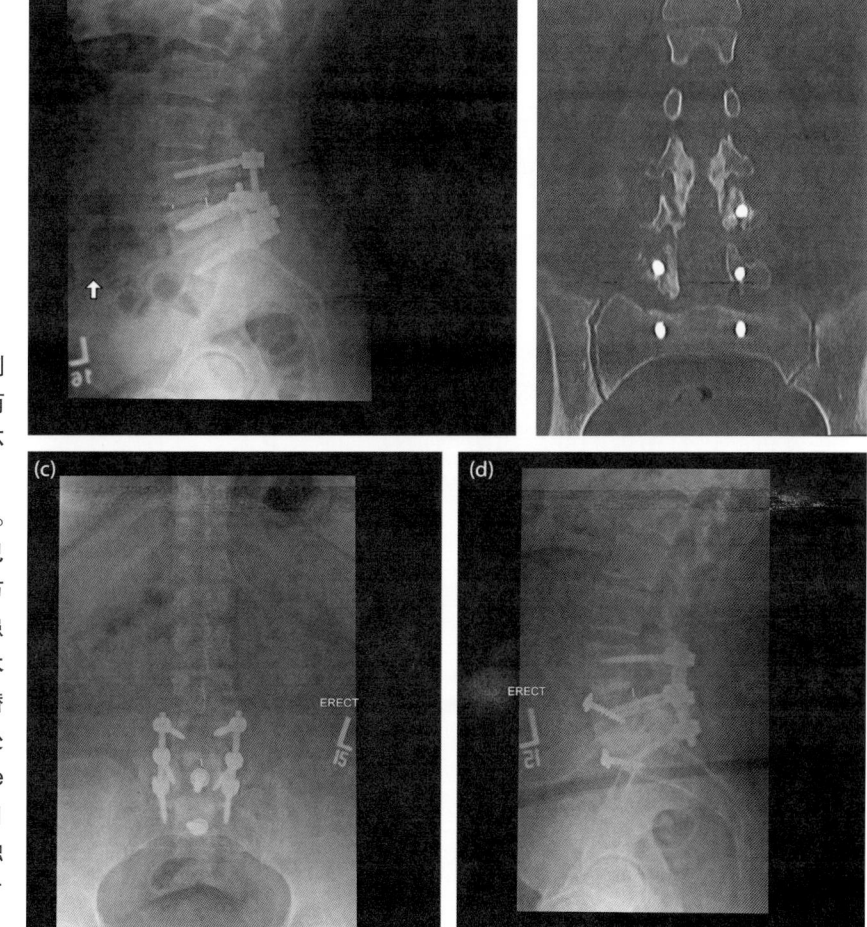

图 25.3 缺失的双侧峡部和基本的横突：两个节段 TLIF 术后骨不连患者的侧位片（a）和冠状位 CT 图像（b）。考虑到先前外科医生已经切除了双侧 L4 关节突关节 / 峡部，并且患者在 L4 处有非常基本的横突（后外侧融合潜能），通过在 L4/5 处取出先前的 TLIF Cage 进行 ALIF，然后用自体髂骨进行后路翻修融合。术后 6 个月 AP 片（c）和侧位片（d）。

除了椎间融合器/移植物提供的额外机械稳定性外，椎间隙还可以为骨融合提供额外的融合面。同样，对于先前位置不对称Cage可采用对侧TLIF入路，或进行ALIF以提供更大的椎间融合面（图25.4）。

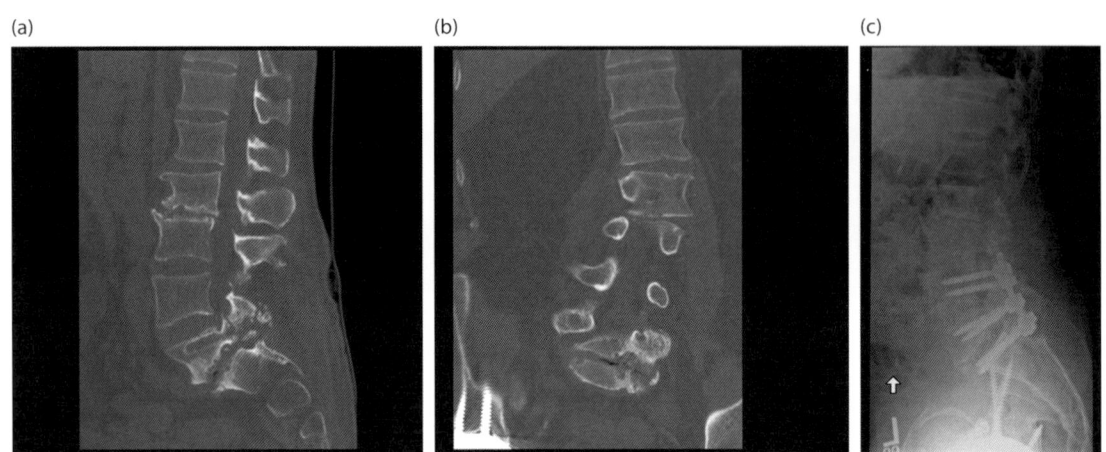

图 25.4　对侧TLIF：由于患者疼痛，外院医生移除了先前断裂的内固定后，出现复发性L5神经根病的严重骨不连。矢状位（a）和冠状位（b）CT表现为明显的骨不连，伴有严重的L5椎间孔狭窄，外侧TLIF Cage置入并周围骨质溶解。由于担心损伤骨盆内功能良好的移植肾，患者拒绝任何前入路手术。因此，在感染检查阴性和地诺单抗治疗后，患者接受了翻修椎间孔减压、对侧TLIF和自体髂骨椎间融合术。（c）术后即刻放射学检查。由于术前CT检查发现关节突交界处有关节突切除，融合范围扩大到L4。

考虑到在翻修不愈合手术中骨融合的生物障碍（即无血管组织），鉴于自体髂骨移植或BMP有骨诱导潜能，强烈推荐使用它们。

神经减压

在反复发作的腿部症状的情况中，静态和动态压迫的来源需要与症状分布结合起来一起分析。在有明确的静态压迫的情况（即关节突、融合器移位、肥厚性骨形成），直接后路减压翻修是获得症状缓解的最可靠的方法。然而，这增加了神经损伤的风险，尤其是在前次TLIF手术的一侧。术前CT成像可以帮助确定哪些骨标志仍然存在（即椎弓根和关节突）和神经根解剖。

手术技巧

腰椎前路椎间融合术（ALIF）

使用标准入路进入要修复的椎间隙。使用刀和髓核钳，将前纵韧带和椎间盘组织取出直到Cage的前部。然后，Cage的边缘被清楚地暴露出界限。如果在Cage里形成了最小的骨头或纤维组织，那么只需使用Kocher钳就可以将其取出。如果这不起作用，注意Cage/骨界面上卡紧的部位，可以在表面之间用一个薄的骨刀轻轻地敲击；然而这时应特别小心，不要进一步破坏终板。最后，如果Cage是聚醚醚酮（PEEK）或骨头，可以使用骨钻逐渐向下磨。术前影像学检查是为了确定硬膜囊是否与Cage后缘接触。

类似于初次的ALIF手术操作程序，使用最高和最宽的Cage以获得最佳的嵌合。它应该横跨所有终板缺损架到周围的骺环上，以防止下沉。

翻修后路内固定融合术 ± 经椎间孔入路椎间融合术

暴露后路内固定并取出，注意取出时所需的扭矩。剩下的关节突和横突应仔细解剖，剥离软组织，直到双侧横突间膜，为标准后外侧融合做准备。应保留非固定节段的小关节囊。根据移除先前器械所需的扭矩以及术前图像模板，放置新的椎弓根螺钉，使用较大直径和较长的螺钉。

如果需要神经减压或对侧TLIF入路，则使用Cobb、刮匙和Kerrison咬骨钳确定剩余峡部的内侧边缘，并在硬膜外纤维组织之间形成一个界面。上下两个椎弓根的内侧边缘都被清楚地识别出来，从而可以安全地看到相应的出口、行走神经根。

如果计划对侧TLIF，则以标准方式切除峡部和关节突。在暴露和保护出口根和行走神经根后，进行一次细致的椎间盘切除和椎间融合，要记住整个椎间隙可能会有纤维组织需要切除（图25.4）。前方椎间隙嵌入自体髂骨，然后再置入融合器。

在先前的TLIF Cage移位引起神经压迫的情况下，通过椎弓根的内侧和下缘可以安全地识别神经根。残余椎间盘间隙与上下椎弓根在侧面一致，然后在内侧探查，直到触碰到突出的椎间融合器为止。使用Penfield剥离子和刮匙轻轻地从腹侧和内侧剥离硬膜囊。如果Cage明显松动，可以尝试在周围的硬膜粘连全部松解后，用Kocher夹钳将其取出。更常见的情况是，Cage固定良好；在这种情况下，可以使用磨钻仔细地将突出部分磨掉，剩余的前部保持完整不处理。

术后处理

在手术后开始标准的术后处理方案。对于短节段融合固定，通常不需要腰椎支具或腰围。手术医生在告知患者戒用尼古丁的同时，强调术前即应开始、术后也应继续补充钙和维生素D以及药物的重要性。

并发症

- 神经损伤：如果先前的TLIF入路再次被用于翻修椎间孔减压或突出的Cage，会增加神经损伤的风险。头、尾椎弓根的内侧和外侧壁可被用来安全地识别出口神经根和行走神经根。一个低能量的触发肌电监测也可以用来帮助区分瘢痕和神经组织。相应的根可以从外侧向椎弓根内侧识别。

- 硬膜损伤：由于硬膜外纤维化，患者的硬膜撕裂风险增加。在翻修组织床周围进行硬膜修补的一些基本原则包括：（1）去除周围的粘连以减轻一期修补的张力；（2）使用硬针缝合瘢痕组织；（3）在筋膜闭合前通过棘旁肌缝合靠拢来减少筋膜下死腔形成。

要点与难点

- 在考虑所有骨不连翻修手术之前，应确定并成功治疗腰椎骨不连的危险因素。这通常需要戒烟并采用防止骨质疏松药物治疗。
- 应通过术前 CT 成像仔细评估 TLIF Cage 的位置，以确定是否可以进行对侧 TLIF，还是要进行 ALIF。
- 通过术前影像评估潜在融合床的所有剩余区域，以便在翻修过程中加以利用。
- 在明显骨不连的情况下，不鼓励单纯孤立性 ALIF 而不进行后路内固定融合。

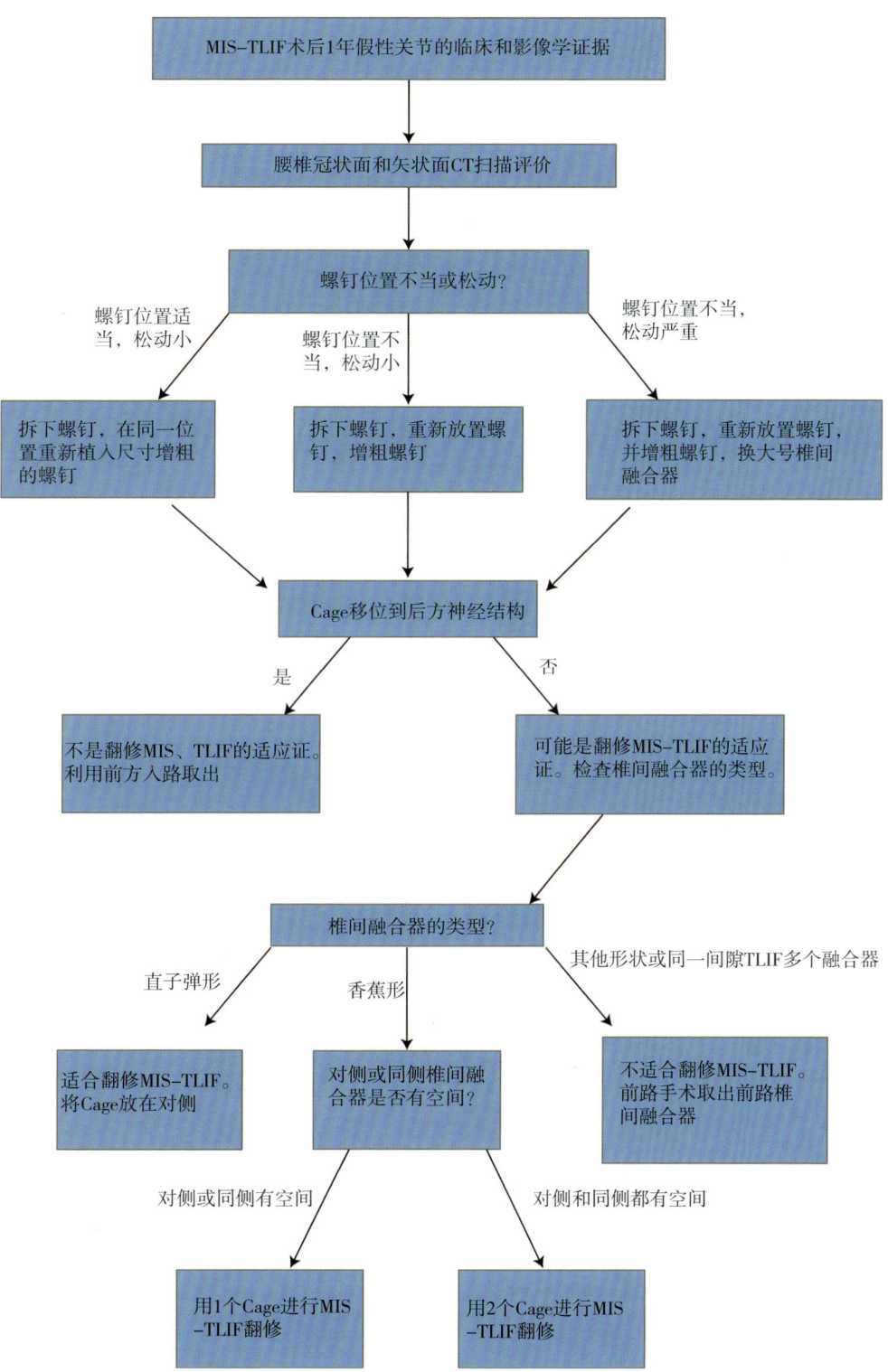

图 26.4 MIS-TLIF 翻修术前决策流程图。

螺钉的拆卸和更换

首先取出先前置入的经皮椎弓根螺钉。取出后，在透视引导下，Jamshidi套管针置入椎弓根中心。然后插入一根导丝并向前推进，直到达到椎弓根内侧壁，并前后位（AP）透视确定。对侧椎弓根和相邻椎体水平的椎弓根重复此步骤（图26.5a）。确保AP透视中棘突居中是非常重要的，有助于螺钉的精确放置。放置导丝后，侧位透视，以确保导丝放置超过椎体后壁而不超过椎弓根内侧壁。一旦确定了导丝的位置适当，再翻修MIS-TLIF的对侧（原MIS-TLIF的同侧），沿导丝拧入椎弓根螺钉。然后移除拧入椎弓根螺钉的导丝，在肌肉深层将连接杆置于椎弓根螺钉钉尾（图26.5b）。

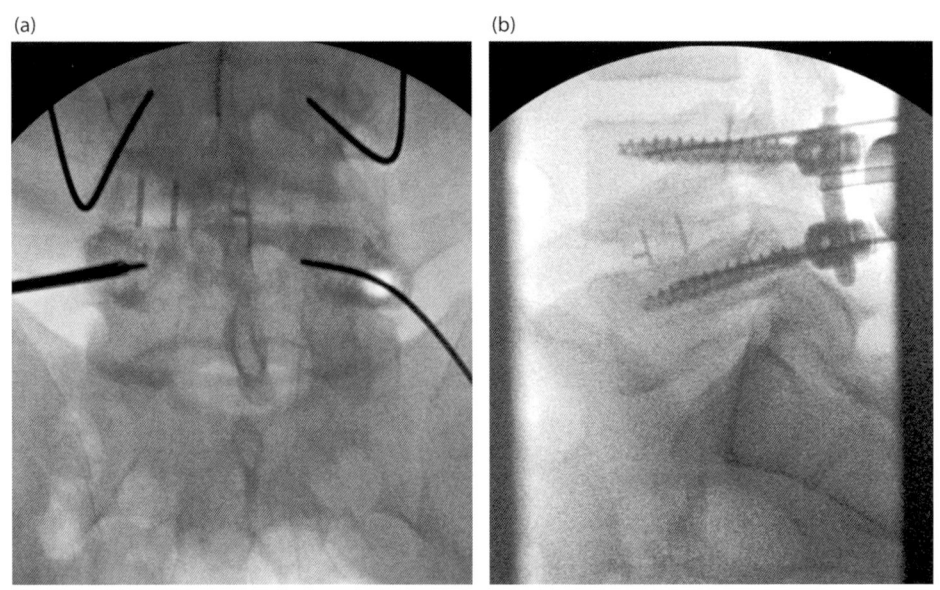

图 26.5 （a）术中正位透视显示导丝位于融合侧椎弓根内。（b）术中侧位透视显示预期翻修MIS-TLIF的对侧放置椎弓根螺钉和移除导丝。

切开和暴露

将一根22号的脊柱针插入到待翻修的关节突关节。针头插在与先前进行的椎间融合相对的一侧。通过透视确定适当的椎体水平后，取下针头，在针头同侧中线椎旁侧约4～5cm处做一个旁正中切口。对于体型较大的患者，切口可能需要更向外侧。切口通常相当于最后一个管状牵开器的直径（约2.5cm）。在透视下，将克氏针或初始扩张器穿过筋膜和竖脊肌，向侧面至内侧方向插入关节突复合体。逐级扩张器连续通过初始钢针或扩张器，以扩大工作通道。扩张器剥离取出附着的肌肉或软组织。一旦放置好最后的扩张器，一个管状的牵开器即可放置并固定在小关节上，移除连续扩张套管。然后将管状牵开器系统牢固地固定在手术台框架上，透视确定手术通道的位置和方向正确。

手术操作

其余的操作可通过使用显微镜或在放大镜的照明下进行（图26.6）。使用电凝和髓核钳器械，清除手术通道内椎板上和小关节上的残留软组织。然后用高速磨钻进行椎板切除术，直到黄韧带可见。在此过程中取出的骨骼可以收集起来作为自体植骨材料，以便在接下来的操作中使用。然后切除椎板向颅侧延伸，直到黄韧带附着。然后进行关节突切除，首先小心切除椎板峡部和下关节突。在椎板切除和关节突切除中，避免磨钻进入椎弓根是至关重要的，因为这可能会影响椎弓根的完整性。然后取出黄韧带，暴露神经根。在黄韧带切除过程中，硬膜外腔内的静脉丛可导致大量出血。为充分暴露椎间隙和神经根，适当使用双极电凝或明胶海绵止血是必要的。

在充分止血后，利用终板铰刀和椎间平板撑开进一步准备终板。然后，椎间融合器置入骨碎片，置入椎间隙的中线部位。在放置Cage时必须小心保护附近的神经根。一旦Cage放置妥当，剩余的两个椎弓根螺钉可以沿导丝拧入，随后拆除导丝并放置连接杆（图26.7）。

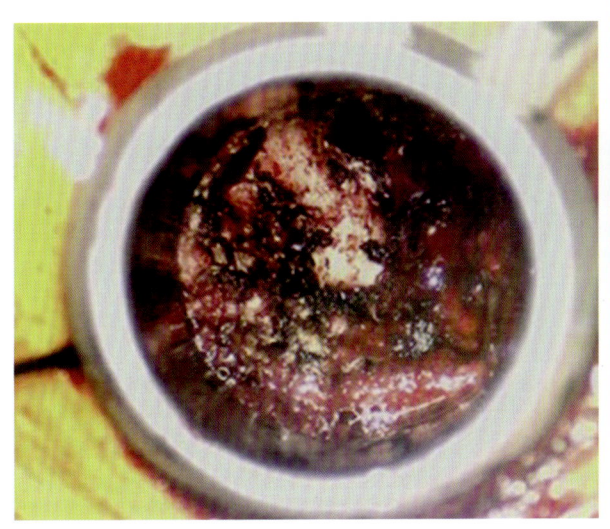

图 26.6　通过管状牵开器显示关节突关节的图像。

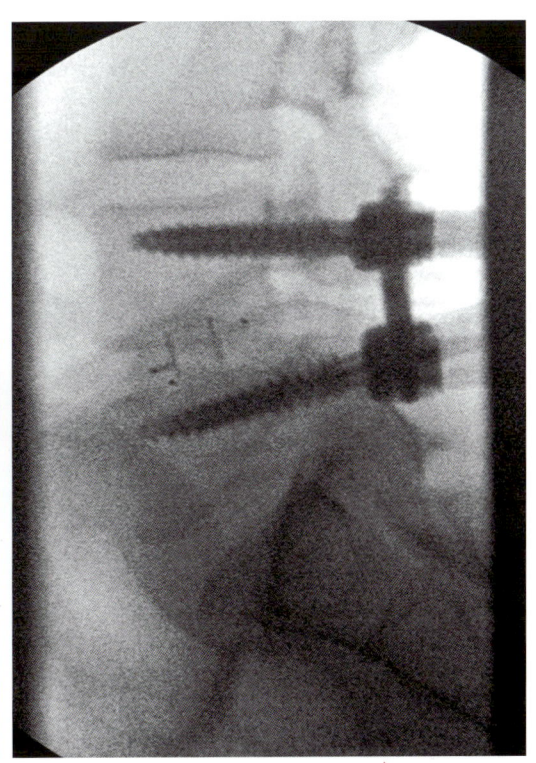

图 26.7　术中侧位透视显示对侧 Cage 和双侧螺钉位置。

术后处理

翻修MIS-TLIF后,患者通常在术后当天或术后第2天出院。在住院期间,采用多模式镇痛方案,以提供充分的疼痛控制,并将麻醉剂相关的副作用风险降至最低。术后第3天去除患者伤口上的敷料。术后立即进行影像学检查,术后各随访时间点也应拍片检查(图26.8)。

并发症

翻修MIS-TLIF相关的并发症与原发MIS或开放性TLIF术式相似。MIS-TLIF术后总并发症发生率为0~33%。最显著的并发症包括术中硬膜损伤、脑脊液(CSF)漏、出血、新的神经功能缺损和持续性假关节。由于MIS-TLIF中植入物的体积小、接触面小,理论上假关节的发生风险大于开放式TLIF。然而,通过适当的止血和适当的手术野确保足够的显露是必要的,以尽量减少其他手术并发症的发生。

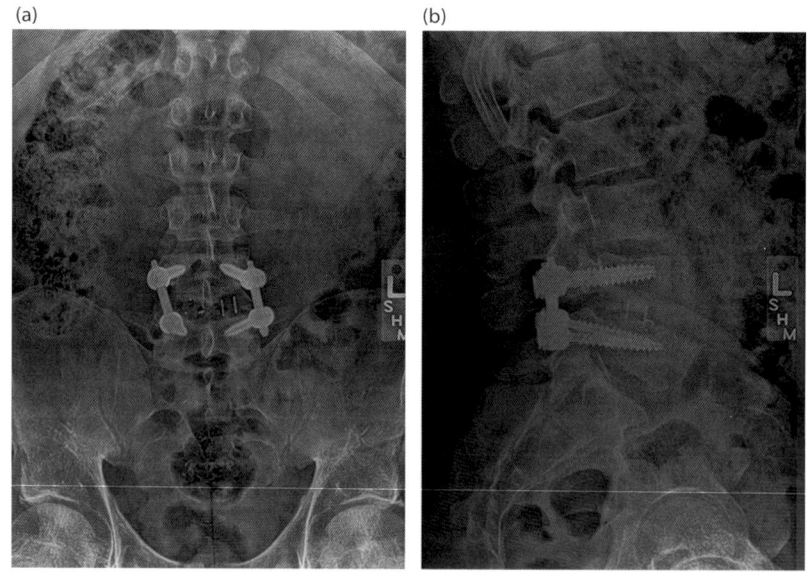

图26.8 术后10周的前后位和侧位腰椎片,显示了对侧的Cage和适当调整的螺钉位置。

要点与难点

翻修 MIS-TLIF 对于假关节是一种特别有益的治疗方法。通过调整后路内固定，增加植骨材料和终板融合器界面接触面积，该手术可以改善椎间融合所需的生物力学和生物学环境。然而，必须特别注意术前计划，因为这些步骤将决定翻修 MIS-TLIF 的有效性和可行性。特别是，对于手术医生来说，重点应注意任何潜在的植入物和器械移位或位置不当。识别这些错误可明确椎体骨不连的可能原因，因此，可以适当地纠正，以防止将来的并发症。此外，严重的 Cage 后方移位可能是翻修 MIS-TLIF 的禁忌证。详细分析医学影像尤为重要，以防止不必要的手术和降低医源性神经损伤的风险。

最后，评估椎体终板之间的剩余空间可以帮助手术医生确定是否可以使用多个植入物以增加后续融合的可能性。有限的空间意味着需要移除 Cage，这将需要前入路而不是后入路行 MIS-TLIF。通过术前识别潜在的内固定故障并评估剩余的椎间隙空间，手术医生可以确定翻修 MIS-TLIF 的可行性和有效性，并最大限度地发挥其潜在有效性。

第27章

后外侧减压融合的翻修

FADI SWEISS, CRISTIAN GRAGNANIELLO, ANTHONY J. CAPUTY, AND MICHAEL ROSNER

适应证 ········· 231	术前计划和手术室准备 ········· 233
相对禁忌证 ········· 232	手术技巧 ········· 234
预期 ········· 232	术后处理 ········· 235
翻修手术原则 ········· 232	并发症 ········· 235

适应证

脊柱融合失败的原因有很多,后外侧融合也不例外。这种特殊类型的融合术在相应节段上具有固有的失败风险,这与椎间盘未被取出,在中柱和后柱固定的情况下,前柱仍保持活动性有关。本章我们仅讨论后外侧融合失败的翻修。

持续的背痛、神经根症状、肌力或感觉障碍,尤其是在初次进行后外侧融合前出现这些症状的患者,应进一步检查,以评估先前融合手术的成功率。这些问题的原因是多方面的,在大多数情况下,随着进一步检查的进行,这些原因将被明确。

相应节段或邻近节段上存在运动的融合失败可通过计算机断层扫描(CT)以及过度屈曲和伸展的平片进行评估。融合失败可导致小关节进一步肥大,出现包括背痛在内的神经症状。随着活动的范围增大,内固定上的受力增加,会导致明显的内固定失败,包括螺钉松动、椎弓根螺钉拔出、椎弓根螺钉断裂和连接棒断裂,所有这些都可以通过影像学轻易地鉴别出来,并可能需要进行翻修。

如果进一步的检查不能解释出现症状的原因,我们应该考虑融合是否提供了足够的力线和平衡。近年来,许多人强调了矫正前凸、矢状面平衡和骨盆参数对融合手术成功的重要性（图27.4，见下文）。

在没有达到整体脊柱平衡的情况下，代偿性因素会导致对内固定和相邻水平的额外应力，这些可能导致假关节形成，在最初的矫正手术后出现的时间相对较早。这是翻修手术的另一个适应证，应始终考虑进行融合手术。

相对禁忌证

手术矫正先前失败的后外侧融合术存在增加术中并发症的风险。手术时间和术中失血均增加。所有的患者都需要在全身状况改善后才能进行翻修手术。在患者合并症较多的情况下需要多学科的会诊。手术医生必须确定手术的安全性才考虑手术。由于需要内固定，活动感染是手术的绝对禁忌证。

预期

对失败的后外侧减压融合术的翻修，目标是全面改善术前症状。融合术失败引起的腰痛应在内固定修复和融合术完成后显著改善。在植入椎间植骨和切除双侧小关节后，神经根症状、运动和感觉症状也有望改善。尽管从技术上来说翻修术比较困难，但症状的改善和成功融合应该是可以实现的，大多数患者病例报告功能预后均有所改善。

翻修手术的目标还应预期实现和保持适当的腰椎前凸和适当的力线。现在这些因素是所有融合手术应该取得的预期结果。通过保持和纠正矢状面平衡和适当的腰椎前凸，一个成功的融合手术预期可减少将来内固定失败和邻近节段疾病的可能性。

翻修手术原则

翻修手术应该由有翻修经验的脊柱专家完成，因为翻修手术更复杂，风险更大。如前所述，在进行此类手术之前，需要采用多学科会诊来改善患者一般状况，特别是那些有严重合并症的患者。需要进一步的检查，包括前后位（AP）/侧位平片（图27.1）、站立脊柱侧凸片（图27.2），侧弯片、屈曲/伸展片、有或无钆强化的脊柱磁共振成像（MRI）、计算机断层扫描（CT）以及可能包括CT脊髓造影，以便手术医生确定最有益和安全的翻修方案。

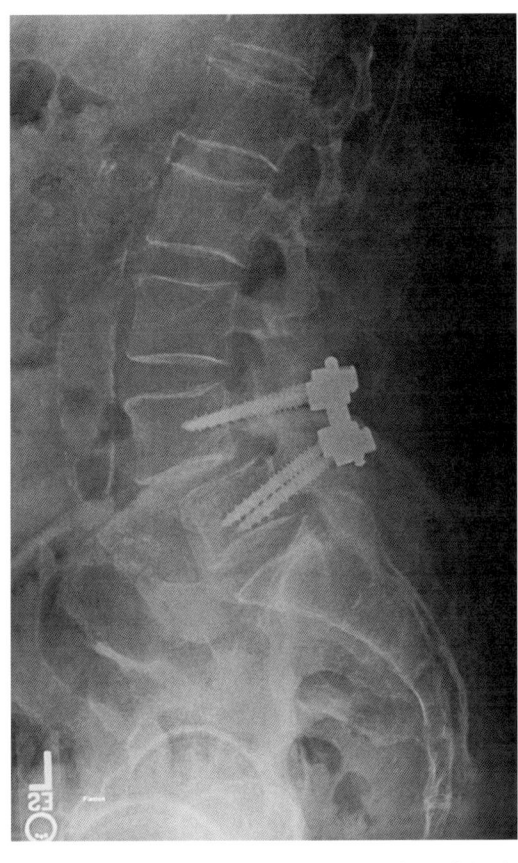

图 27.1　腰椎侧位片，显示前次手术后外侧内固定和融合。L4 向 L5 前方滑脱，L4 椎弓根螺钉透明影像。

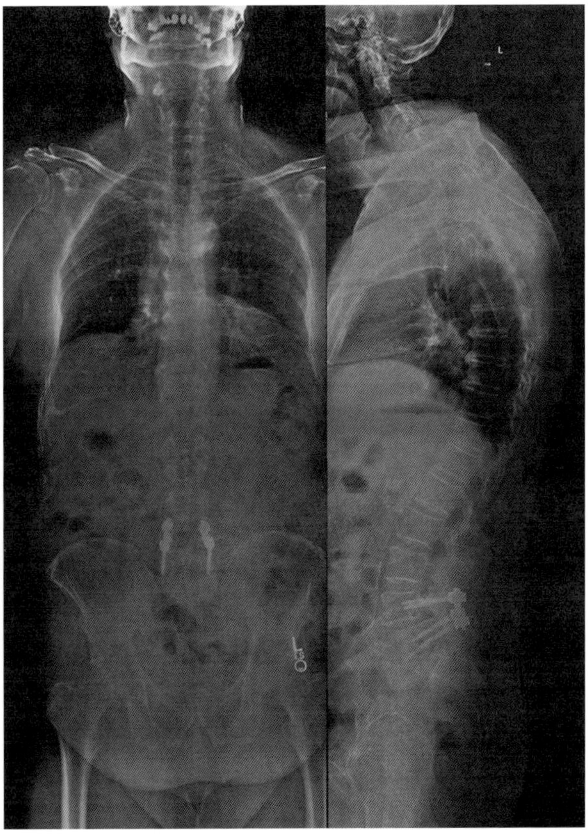

图 27.2　正位和侧立脊柱侧凸片。患者整体冠状面和矢状面平衡。

手术医生还必须考虑是否可以采用微创方法来避免瘢痕组织和使显露更简单。考虑到先前的内固定和融合的程度，所以往往不能如人所愿。翻修失败的后外侧融合术的最终目的是提供矫正和充分的固定，以达到融合和最佳的脊柱力线。

术前计划和手术室准备

术前计划对于后外侧融合失败的翻修至关重要。必须对术前影像学和患者的症状进行评估，以为患者提供最有益的翻修方案。在大多数情况下，需要椎体间移植，可采用微创技术/经椎间孔腰椎椎体间融合（MAST-TLIF）入路（图27.5，见下文），这可以缩短暴露时间，减少失血，最重要的是，避开以前正中入路的瘢痕组织；还可以暴露内固定，根据需要更换和延长内固定。

患者俯卧在Jackson手术床上，用六点支撑来限制手术过程中的腹腔内压力。使用合适的胸垫使髋关节处于最大伸展位，通过调整体位来调整和纠正前凸角度。面部要垫好，脊柱处于中立位置，所有的管和线都要放好，防止手术过程中从患者皮肤上滑落。四肢都应该处于中立位，骨性突起也应该垫好。所有线的位置应避免干扰术中拍片。

如有需要，准备好C型臂用于术中手术节段、螺钉和椎体间融合器位置的确定。在放置内固定（如果有）后也可以使用O型臂来确认螺钉和椎间融合器位置是否合适。强烈建议使用神经监测，包括刺激诱发肌电图（EMG）/触发肌电图（tEMG），可用于监测单个神经根和椎弓根螺钉引起的损伤。

手术技巧

我们选择经椎间孔椎间融合（TLIF）的方法来翻修后外侧融合，因为该入路真正的功能多样。它可以使用逐级套管来扩张通道进行单间隙或双间隙手术，也可以根据疾病情况进行小切口或开放手术。

- 用C形臂定位手术节段小关节复合体并在皮肤上标记。
- 皮肤切口通常距中线3.5~4.5cm，沿头尾轴平行垂直进入。切口的长度取决于手术间隙的数量以及在每侧使用一个还是多个通道。
- 皮肤切开后，用一级导杆沿Wiltse间隙进入，保持导杆"不空"，用作剥离器。
- 找到间隙和剥离时，逐级扩张与初次手术情况没有区别，最大的扩张器基本上停靠在手术节段螺钉头周围，或在新的或附加节段的关节复合体上。
- 无论翻修原因是什么，下一步操作都是相同的；包括打开螺帽、取下螺帽和连接杆，然后取出螺钉。
- 在这时候，螺钉已被移除，可以使用小骨刀或高速磨钻进行小关节切除，以提供适当的神经根减压并显露椎间盘。
- 如果先前融合的螺钉钉道良好、进钉点适当、把持力良好，并且沿着内侧或外侧边界的任何地方没有破裂，则重新利用这些钉道放置更大直径的螺钉。如果并非如此，则重新选择入钉点，操作过程同初次手术。
- 如果椎间盘仍然存在，并且失败的原因是不愈合，则行椎间盘切除术，但即使是这样，也可能需要使用高速磨钻或截骨进入椎间隙，因为脊柱节段性固定时，围绕椎间盘边缘的Sharpie纤维通常是最先融合的部位之一。
- 撑开椎间隙，一次撑开一侧，以便切除椎间盘，实现最佳的终板准备。
- 此时，如初次手术一样，融合器试模，直到获得合适高度和腰椎前凸，并很好地恢复椎间孔高度。

术后处理

患者术后应在麻醉后监护室（PACU）监护。应充分控制疼痛，如有需要，应获得急性疼痛管理咨询。应监测患者的血液动力学情况和全血细胞计数（CBC）、骨形态发生蛋白（BMP），并根据需要抽血检查和纠正凝血。

如果放置引流管，应监测其引流量是否突然增加，并在术后第1天拔出。

如果病情稳定，应将患者安置在外科病房，护士应具有处理此类患者的经验。应经常进行神经系统评估，如有任何变化，立即通知手术团队。应提供适当的疼痛控制，因为需要早期活动以缩短恢复时间。在出院之前，拍正侧位平片（图27.3）。

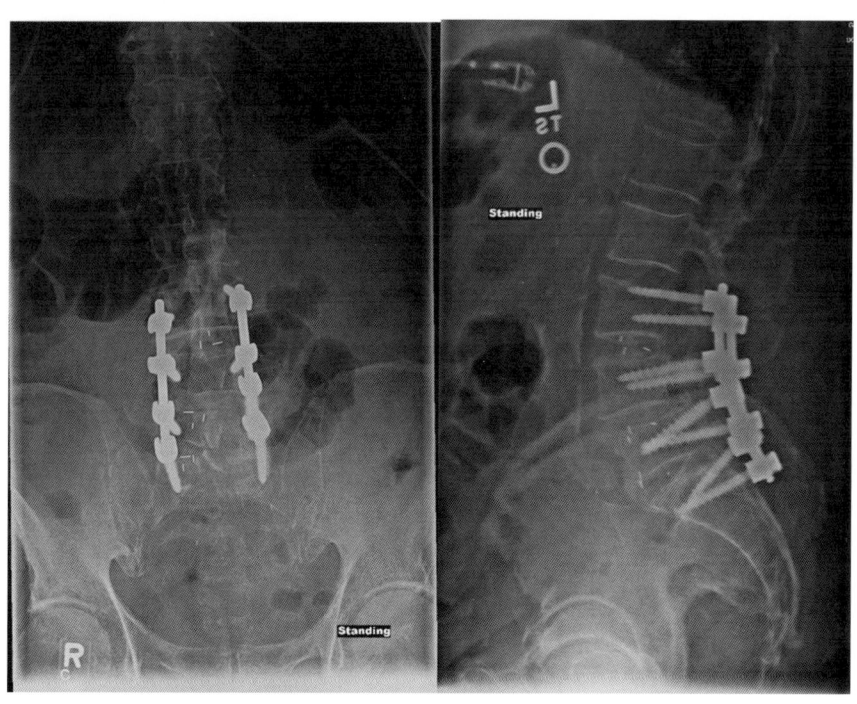

图27.3　L3~4、L4~5、L5~S1 MAST-TLIF 翻修失败的后外侧内固定和融合，保持适当的腰椎前凸，对 L4/5 滑脱进行矫正。

并发症

- 早期并发症包括置入融合器终板下沉和椎弓根皮质破裂。
- 延迟并发症包括感染、残余/新发疼痛和感觉障碍。在一小部分患者，如骨量减少和骨质疏松症患者，仍然可能发生骨不连。

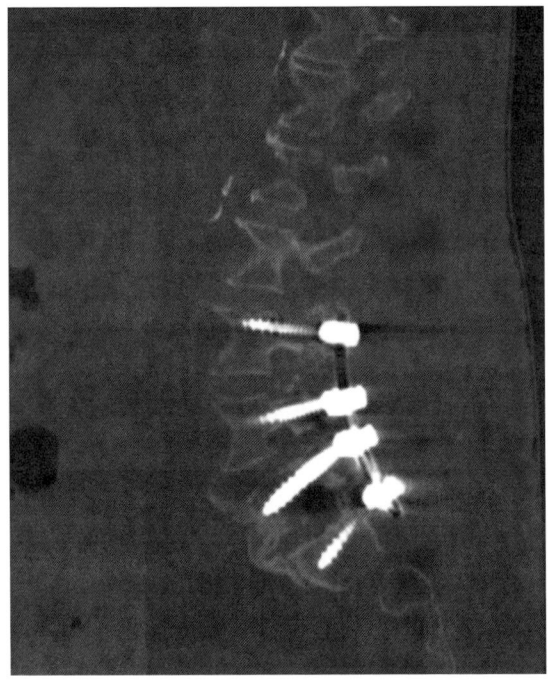 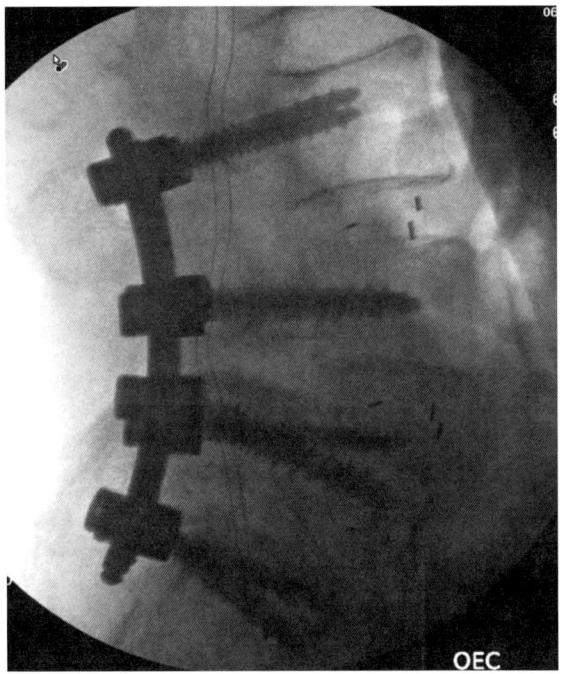

图 27.4　腰椎脊柱矢状位 CT，显示椎弓根螺钉放置满意，腰椎前凸合适。

图 27.5　术中透视 MAST TLIF 入路，椎间融合器置入后椎间隙高度和前凸满意。

要点与难点

- 更换螺钉时，如果使用同一钉道，则将螺钉直径增加一号。
- 如果最初的后外侧融合术失效，就必须采取另一种治疗方法，包括采用不同的手术策略，如同使用不同的生物制剂。
- 如前所述，应考虑使用新的生物制剂［即重组人骨形态发生蛋白（rhBMP）-2 超说明书用药］，尤其是在初始手术中未使用的情况下，或由于骨质量差融合失败和初始融合器填充不足而失败的情况下。
- 在翻修手术中，必须坚持遵守脊柱手术的所有原则，尤其是冠状面和矢状面上的"脊柱平衡"。
- 翻修脊柱内固定器需要手术医生知道在第一次手术中使用了什么内固定系统，以便准备能够取出内固定所需的器械。
- 脊髓造影 CT 是必要的，因为根据它可以进行仔细的术前计划，合理进行骨切除，以获得必要的神经根减压和适当的脊柱节段力线。
- 与患者及其家属坦诚讨论翻修手术的潜在风险至关重要，包括更高的脑脊液漏风险，以及就手术效果和患者期望以及持续疼痛管理的潜在需求提供咨询。

性分离。

未行手术节段的椎板深度可以指导瘢痕处的显露。谨慎地提起全厚度的软组织皮瓣而不侵犯硬脊膜。先在未行手术区解剖，并通过引导向外剥离暴露未处理的椎板。前次手术的内固定和融合块也需暴露。

主要症状表现为腿痛的患者可能仅适合行减压手术。按照惯例，融合上方的ASD做延长融合处理。相邻节段椎间盘突出症且没有腰椎不稳的患者可能更适于显微椎间盘切除术。如果患者由于小关节肥大导致椎管中央和侧隐窝疾病引起腿部疼痛，并且没有腰椎不稳，也可以考虑仅行减压，要告知患者存在复发性狭窄的风险。如果相邻节段不稳定，则应扩大融合范围。

术后处理

术后管理从手术室（OR）开始。在离开手术室之前，团队应进行核对。世界卫生组织（WHO）提倡使用手术安全检查表。表上的清单旨在确保将关键信息从手术室传递至麻醉后护理区（PACU）或重症监护病房（ICU）。这些信息应包括手术名称，核对棉片和器械计数正确，任何严重或意外事件，以及患者当前的血液动力学状态。一些患者可能需要在术后保留插管。在这种情况下，运动检查应尽快进行。

拔管后，应施行物理治疗。为了促使患者活动，必须进行适当镇痛处理。在翻修手术中，要达到适当的疼痛控制很难。使用慢性麻醉药的患者可能需大剂量的静脉内（IV）麻醉剂，在管理这些患者时，急性疼痛管理服务可能会有用。患者必须足够舒适才能通过物理治疗促进肢体活动。

深静脉血栓形成（DVT）的预防是一个有争议的领域。术后深静脉血栓形成的发生率低而且硬膜外血肿可能导致灾难性后果，因此大多数医疗中心并未常规进行药物预防血栓。在大多数情况下，早期活动和连续加压抗栓泵就足够了。对那些有严重运动障碍或行前入路髂血管或主动脉操作的患者，可以考虑药物预防血栓。

一些外科医生在术后常规使用支具。没有强有力的证据支持或反对使用支具。一些患者可能会因支具提供的稳定性而受益。但是对于年龄较大或更脆弱的患者，支具可能存在皮肤损伤的风险。

许多患者需要在专业的护理机构或康复医院短暂康复。如果从手术的角度来看，患者情况尚不稳定，回家并不安全，则建议他们出院后去相关机构进行治疗。

并发症

在翻修手术中，并发症的发生率显著增加。手术并发症包括硬膜囊损伤和大量失血。翻修手术中意外切开硬膜的发生率很高。因上次手术瘢痕形成，术中若减压，硬膜撕裂的可能性为15%～20%。这些撕裂有些很大并不适合直接修复。如果不得不使用筋膜移植物或蛛网膜下腔引流管来解决这些问题时，术者也没必要心怀芥蒂。

翻修手术期间可能会发生大量出血。因此应该在术前与麻醉医生进行交流，并在术前建立适当的静脉通路。在许多情况下，尤其是对于虚弱的患者，应考虑应用动脉置管和中央静脉导管。根据手术的大小，应准备交叉匹配的红细胞、血小板和新鲜的冷冻血浆。术者还应考虑在术中使用氨甲环酸以减少失血量。

要点与难点

- 术前计划是取得成功的关键。确定患者行前次手术的原因、前次手术的结果（包括任何并发症），以及使用了哪种器械。
- 将翻修手术变成初次手术。尽可能使用与前次手术不一样的入路或技术来绕开瘢痕组织，避免相关并发症。
- 适当降低患者的期望值。患者需要意识到，翻修手术的效果不如初次手术，并发症的发生率也更高。

第29章

平背畸形翻修手术

JEFFERSON WILSON, MATTHEW S. GALETTA,
AND SRINIVAS PRASAD

适应证 ·········· 243	术前计划与手术室准备 ·········· 244
相对禁忌证 ·········· 243	手术技巧 ·········· 245
预期 ·········· 244	术后处理 ·········· 248
翻修手术原则 ·········· 244	并发症 ·········· 248

适应证

腰椎融合,尤其是过去的多节段腰椎融合术,因当时对矢状面维持和恢复认识程度不够,术后可能会出现医源性平背畸形这种晚期并发症。脊柱前凸丧失的危险因素包括椎弓根螺钉牵引力的分散,或者在初次手术中前柱高度恢复不够。

翻修手术的适应证包括假性关节,因脊柱前凸丧失而引起的持续背部和颈部疼痛,以及为恢复矢状面平衡而屈膝展髋代偿性不足。患者邻近节段可能会发生退变,从而导致神经根疼痛和跛行。

相对禁忌证

一般情况不稳定的患者不能接受手术治疗,存在重大合并症和持续吸烟也是相对禁忌证,它们可能会增加长期和短期术后并发症的风险。

预期

对于矢状面失平衡导致颈背痛的患者，手术的目标是改善整体序列，缓解症状并减少对麻醉性止痛药的需求，但是实现完全无痛并不是一个理性的预期。需要强调的是，术前和术后营养、戒烟以及坚持使用支具6~12周也是非常重要的。

翻修手术原则

翻修手术的目的是神经减压、恢复矢状面平衡和腰椎前凸，并获得牢固的融合。通常，矫正的目的是使矢状垂直轴（SVA）<5cm和骨盆倾斜（PT）<20°。如果是因假关节形成而翻修，注意要建议戒烟（如果相关），并计划取髂骨植骨（ICBG）。

术前计划和手术室准备

术前评估时，需要前后位（AP）和侧位脊柱X线片，包括过屈过伸位片，评估包括内固定、移植物位置和融合质量（图29.1）。行有无枕垫的仰卧位X线检查，通过简单的定位确定脊柱前凸的程度。站立时的全长脊柱侧弯X线片，使用标准C7铅垂线和相关的脊柱骨盆测量来评估矢状面平衡。用胸腰CT扫描以评估骨解剖结构、骨赘、融合块以及椎弓根螺钉的位置和测量值。MRI用于评估硬膜囊和神经根。患者可能需要联合或单独使用前、后和/或外侧入路，以充分恢复脊柱前凸并延长内固定。如有髋关节挛缩畸形，应在行腰椎矫正手术之前予以解决，以免其影响整体矢状位力线。根据畸形的硬度和前次手术的融合，手术方案可以是仅前路，仅后路（包括椎体切除），前后路联合或后侧入路联合。

接受前后路手术的患者，应选择Jackson手术床，这样可以更有效、安全地从仰卧位调整为俯卧位。截骨术的类型[Smith-Petersen截骨术（SPO）或经椎弓根截骨术（PSO）]主要由固定的矢状畸形和前次手术的融合情况决定。其他重要的影响因素包括矫正的必要程度、后凸是否平滑以及对术中失血的担忧。

俯卧并摆好体位后获得运动诱发电位（MEP）和体感诱发电位（SSEP）的基线数据。如果要取髂骨，术者对侧的取骨处做消毒准备，如无禁忌，需优化手术室（OR）通气。

患者接受术中动脉监测。所有患者均已完成术前实验室检查，明确患者血型并进行交叉配血。如无涉及感染或肿瘤，应使用自体血回收系统，以减少术中对其他血液制品的需求。

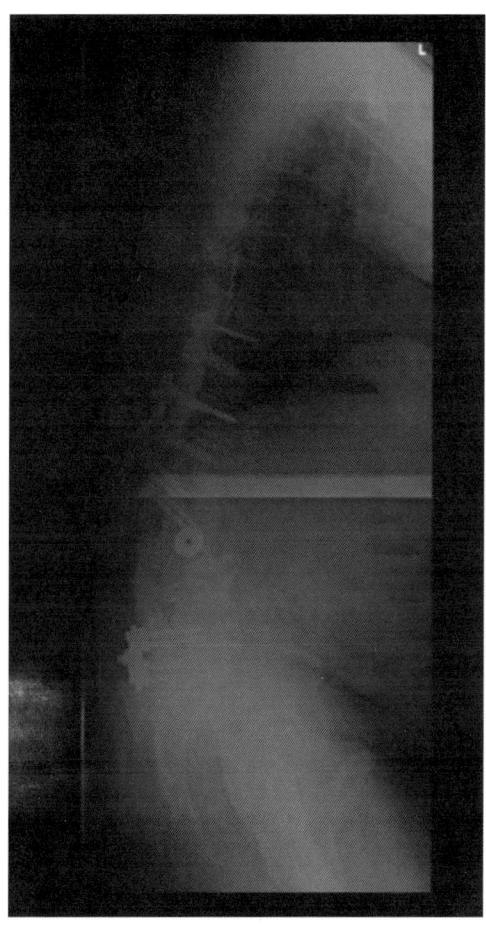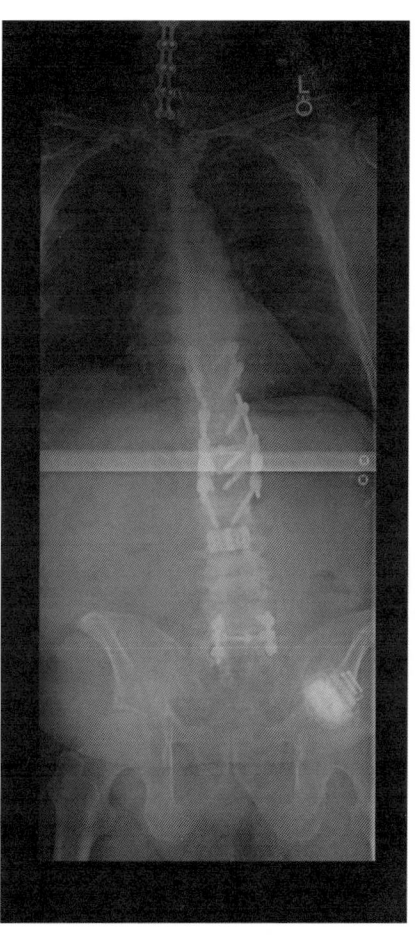

图 29.1　术前影像：男，63 岁，胸腰段多节段融合，控制疼痛的脊髓刺激器植入术后，主诉站立超过 1 分钟不稳。

手术技巧

前入路由普外科医生负责显露与关闭。注意保护髂静脉和输尿管。对于以前做过前入路手术的患者，可由泌尿科团队在术前放置输尿管，以便术中识别和保护重要结构。

翻修后路暴露过程中，取俯卧位，完全伸展髋部，通过姿势获得尽可能多的腰椎前凸。前次手术的切口可根据需要延伸，在前次手术水平瘢痕组织内操作时需特别注意。先选择前次手术融合处的上或下一个节段，在未受干扰的解剖标志辅助下暴露到棘突的水平，然后暴露椎板切除的节段和侧方的内置物。

在前入路椎间盘切除术和移植物放置过程中，脊柱前凸移植物可对脊柱序列提供一定程度的矫正，也可将其放置到一侧以矫正冠状面不平衡（图 29.2）。在后路翻修术中，PSO 提供大约 30° 的脊柱前凸矫正（图 29.3），而后柱截骨术每节段提供约 10° 的矫正（图 29.4）。因为下腰椎假性关节，骨质差或多次翻修，有时需要额外的内固定稳定，可使用骶骨螺钉和髂骨螺栓。对于这些情况，可以考虑使用S2-Alar 髂骨（S2AI）螺钉。

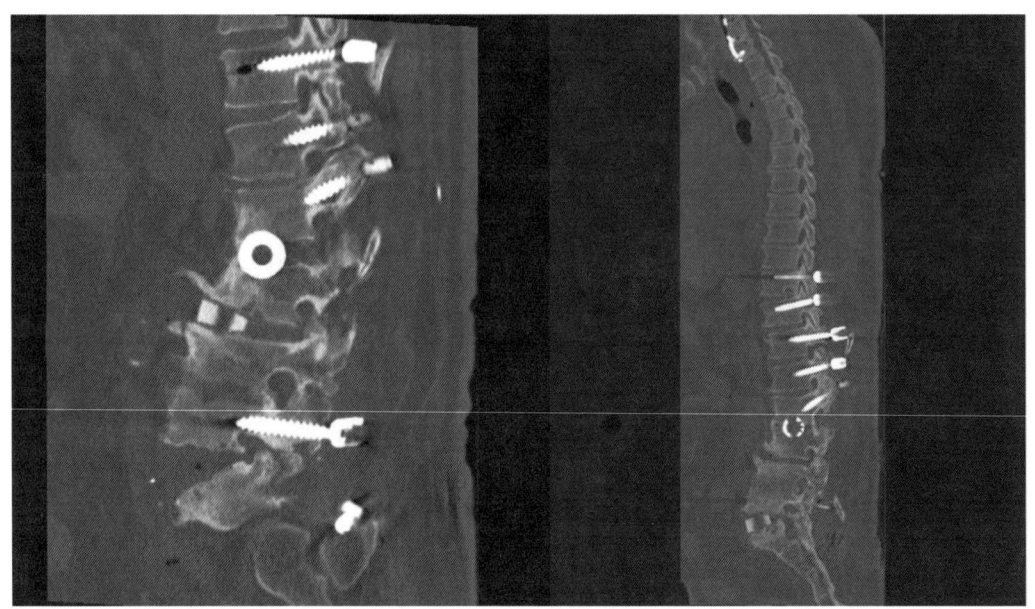

图29.2　一期翻修术后CT扫描，分期手术：一期取出手术内固定、脊髓刺激器，重新植入内固定

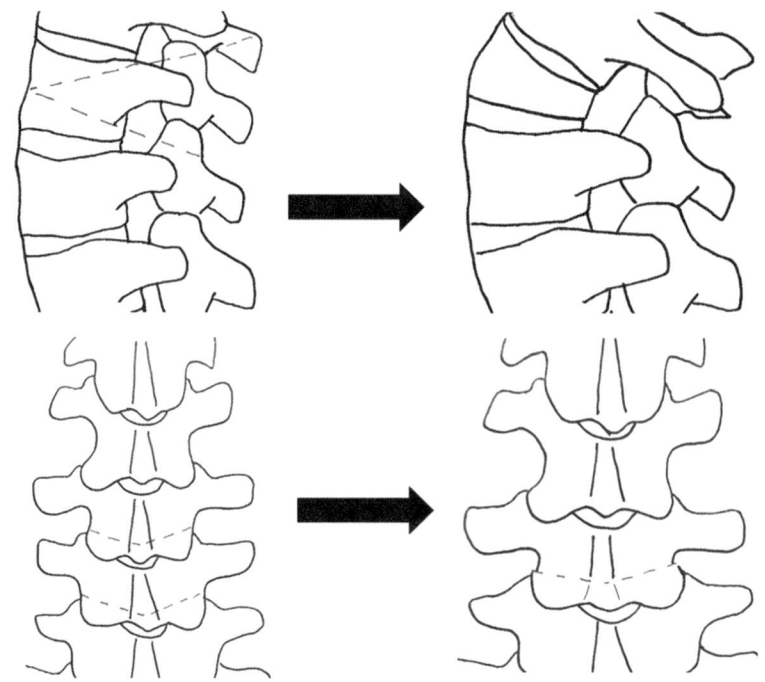

图29.3　冠状面、矢状面PSO截骨示意图，箭头提示截骨后结果

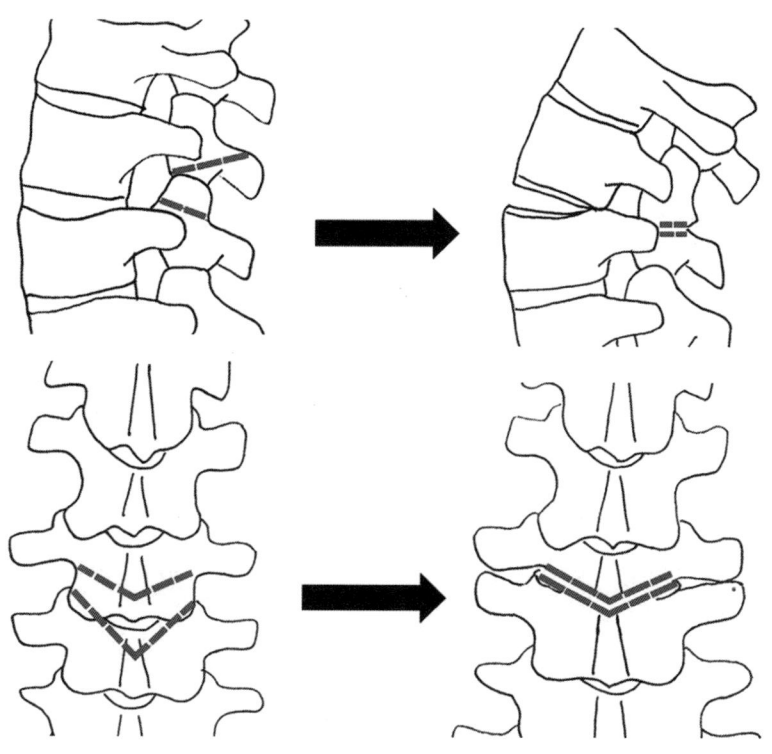

图 29.4 冠状面、矢状面 SPO/Ponte 截骨示意图，箭头提示截骨后结果

通过同种异体移植和楔形截骨术，获得适当的曲率以保持脊柱前凸。沿着椎弓根螺钉内固定系统进一步加压，可以提供进一步的脊柱前凸矫正。

也可以选择外侧腰椎椎间融合术（LLIF）和腰椎后路椎间融合术联合来解决腰椎冠状和矢状畸形。LLIF前凸的Cage也有助于恢复腰椎前凸。对于L5～S1节段，外侧入路有局限，该通道通常被髂嵴、复杂的腰骶丛和邻近脉管系统所掩盖。

在减压放置内固定和撑开的过程中进行MEPs和SSEPs监测。当脊柱和内固定的所有操作完成时，采集最终信号。拍摄脊柱正位和侧位片以确保内固定在位（图29.5）。

通常后路手术放置两个引流管，后接球囊负压吸引。前部的JP引流管由普外科医师放置。肌肉和筋膜用0号可吸收缝线间断缝合，深层真皮组织用2-0可吸收缝线间断缝合，皮肤用连续尼龙缝线缝合。在考虑到组织质量的情况下，应使用间断的褥式缝合线。引流管用尼龙缝合线固定。

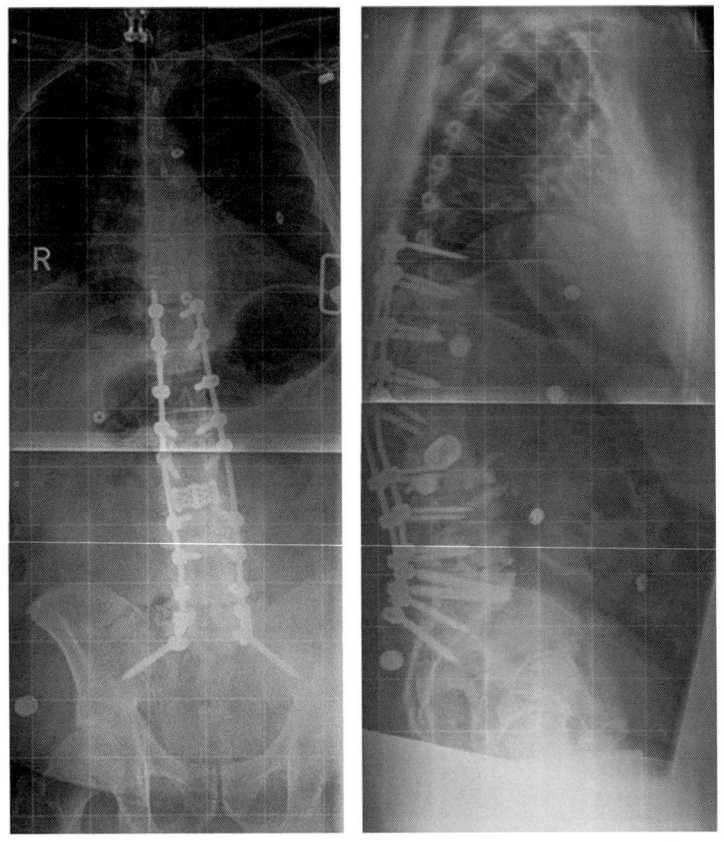

图 29.5　二期手术后 L3～L4 SPO 截骨钉棒融合内固定

术后处理

术后将患者送入神经重症监护病房（ICU）、外科ICU或脊柱遥测病房。那些失血量大、手术时间长、手术结束时难拔管，或是多种全身合并症需要密切监测的患者，通常需要更高级别的护理。那些计划分期手术的患者，在第二阶段手术结束前，通常（尽管不总是）卧床休息或使脊柱处于保护下。

定制胸腰椎支具，如果患者术前有支具，则可以对其进行改造，减少重复的工作和成本。如果病情允许，应在支具保护下拍站立位的脊柱正侧位X线片。从术后第一天开始对患者进行理疗评估。

术后第2周和第6周时患者应来医院检查切口，并拍正侧位X线片。一般建议随访至少2年，具体时间和频次由术者决定。

并发症

在前路暴露过程中或因过度牵拉可能会损伤髂血管。这时要请普外科评估损伤程度，如果术中需要血管外科，也应请他们会诊。为了降低术后血栓形成的风险，应给予静脉输液，使用81 mg阿司匹林或肝素滴注液。

瘢痕组织增加了暴露和减压期间硬膜损伤的风险。如果条件允许，硬膜囊损伤应首先尝试原位修复，当然硬脊膜替代物、肌肉和手术胶也可以考虑使用。如果通过后路难以修复或无法充分修复硬脊膜损伤，则强烈建议放置腰部引流管，以防止在椎板切除术部位形成术后假性脊膜膨出。

腰外侧入路可能会损伤腰骶神经丛及其分支。为保护这些神经结构，牵拉腰肌时应格外小心。使用牵开器时注意使开口尽量小，能达到暴露和植骨所需就足够。牵拉腰肌时股神经会被从前到后牵拉，术中要注意患者的体位，尽量使股神经不处于张力状态，这样可以减少股神经牵拉。最后，尽量减少牵拉腰肌的持续时间。

要点与难点

根据定义，矫正医源性平背畸形属于翻修手术，所以要留心每个患者的前次手术、减压和内固定等特征。为了能按计划矫正，术前 CT 和 MRI 片上的前方骨赘、小关节融合和周边融合等均表明需要从前路或后路松解。选择合适的截骨节段对于畸形矫正的成功至关重要。骨密度情况、螺钉周围是否存在光晕、适当固定对于充分稳定和实现关节融合至关重要。

先前手术后的瘢痕组织会使解剖变得复杂，并增加了前、后结构（包括髂静脉、输尿管和硬膜）的损伤风险。在暴露过程中应注意避免过度牵拉或意外损伤。

尽管外侧入路是很有用的辅助手段，但髂嵴腰骶神经丛可能使解剖和牵开变得困难，在这些情况下可能更适合采用前入路。

第30章

严重腰椎滑脱的翻修

PETER D. ANGEVINE

适用证 · · · · · · · · · 251	术前计划与手术室准备 · · · · · · · · · 253
相对禁忌证 · · · · · · · · · 252	手术技巧 · · · · · · · · · 253
预期 · · · · · · · · · 252	术后处理 · · · · · · · · · 255
翻修手术原则 · · · · · · · · · 252	并发症 · · · · · · · · · 256

适用证

严重脊柱滑脱翻修手术的绝对适应证很少。新发或进展性神经功能障碍是手术干预的指征，但这种情况很罕见（但可能紧急），所以一旦出现就要彻底调查是否有必须手术治疗的原因。

出现以疼痛为主的初发症状，影像学检查发现内固定失败（松动或断裂）或矫正丢失，是严重腰椎滑脱手术翻修最常见的指征。在这些类别中，存在一系列严重性和适当管理选项。翻修手术最明确的指征，在术后早期是内固定失败、矫正丧失和顽固性背痛。而对术后2年或2年以上的患者来说，指征是融合不满意，背痛无法缓解，这一类处理起来比较棘手的情况。

沿L5神经根支配区的腿痛，伴有压迫病理因素，是手术的重要指征，对那些固定失败的更是如此。对这些症状采用非手术治疗（例如物理疗法，抗炎药或硬膜外类固醇注射剂），很可能不会缓解。

高度腰椎滑脱的早期（即术后时间<6个月）植入物失败可能预示着，如不进行翻修，患者远期预后不良。在这种情况下，需要进行翻修手术改善症状，防止矫正持续丢失、畸形进展，以避免将来进行更加困难、风险更大、结果更差的手术。

对于相对适应证，应对患者进行仔细评估，与患者及其家人（如果合适）讨论是非常有必要的，这可以帮助确认此艰巨的手术是否合适。

相对禁忌证

一般而言，手术适应证越明确，相对禁忌证就越少。患者必须能够承受较长时间的俯卧位全身麻醉。这些手术一般不会出现大量失血，但这种可能性确实存在，要确保万一发生，患者能够承受。

考虑到腰骶交界处固定点的局限性，骨质是要考虑的关键因素。虽然骨量减少或骨质疏松症不是手术禁忌证，但可能会限制所获得的矫正。对于T值<-4的严重骨质疏松患者的翻修手术，内固定失效的可能性很高，手术需要认真考虑。

任何择期脊柱融合术，吸烟至少应被视为相对禁忌证。为了减少术后骨不连的发生，最少要戒烟30天，并且尿检可替宁测试证实尼古丁戒除。

预期

患者和术者对手术合理的预期是取得良好结果的关键。术后效果会根据患者疼痛时间、强度和原因的不同而有差别，即使是最完美的手术也可能无法完全缓解症状。持续的机械性压迫所致的根性疼痛通过手术减压可能会有显著改善，有时甚至会完全改善，如果是慢性疼痛则不一定。硬膜外或神经根封闭以及止痛效力较弱的口服药物（如布洛芬或加巴喷丁）可有助于改善预后。

轴向面背痛可能会明显改善、中度改善或根本没有改善。患者休息时症状能否显著缓解，可以做为预测患者术后背痛预后的一个指标。影像学发现明显骨不连合并内固定松动，则表明翻修内固定融合术后患者症状可能会有巨大改善。

翻修手术原则

翻修手术的关键原则是，是否行翻修手术取决于患者的症状、影像学检查和其他信息。一旦决定要行翻修手术，有以下原则可以指导手术的计划和执行。

对手术方案的选择，除了要考虑良好预后，还要考虑手术的风险。假设患者已经接受了至少一项手术而未获得最佳结果，那么首先要考虑的是尽可能改善预后而不是使风险最小化。

翻修手术的主要原则是先弄清楚前次的手术方式或手术失败的原因，并根据原因制定手术方案。例如，如果失败是因为神经减压不充分，那么翻修手术必须确保不存在可能的压迫。内固定远端失败，例如骶骨螺钉拔出或断裂，可能是由于多种可能的潜在原因引起，包括螺钉太短、太细或两者兼而有之；缺乏腰骶椎间融合器的支持；缺乏髂骨固定来支撑骶骨螺钉；以及无法实现快速、牢固的关节融合。在一种和多种类似情况下，翻修术中解决的问题越多，取得良好预后的可能性就越大。

另一个重要宗旨是在避免不必要风险的同时提高手术效果。例如，经椎间孔入路腰椎体间融合术（TLIF）或腰椎后路椎间融合术（PLIF）术后，没有神经系统症状的腰骶部假关节，为避免术中损伤包裹在瘢痕中的神经根，最好选择前路手术。对于腰骶关节不连患者优先选择单纯减压术，但不排除进行PLIF或TLIF术。

术前计划和手术室准备

在翻修手术之前，术者必须仔细研究患者的解剖结构。这就需要获得术前影像学检查结果。这些通常包括能够显示骶骨骨盆解剖结构的直立脊柱正侧位片，腰部过屈过伸位片，腰骶CT扫描和腰部MRI。在某些情况下，可能需要进行CT脊髓造影。某些患者可能需要进行骨密度测定。

脊柱专用的透光手术台便于患者定位并获得术中图像。根据患者的髋部柔韧性和骨盆对齐方式选择平板或悬吊带，维持适当的腰椎前凸有助于获得良好的结果。由于手术时间可能很长，因此手术室（OR）的工作人员必须确保适当填充所有受压处，并将关节合适放置。

术中影像应易于获得，包括获得透视图像、平片和术中CT图像（如有必要）。如果应用导航指导放置内固定，则需要有相应的设备和人员。

常规应用神经生理学监测来提高手术的安全性。然而，由于可能损伤的神经结构主要是神经根，所以监测的效用通常低于那些涉及脊髓的手术。不同步的肌电图（frEMG）可提示神经根受到刺激，但对术后的根部神经功能损伤并不具有高度特异性。因此，如果计划进行矫形，对于术后神经功能缺损风险高的患者，则患者和麻醉团队应做好术中唤醒测试的准备。患者准备工作包括使用手术过程中可能会用到的特定语言，练习所需的动作。在手术前就应告知麻醉师术中唤醒测试是必须的，术中早期提醒麻醉医生，以减少延迟苏醒，使患者清醒足以完成神经检查。

手术技巧

对于在这里讨论的各种可能出现的临床情况，掌握几种手术技术至关重要。通常，如果前入路和后入路要在一天内完成时，最好先进行前路。如果已经行后路内固定并且计划进行前路矫正，应使用后路—前路—后路的顺序。

血管外科医师或其他普通外科医生做腰骶部前方暴露。通常，腹膜后旁中位入路是首选，但如果预计会出现广泛的腹膜后瘢痕，则经腹腔入路可能是更好的选择。使用低横向切口或垂直旁正中切口，通常都可以在髂血管之间的分叉处进入L5～S1椎间隙。应用固定在手术床的牵开器来维持腹壁和内脏的牵开。助手最好握住牵开器或固定在L5椎骨中的斯氏针来保护血管。使用标准技术进行L5～S1前路腰椎椎间融合。卸下先前放置的TLIF或PLIF内固定可能很困难；沿着上下终板使用骨刀可以松动这些融合器。在某些情况下，将聚醚醚酮（PEEK）内固定钻成碎片，然后分别取出可能更为方便。

前路Bohlman手术要在正侧位X线引导下进行。克氏针穿过L5体进入S1，在穿透骶骨背侧皮层之前停止。选择腓骨同种异体移植物，然后使用适当尺寸的空心胫骨铰刀在L5～S1钻通道，使用透视检查以确保导丝不会无意中进入椎管。腓骨段芯充满移植材料，有时可以开窗使骨头向内生长。也可以使用钛网笼。然后在透视下将腓骨段或钛网植骨材料放置到通道中（图30.1）。

后路技术取决于手术目标和前次手术的具体性质。通常处理是将前次内固定移除，进行必要的减压和椎间操作，然后放置新的内固定。只有在不需切除大量骨组织就能取断钉的情况下，才移除断裂椎弓根螺钉的远端。更多时候，骶椎椎弓根中有足够的空间，在保留的断钉附近放置新的经椎弓根螺钉（图30.2）。

如果进行了实质性的复位，术中唤醒测试可以为预防神经功能损伤提供某种保护。为使患者在复位后能够清醒并尽快接受检查，需尽早将术中唤醒的需求告知麻醉医生。术者或助手应在离患者较远处进行消毒，并直接观察或进行检查。如果运动检查结果令人满意，使患者重新入睡并完成手术。如果出现了严重神经功能丧失，应给患者镇静，进行必要的修复，然后重新唤醒患者并对其进行检查。

可以使用标准的髂骨螺钉或S2-AI螺钉来实现远端固定并支持骶骨螺钉，以减少其松动或脱出的可能。对年轻的患者，更倾向使用标准的髂骨螺钉固定，因其随后的手术取出比S2-AI螺钉容易。S2-AI螺钉的优点是外形小巧，所以对那些非常瘦可能会感觉到髂骨螺钉的患者，S2-AI螺钉会更合适。

那些解剖结构明显异常、具有较大融合块而背侧骨标志物模糊，以至于无法像平时那样徒手放置椎弓根螺钉的患者，行后路手术时，可以借助于术中立体定向导航。内固定置入后行术中CT扫描，以确保在固定物和脊柱序列满意。

4. 将腹膜及其内容物向右拉开，钝性解剖腹膜后间隙。

5. 对于L4～L5，应使用剪刀切开横筋膜。

6. 用海绵棒或花生米钝性分离直接解剖到腹膜后腔。暴露定位的椎间隙暴露，放置自固定牵开器。在L4～L5处，应将主动脉和IVC轻轻牵开。在L5～S1处，在手术过程中应结扎骶中动脉/静脉。如果未做此项操作，则确保这些血管在L5～S1处结扎，并将髂静脉从中间牵开。

步骤2：移除先前的移植物

1. 植入物沉入邻近椎体的情况很常见。通过CT研究要去除的移植物向腹侧脱出或侵犯邻近椎体的程度（图31.2）

2. 暴露椎间盘的内外侧最大范围非常重要，可以保证移除两侧的移植物。

3. 使用长柄手术刀切开纤维环以获得对称的手术野。

4. 用髓核钳取出已脱出的同种异体移植材料（图31.3）。

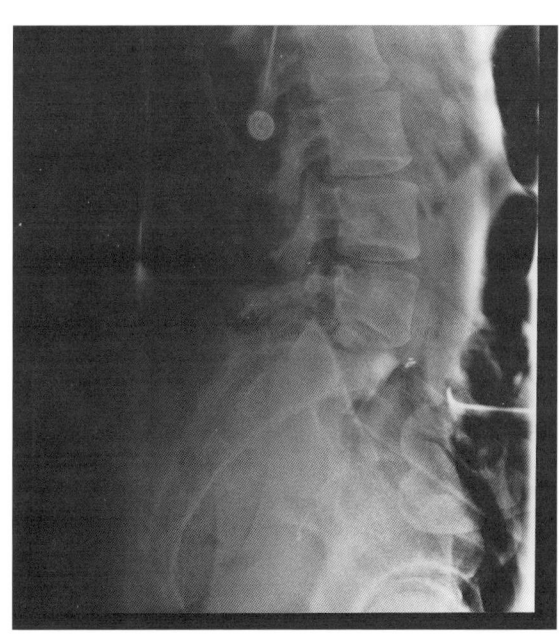

图31.2 前入路腰椎同种异体骨结构性植骨后

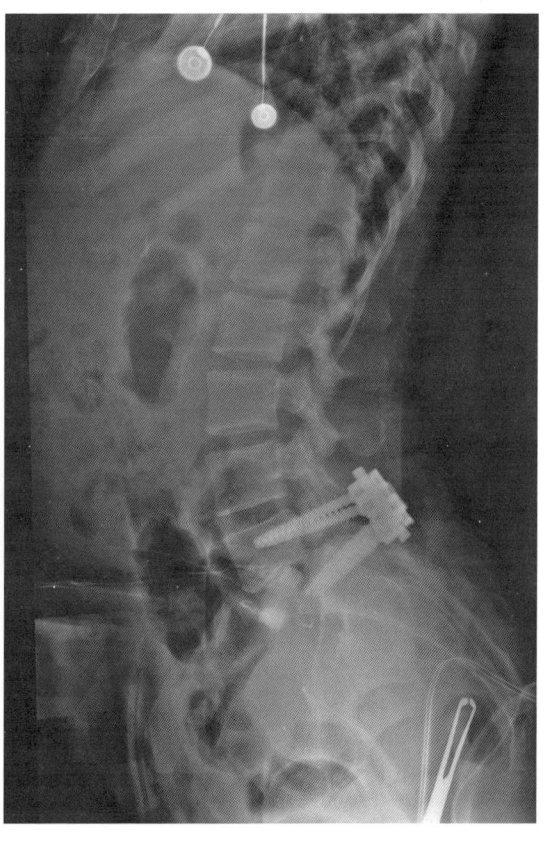

图31.3 术后片提示ALIF椎间融合器移位

5. 继续清除移植物，直到到达椎间融合物。这时可以用垂体钳取出椎间融合物。如果植入物嵌入椎体内，则应使用长柄弯曲刮匙将PEEK垫片从间隙中撬出。尽可能保留更多松质骨和终板。缺损处以新的PEEK ALIF垫片覆盖。
6. DLIF手术后Cage被融合骨覆盖，从前入路很难取出。可以使用一个小的（1/8英寸）骨凿将Cage中部凿断。然后使用弯曲的刮匙通过ALIF缺损处将DLIF Cage的每一半取出。
7. 与后路或侧入路相比，通常ALIF入路需要对间隙处理得更彻底。用刮匙、弯钳和粗锉对椎间盘进行彻底的处理，直至后纵韧带。终板的保留有助于新的ALIF移植物保持位置。

步骤3：翻修植入物

1. 随后从小到大试模，直到椎间隙紧密贴合。确保间隙不会过度撑开，因其可能会导致神经牵引损伤、关节分离或邻近椎体的压缩性骨折。我们建议使用PEEK或钛网，因为它们通常接触面积较大，还有可以变化的前凸角。
2. 如果存在椎体缺损，则可以用Cobb剥离器将同种异体移植物植入缺损中。
3. 我们建议使用BMP-2（骨形态发生蛋白）来保证融合率。建议将小包装（4.2mg）的BMP滚涂在陶瓷载体上作为主要椎间植骨材料。
4. 然后将椎间融合器嵌入到椎间隙内。
5. 透视检查以确保融合器正确放置在椎间隙内。
6. 如果使用带螺钉的独立固定，则将螺钉穿过Cage放入椎体中。
7. 建议在ALIF后进行后路固定（图31.4）。

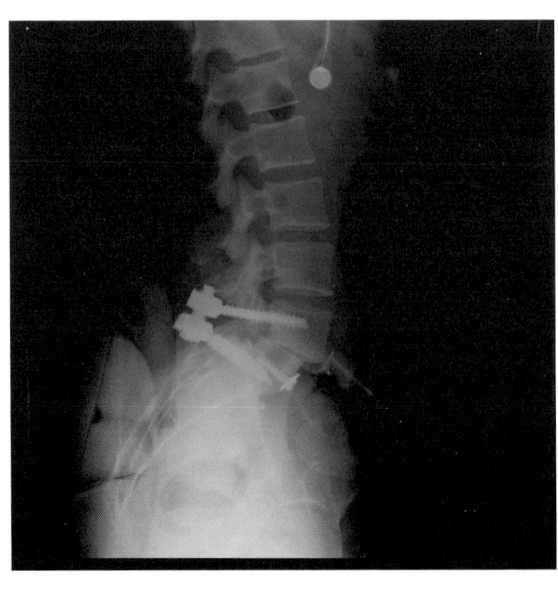

图 31.4　融合器腹侧脱出后应用螺丝固定椎间支撑翻修术后

术后处理

- 刚开始让患者进行无渣流质饮食，并在允许的范围内调整饮食。
- 如果患者能够耐受活动，术后第一天就应鼓励患者尽早进行活动。
- 患者术后6周内使用腰束支具。对于L5～S1固定不牢固的患者，要使用腰椎骶骨矫形器（LSO）。

并发症

- 由于该入路需要右侧腹膜后入路，导致腔静脉和肝脏损伤的风险增加（取决于椎间盘水平）。
- 此外，在开始手术之前，手术室应放置2单位的红细胞备用，如果需要快速输血，应置中心静脉管。
- 最好通过腹膜后入路进入椎间盘间隙，但在该区域前次的手术/病理已经使腹膜后间隙的解剖标志模糊的情况下，术者也可能会选择使用经腹膜入路。
- 有可能因损伤上腹下神经丛（主动脉分叉附近），包括机械性损伤（即暴露期间大血管的过度牵拉）和神经丛附近的炎症反应（即在先前的ALIF后融合后愈合），而导致逆行射精。
- 暴露过程中伤及与脊柱的脉管系统相邻的淋巴管非常少见，一旦发生会导致腹膜后的淋巴水肿或淋巴囊肿。

要点与难点

一般原则

- 术中应进行神经生理监测，以避免移植物放置过程中的神经牵拉损伤。
- 进行广泛的椎间盘切除以使ALIF移植物能够覆盖前次手术造成的所有缺损。
- 在暴露前方椎间隙后，使用边缘光滑的牵开器，以避免对周围血管造成任何意外伤害。
- 当矫正TLIF或DLIF的腹侧移植物脱出时，可以使用标准的左侧入路ALIF，因为该位置解剖没有瘢痕组织。

暴露期间

- 腔静脉分叉往往在L5～S1的椎间盘上方，通常位于L5椎体上方，中线右外侧；然而，少数个体的分叉处低于L5～S1椎间盘水平。
- 血管系统：有些人可能在髂静脉和椎骨前静脉丛之间出现罕见的交通静脉。此外，一些患者可能没有髂腰静脉，因为髂腰静脉通常在L5平面髂总静脉分支出来，所以在暴露L4～L5椎间盘时很容易发现。

- 神经：下腹神经丛的上部与下部通过左右下腹神经相沟通。为了避免患者术后出现逆行射精，可以不将神经与腹膜、输尿管和相关血管分离出来，以避免在浆膜层暴露时意外损伤。暴露时通过使用双电极烧灼来止血，也可以降低逆行射精的风险。
- 输尿管与生殖腺血管伴行，经过髂总动脉水平（L4），然后穿过髂总动脉，到达膀胱。为避免过度牵拉输尿管引起的缺血，牵拉过程中应注意将输尿管、伴行血管连同腹腔一起牵开。

第32章

症状性颈椎、腰椎假性硬脊膜膨出的治疗

JOSHUA E. HELLER AND GEORGE RYMARCZUK

适应证 ………………………… 269	术前计划与手术室准备 ………… 271
相对禁忌证 ……………………… 270	手术技巧 …………………………… 273
预期 ……………………………… 270	术后处理 …………………………… 274
翻修手术原则 …………………… 270	并发症 ……………………………… 277

适应证

脑脊液（CSF）漏是脊柱手术中难以避免的情况。术中发现硬膜囊撕裂时应该设法修补。对于那些延伸到腹侧的、沿神经根袖走行的、巨大的以及星形的硬膜囊撕裂，尝试修补非常困难。在这些情况下，只有术中将硬膜囊缩小到一定程度才能进行一期修复，但这又会引起神经受压。所以更多时候需要腰蛛网膜下腔引流合并补片移植或覆盖材料。

有时候硬脊膜撕裂在术中并未被注意到，而是延迟发现，有些甚至是在术后阶段才表现出来。术后如果出现体位性头痛、假性脑脊膜膨出造成的切口处波动、或者切口的引流液等，通常都预示着脑脊液漏的发生。持续的伤口渗液应该被视为紧急情况，若有可能应尽快处理，因为它有进展成患脑膜炎的风险。体位性头痛有可能很严重，并且有可能因这种低压现象导致后遗症，如交通静脉撕裂引起的硬膜下血肿，或远侧小脑或幕上血肿。

相对禁忌证

最保守的方法是手术治疗脑脊液漏。无症状的假性硬脊膜膨出可以被认为是不伴随着体位性头痛或伤口肿胀，只是外观上困扰患者的一种并发症。对于真正无症状的假性硬脊膜膨出，可以暂时先观察，一般来说等待一段时间后，症状往往可以改善。症状轻微的硬脊膜膨出，特点是手术切口完好且伴有可忍受的体位性头痛，有学者认为可通过卧床休息和补水缓解，但通常并没有效果。使用咖啡因和补液等保守治疗可特别有效地治疗体位性头痛。在某些情况下，诸如乙酰唑胺之类的药物可能会减少脑脊液的产生，有助于缓解脑脊液漏。

预期

所有接受脊柱手术的患者在签署知情同意书时，都应该被告知术中有硬脊膜损伤的可能性。这种预期的管理可能是确保患者满意的最重要因素。某些手术，如融合术内固定、翻修或畸形手术、小关节囊肿减压术和后纵韧带骨化（OPLL）等，硬膜损伤率特别高，应在术前进行讨论。幸运的是，大多数长期研究已经发现，术中硬膜囊的损伤并不影响最终的预后。

翻修手术原则

硬膜囊损伤后修补的原则是充分地暴露裂缝，尽可能地将硬膜囊修补完整，并进行多层组织缝合，以减少假性硬膜囊膨出的可能。脑脊液漏通常发生在术野的外缘，所以有时候需要扩大骨性的暴露来完整地显露硬膜囊的撕裂口，以便在缺损的各端找到正常的硬膜囊。具体可以选择扩大椎板切除术或椎板切除术。注意不要过度破坏该节段的稳定性。尽量尝试原位一期修复漏口，尽管有时这并不现实。可做Valsalva动作加压到30～40mmHg来确认硬膜囊关闭是否完全、是否需要额外缝合。对于那些接触不到的渗漏，如那些延伸到腹侧的渗漏，或那些在只有缩窄硬脊膜才能闭合的渗漏，沿着神经根袖延伸的硬膜撕裂，使用硬脊膜补片或贴片移植可能是更好的选择。处理完硬膜撕裂后，对皮下组织和皮肤进行多层缝合。筋膜和皮肤的水密修补对于难闭合的硬膜损伤和假性脊膜膨出非常有效。

术前计划与手术室准备

与麻醉相关

麻醉是否平稳与手术的成功与否息息相关。呼吸机的Valsava效应可能会导致刚修补好的裂口渗液。术前应该与麻醉师进行交流，如果能在舒适镇静的时候拔管会更好。如果尝试失败，患者在不合适的时候开始清醒，麻醉师应将患者与机械通气断开，以消除人机对抗，让患者自主呼吸直到患者重新镇静。

另一个问题是患者术后床头的位置。传统的观点认为，颈椎椎管内的脑脊液渗漏可通过抬高床头来治疗，而腰椎的渗漏则应该采用平躺休息。这些操作使损伤处阻碍修复的静水压减小。在手术开始时外科医生对床头高度的要求应与麻醉师确定一致，以避免出错。

切口渗出物培养

神经外科有一句古老的说法，除非有其他明确的原因，伤口的脑脊液漏一般是由感染或脑积水引起。我们要特别重视伤口渗出物培养，尤其是伤口渗漏的情况下。如果担心患者有可能发生脑膜炎且患者有血液动力学不稳的情况，不应停用抗生素。但是如果患者不是处于极端危险的状态，最好在伤口渗出物培养完成之前不使用抗生素。这可能是鉴定感染致病菌的最佳时机，后续可以根据培养结果制定治疗方案。基于同样的思路，开放伤口不应用净氯己定清洗。

器械和棉片

通常显微外科手术器械并不包含在脊柱融合器械包里，但是它们对硬膜的精确修复非常有用。我们应该要求手术室准备好这些器械，以便修复硬膜损伤时可以使用。Castro-Viejo针持适合在典型的狭长局域进行操作和缝合。通常来说，为了便于暴露的神经，需要直径小于10 Fr的儿科Frazier吸引器，以及完整的Rhoton剥离器。较小的棉片，如½英寸×½英寸或¼英寸×¼英寸的棉片，可用于覆盖或压塞硬脊膜切开部位。如果神经根通过缺损穿出，可能需要使用止血海绵片（Medtronic，Minneapolis）。其对脆弱的神经结构的伤害较小，通常在颅底手术中用于保护颅神经。

缝合针线的选择

用于缝合硬膜和上覆组织的缝合线有许多种选择。缝合硬膜时，要使用圆针，而不是皮针或反角针。皮针在硬膜上开的孔较大，这些孔洞可能成为脑脊液的漏口。圆针适合缝合硬膜，因为圆针在带线穿过组织并缝合时对组织造成的创伤最小。对于硬膜内手术，神经外科医师通常使用细的不可吸收的单丝线，例如6-0聚丙烯缝线（Ethicon，

Somerville, New Jersey）。对于那些清洁的硬膜切口，这种缝线可以帮助其很好地愈合。另一种常用的选择是Nurolon（Ethicon），这是一种不可吸收的编织尼龙聚合物，通常选择4-0型号。在我们的单位，我们的选择又有所不同，修复硬脊膜损伤我们几乎只使用Gore-Tex W.L. Gore, Flagstaff, Arizona），大小通常为5-0[10]。这种不可吸收的单丝线的针头非常接近缝合线直径，从而减少了从针孔处的泄漏。我们发现，这种缝线在脑脊液漏成功修复中发挥了重要的作用。

闭合硬膜上方组织时，我们建议采用多层防水缝合，以封闭在隔室中可能形成的假性硬脊膜囊腔，并防止脑脊液从皮肤伤口渗漏。根据伤口是感染还是无菌，我们遵循不同的处理方法。对于无菌伤口，我们建议使用较粗的#0或#1 Vicryl（Ethicon）缝线缝合肌肉和筋膜层，然后使用较细的（2-0或3-0）Vicryl缝线直接用于缝保皮下组织和皮肤。对于感染的伤口，我们建议使用较粗的可吸收单丝线［例如PDS（Ethicon）］缝合筋膜，这是一种相对较新的产品，名为Stratafix（Ethicon）的聚对二氧杂环己酮（PDS）倒刺缝线，是一个无结装置，可以使表层连续缝合。无论是污染伤口还是无菌伤口，我们通常都使用不可吸收的尼龙缝合线［例如2-0 Ethilon（Ethicon）或Prolene］缝合皮肤；可以采用连续缝合或者间断褥式缝合。

对于颈椎前路手术，我们先用2-0或3-0 Vicryl缝合线将肌层和真皮分别缝合，然后用细的4-0单丙烯缝线（Ethicon）做皮内缝合。

手术显微镜

手术显微镜是修复CSF漏的辅助工具。当在神经附近精确缝合时，可能会夹住蛛网膜甚至是神经外膜，显微镜提供的放大倍数和照明作用，可以极大地帮助外科医生改善视野。

补片材料和纤维蛋白密封剂的选择

如果硬膜缺损较大，则一期可能无法完全闭合。在这种情况下，可采用移植物缝合替代，或者用覆盖材料固定到大缺损的骨边缘周围也是一种选择。许多材料，包括合成硬膜替代物、经过加工的生物材料（如牛心包）以及各种形式的自体移植物都可以使用。脂肪、肌肉和筋膜都是潜在可用的自体移植物。我们应该对首选的移植材料以及获得它的适当途径有所了解。通常肌肉或脂肪可以很容易地从伤口区域获取。

硬脊膜补片有多种选择。自体材料包括很容易获取的筋膜。常见的选择包括局部斜方肌筋膜、腹股沟筋膜，甚至可以是后路颈椎切开的颅骨膜。取用腰肌或斜方肌中的筋膜，需要在皮下层的侧面进行解剖。使用单极电刀很容易做到这一点。使用筋膜时需要事先在患者大腿前侧消毒、铺巾。颅骨膜是另一种极好的材料，在进行颈椎后路手术时，将切口延伸至发线上方，在帽状腱膜深面可以很容易地解剖获得。

如果无法获得自体材料或不需要自体材料，还可以选择多种其他材料，包括牛心包和硬膜替代物，例如DuraGen（Integra，Plainsboro，NJ）。这些材料覆盖后，在上方铺设如脂肪或肌肉的其他自体材料会更好，或者加上血纤蛋白胶那样的密封剂。沿着缝合线使用DermaBond（Ethicon）粘合剂也是可行的选择。

目前有各种硬膜密封剂可以应用，并且可以将其用在缝合线上，以加强水密修补。但需要注意的是，这些密封剂很多都会随着吸水而膨胀，使用要谨慎，否则容易导致神经受压。

腰椎蛛网膜下腔引流

当手术完成后，脑脊液排空，鞘囊缩小，插入蛛网膜下引流管将会非常困难。我们发现，在打开伤口引流假性硬脊膜膨大前，是先放置蛛网膜引流管的最佳时机，可轻松地置入引流管。最好的方法是，在全麻插管后立即将患者置于侧卧位，将腰椎引流管插入，然后再摆手术所需的体位。

特别注意事项：鞘内用药

在鞘内装置（如吗啡泵或巴氯芬泵）存在的情况下，脑脊液渗漏会降低药物在脑脊液中的浓度，并破坏蛛网膜下腔封闭系统的稳态。应用巴氯芬时问题会更大，甚至有可能危及患者生命。这种情况需要仔细观察患者的血流动力学参数，补充鞘内注射巴氯芬或转为口服巴氯芬。通常，可以向神经内科咨询寻求指导。

蛛网膜小泡？

在某些情况下，硬膜受损，但蛛网膜基质可能会保持完整。通常，可以看到通过硬膜缺损而突出的蛛网膜小泡。目前还没有对此进行治疗的高质量文献。因为硬膜侵犯，蛛网膜破裂导致脑脊液漏的风险更高，因此我们建议对此进行修复。在处理蛛网膜小泡时，通过放置抽吸装置使脑脊液先流出会更容易。

手术技巧

最重要建议是，在发生脑脊液漏时不要沮丧。硬脊膜误伤在脊柱外科手术中是不可避免的，尤其是在翻修或畸形的病例中。虽然它会带来很多麻烦，但如果处理得当，并不影响整体的预后。外科医生最不愿意看到的事情是一系列小问题滚雪球而成为一个更大的问题。

第一步是充分暴露和了解硬膜损伤的轮廓，这包含扩大软组织剥离以及骨暴露。还应确保能够在手术区域内自由操作器械。进一步暴露应从正常解剖区域到异常解剖区域进行。撕裂会向腹侧延伸吗？它在骨质边缘下延伸吗？硬膜缺损完全暴露后，通常可以对硬膜裂开的部位进行缝合。

像其他外科手术一样，我们建议手术从完全暴露关注的区域开始，应从正常解剖向异常解剖暴露。硬脊膜损伤部位通常位于暴露部位的边缘，因此经常需要进行额外的骨切除，这样可以完全暴露缺损，并为在狭窄空间里操作缝合针、针持和其他器械提供足够的空间。但在颈椎前路操作时，这可能特别具有挑战性。应注意，不要扩大现有的硬膜缺损，除非有必要这样做（神经根突出者）。缺损处应覆盖棉片，以防止骨骼、血液或其他物质进入蛛网膜下腔。

在脑脊液漏出的情况下，神经根和神经丝可能从硬膜缺损处露出来。一旦发现这种情况，第一步是将手指从吸引器侧孔处移开，以减小由真空作用产生的吸力。这可以防止神经根被困在吸引器入口而造成的损伤。接下来，在裸露的神经上覆盖一块棉片进行保护。这也可以防止因血液和其他物质进入蛛网膜下腔所导致的化学性脑膜炎。止血海绵是应对这种情况特别好的棉片。在避免了迫在眉睫的危险后，才是使用显微器械、缝线材料和其他必要修补物品的好时机。此时，有必要从硬脊膜切开部位释放更多的CSF，以降低向外的静水压，这与将突出的神经塞回的尝试正相反。有时候扩大硬膜缺损是解决此问题的最佳方法。

难治性脑脊液渗漏

直接修复联合腰椎蛛网膜下腔引流可以解决几乎所有的脑脊液漏。但是，有少数特别麻烦的脑脊液漏可能需要进行脑室引流，甚至需要更长期的解决方案，例如永久性脑脊液分流器。最常见的选择包括腰腹和脑室腹腔导管分流。

术后处理

平稳苏醒和床头的位置

脑脊液漏修复术后处理首要的是平稳的苏醒，这样才不会对修复部位造成过大的压力。接下来是对患者床头高度的考量。传统观点认为，脑脊液对修复部位的静水压会因重力作用而增加。这导致许多作者建议，颈椎和上胸椎脑脊液漏的患者应始终保持直立位，而下胸椎以及腰椎节段的脑脊液漏应通过卧床休息治疗。更极端的措施甚至可能将腰背脑脊液漏的患者置于头低脚高位，以确保脑脊液漏的部位位于最高处。但是这一系列举措对于成功修复脑脊液漏可能并无必要。目前没有高质量的研究文献可以就指导调整患者床头位置提供建议。

病例 32.1

58 岁，男性，L3～L5 减压、L4～L5 TLIF 术后合并脑脊液漏，术后出现头痛和新出现的下肢神经根性症状，接受手术探查，并用人工硬膜 6-0 线进行脑脊液漏修补。

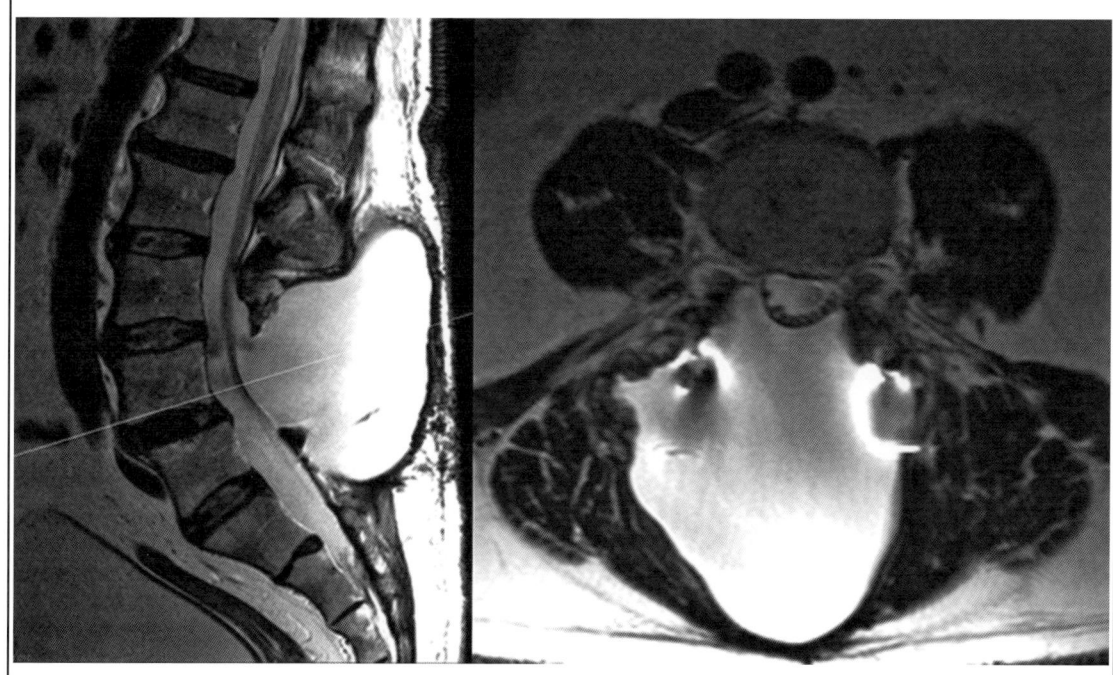

图 32.1　T2 相 MRI 矢状位（右）和轴位（左）提示假性硬脊膜膨出。

病例 32.2

72岁，女性，后路L4～L5融合内固定术后出现邻近节段退变，手术翻修L4～L5融合延长至L3，术后出现脑脊液漏，持续性头痛，重返手术室行脑脊液漏6-0线封闭显微缝合。

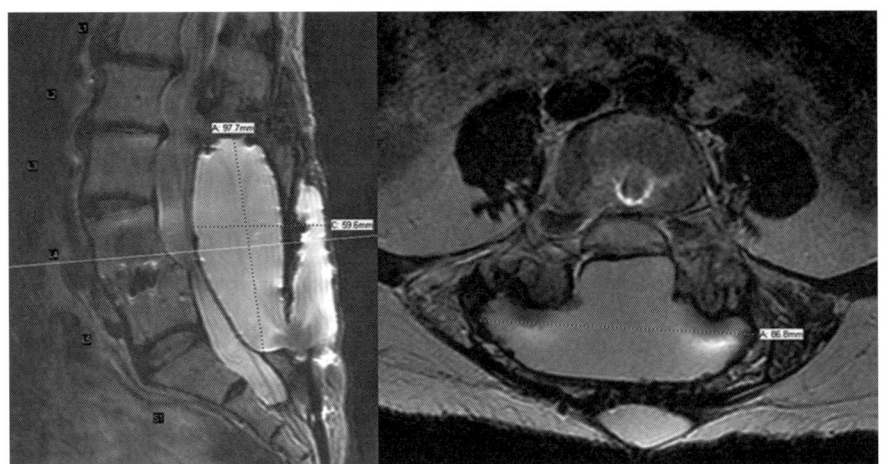

图 32.2　术前T2相MRI矢状位（右）和轴位（左）提示假性硬脊膜膨出。

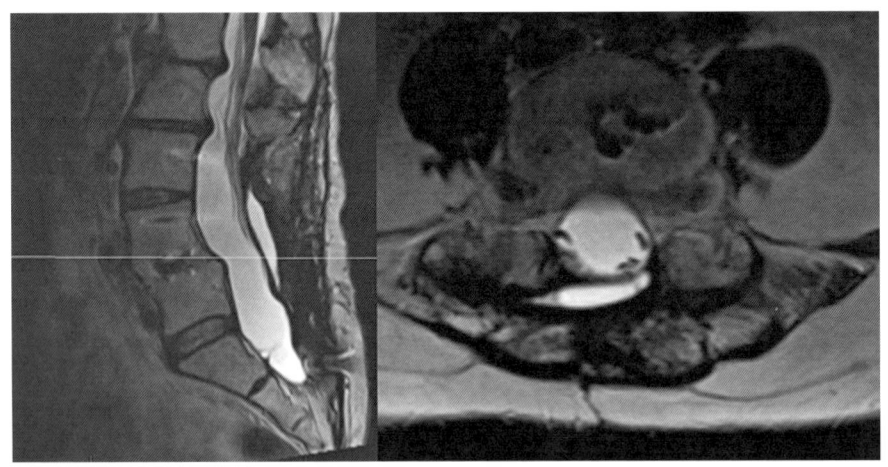

图 32.3　术后T2相MRI矢状位（左）和轴位（右）提示假性硬脊膜膨出。

使用封闭式引流

留在伤口中的闭式引流可能会损害硬膜修复的完整性。但通常有必要使用外科引流管来防止血肿的形成，特别是在矫正畸形时。一种选择是通过仅在负压球上使用指压痕大小力量来仅施加适度的负压。如果使用球型负压引流（例如Jackson-Pratt）代替弹簧负压吸引（如吸引器），作用力可能较小。另一个选择是完全放弃抽吸，并使用重力引流。这可以通过将引流管连接到诸如胆汁引流袋来实现。

无论选择哪种设备，引流量过多（尤其是透明液体的引流液）时都应提高警惕，说明修复没有成功。如果出现这种情况，引流管应从抽吸装置上取下，并考虑将其拆除。我们建议，去除引流管的时候使用缝合线封闭引流管口，以防止皮肤瘘管形成。过度引流可能导致体位性头痛，在严重的情况下可能导致硬膜下或脑实质内血肿的形成。严重的头痛或精神状态改变可能预示着脑实质病变的发生，应积极处理。

腰蛛网膜下腔引流：引流量和持续时间

这是个难题，还没有明确的答案。持续48～72小时的腰椎引流通常足以解决大多数脑脊液漏的问题。但是，在某些情况下可能需要7～10天，甚至更长的时间。用钳夹和缓慢的床头抬高试验，通常是评估渗漏持续性的好方法，要保持对体位性头痛发作的警惕。脑脊液引流的方式及其引流量也有待探讨。大多数作者通常将每小时的引流量设定为经典值10ml。该量可以设定为每小时12、15、18甚至20ml，以最大程度地减少压力并促进愈合。根据我们的经验，很少有患者能够忍受排出20ml/h脑脊液时伴随的剧烈体位性头痛。轻微的头痛可能即表明引流已达到目标。

每小时定量排空是像腰椎蛛网膜下腔导管治疗的一种方法，类似于脑室切开，传感器的部位在耳朵水平，而脑脊液因压力而排出，压力在0～5cmH$_2$O之间。这会使硬脊膜损伤处持续均匀地维持脑脊液充盈；但是，这种方法对护理人员来说太过辛苦，因此并不建议。

并发症

脑脊液引流过多可能会造成严重后果，包括因交通静脉撕裂而形成硬膜下血肿，以及小脑远侧幕上血肿形成。无论是通过腰部引流管、外科引流管还是其他部位引流大量脑脊液的患者，都有可能会发生严重头痛、精神状态改变、癫痫发作或局灶性神经功能缺损，均应及时加以密切观察。

要点与难点

- 每次操作都有导致脑脊液渗漏的风险。做好减压工作后再进行下一步操作，不要画蛇添足。
- 脑脊液漏有时是不可避免的，不要失去耐心。
- 要始终警惕持续性渗漏所致的感染和脑积水。
- 颈椎的脑脊液漏要保持头高位，腰骶部脑脊液漏保持床头平坦。
- 如果出现假性硬脊膜膨出或膨隆，需要进行脑脊液引流，首先考虑腰穿蛛网膜下腔引流。

第33章

颈椎硬膜损伤的处理

JESSICA L. BLOCK AND D. GREG ANDERSON

简介 ································ 279	术前计划与手术室准备 ················ 280
适应证 ······························ 279	手术技巧 ···························· 280
相对禁忌证 ·························· 280	术后处理 ···························· 281
预期 ································ 280	并发症 ······························ 281

简介

在颈椎手术中发生硬膜损伤的机率多达1%。原位修复硬膜囊并且不漏液是治疗硬脊膜损伤的目标,但是由于解剖学上的限制,这一目标有时候并不现实。本章我们将聚焦于那些发生在颈椎区域却又无法进行原位修复的硬脊膜撕裂的处理。

适应证(图表33.1)

手术切口有脑脊液渗出或出现脑脊液渗漏症状(头痛、恶心、呕吐、畏光、听力改变或失衡)的患者需要手术治疗。如果仅出现轻微症状(例如轻度头痛),则可以通过补液和摄入含咖啡因的饮料进行保守处理。症状较严重的病例适合进行伤口探查和修复。

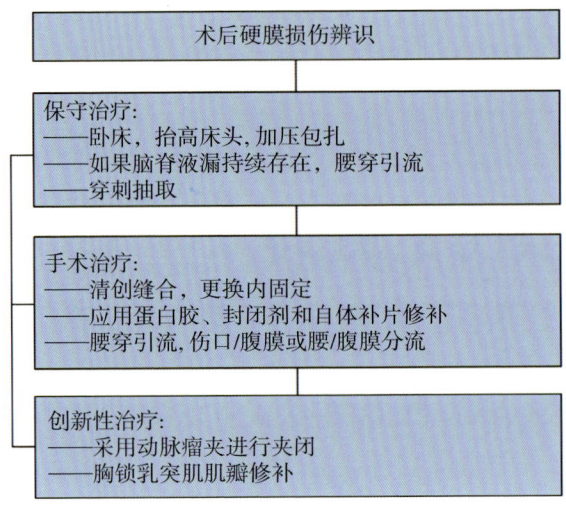

图表 33.1　颈椎硬膜损伤治疗原则

相对禁忌证

对那些颈椎硬脊膜严重撕裂持续性渗液的患者，手术的唯一禁忌是，患者一般情况差，无法接受全身麻醉。

预期

治疗的期望是能够治疗硬脊膜损伤并缓解症状。

术前计划和手术室准备

手术室应具有对硬脊膜损伤直接修复所必需的细缝线材料和显微器械，并且备有修复补片材料和硬脊膜密封剂，后者可能作为修补策略的一部分。如果需要脑脊液（CSF）分流，手术团队要有放置蛛网膜下腔引流管的套件。

患者俯卧在脊椎手术架上，头部固定并保证眼睛区域不受压。为使手术体位稳定，需要颈部轻微弯曲和肩膀两侧用绑带向下固定。使用SSEMs和运动诱发电位（MEPs）进行术中脊髓监测，有助于确认患者是否可以耐受手术体位，确保手术过程中脊髓的功能完整。

手术技巧

打开手术切口，在前次手术区域处充分暴露硬膜组织并仔细检查。麻醉人员使用

Valsava动作（40cm水柱）可以促进渗漏发生，以帮助识别渗漏部位。确定漏点后，应决定修复策略。如果可能，首选直接缝合修复。通常根据术者的喜好可使用由聚四氟乙烯、聚丙烯或尼龙编织的4-0、5-0或6-0细缝线。根据撕裂部位的大小和可及性，缝合可以简单地间断缝合，也可以连续缝合/锁边缝合。缝合线的间距应为2～3mm。

根据撕裂的位置、可及性、大小和组织质量，也可以考虑其他覆盖材料。一种选择是将补片缝在修复部位上或硬脊膜组织中无法重新贴合的间隙中。前文已描述的组织移植物选择包括自体组织（脂肪、肌肉或筋膜），同种异体移植物（硬膜、心包膜）或异种移植物（牛心包膜）。合成移植物（胶原蛋白基质）最近也很流行。连接硬脊膜移植物的技术包括将硬脊膜缝合线穿过移植物材料缝扎到修复部位上或修复部位里。

根据修复的性质和术者的偏好，也可以使用硬膜密封剂。可用的硬膜密封剂包括纤维蛋白胶（自体或同种异体）、水凝胶（硬膜），或氰基丙烯酸，后者尚未获得美国食品药品监督管理局（FDA）许可。硬膜封闭剂有助于覆盖修复中的小缺损（例如缝合线周围）以减少术后脑脊液漏出的风险。

修复结束时，进行一次Valsava动作（40cm水柱）以评估修复的完整性。多层紧密地闭合切口。是否应用筋膜下引流管可根据术者的偏好，若需要用，则应与手术切口部位保持一定距离。

还可以根据术者的喜好酌情使用CSF引流术，例如蛛网膜下腔引流。蛛网膜下腔引流的目的是减少修复部位内表面的压力并促进其修复。必须要在其收益与硬膜下血肿和脑膜炎的风险之间权衡。

在极端情况下，用CSF分流术治疗不可修复的硬脊膜缺损，例如腰/腹膜或伤口/腹膜分流。

术后处理

在修复颈部硬脊膜撕裂后，直立位有助于降低修复部位硬膜囊内压力。在康复阶段，建议采用积极的营养支持以促进组织良好愈合。如果留置导管（蛛网膜下腔引流管）或伤口引流管，建议使用抗生素预防措施。

并发症

注意观察患者是否有脑脊液进一步漏出的迹象（例如明显的伤口引流、头痛、恶心、呕吐、畏光、听力改变和失衡）。另外，脑膜炎症状（例如发烧、颈僵硬和精神错乱、嗜睡）也不应忽视。如果使用蛛网膜下腔引流，则应每天送CSF样本进行细胞计数，监测有无发生脑膜炎。

要点与难点

在治疗持续性颈椎硬脊膜撕裂时，应强调以下几点：水密修补，紧密伤口缝合，直立体位和营养支持。

第34章

胸椎硬脊膜腹侧缺损的处理

IBRAHIM HUSSAIN, PETER F. MORGENSTERN, AND ALI A. BAAJ

适应证 283	术前计划与手术室准备 284
相对禁忌证 283	手术技巧 285
预期 284	术后处理 285
翻修手术原则 284	并发症 287

适应证

胸椎腹侧病变,尤其是对应区域难以修复的硬脊膜缺损,被认为是需要外科手术处理的最棘手的脊柱疾病。胸椎腹侧脊髓受压的最常见原因是椎间盘突出钙化和后纵韧带(OPLL)骨化,这可能导致瘢痕形成并对硬脊膜造成潜在的损害。位于该区域的腹侧硬膜内的髓外肿瘤,包括神经鞘瘤、脑膜瘤和神经纤维瘤,是该区域内压迫的其他来源,可能需要进行广泛的硬膜切开术。这些疾病通常需要经胸腔侧入路,术后需放置胸部引流管以利于肺部膨胀。胸管抽吸产生的负压会影响腹侧硬脊膜撕裂后的愈合。持续性脑脊液(CSF)漏有关的并发症在临床上可表现类似于脊髓病症状,包括下肢轻瘫、痉挛、步态不协调和肠-膀胱功能障碍。通常手术后症状会有初步的改善,但一旦渗漏达到临界点,便会迅速失代偿。脑脊液大量丢失或低颅压会使患者神经系统症状继发恶化,这往往是进行翻修手术的指征。

相对禁忌证

这种翻修手术的禁忌证很少。通常,如果患者在血液动力学、心肺功能、凝血或颅内压等方面不稳定，应在术前使其稳定。

预期

需要在术前与患者充分沟通现实的手术预期，要强调手术的风险，这些风险来源于钙化的椎间盘突出和OPLL骨化侵犯硬膜囊。另一个要点是对胸引流管负压管理和腹侧硬脊膜缺损的微妙平衡有清晰的认识，这需要脊柱外科医生和胸腔入路的手术医生持续进行沟通。在该区域实现水密修补硬脊膜极为困难，因此需要再次手术修复硬脊膜。手术包括以腰椎引流的形式进行的脑脊液分流术，持续时间可根据缺损的大小和反应程度调整。术者还应注意，这些病变的病理变化有可能导致下肢瘫痪，硬膜修复后的长时间卧床休息等多种因素会增加患者的其他非系统性并发症［如肺炎，深静脉血栓形成（DVT）和肺栓塞］的风险。

翻修手术原则

腹侧胸硬膜缺损的翻修手术原则有三点：首先是根据已知的前次手术细节、术前成像［磁共振成像（MRI）或计算机断层扫描（CT）脊髓造影］和术中成像（术中拍片和CT扫描）适当地确定缺损的确切节段和部位。第二个原则是使用本章稍后详细介绍的各种策略来多层闭合缺口。使用单一技术会导致较高的失败率，因此建议在初次修复时进行积极而确定的修复，以防止重复翻修。第三个原则是，严格的术后管理，若术后管理不严格，即使术中修复非常成功，也可能会因术后管理不当导致手术失败。这包括与胸外科手术组人员（如果存在胸腔引流管）之间的持续沟通，还需要护理人员对胸腔引流管或腰穿引流管进行护理。

术前计划和手术室准备

如前所述，腹侧缺损的位置和后果的放射学证据，对决定手术入路策略至关重要。MRI是一种有效的诊断方法，因为T2加权图像可以清楚地识别出与脑脊液信号等强度的脊柱外液。此外，MRI对脊髓的评估优于其他成像方式，因此可以用于评估脊髓疝、脊髓压迫程度和/或脊髓水肿。对于不能进行MRI检查的患者，或那些因内固定而引起明显伪影的患者，应考虑CT脊髓造影。通过对外渗造影剂显影，CT脊髓造影也可以确定脑脊液漏的来源，但是它评估脊髓内病理变化的能力有限。无论是通过影像学检查还是基于胸管引流的引流量，一旦确定脑脊液渗漏，就应考虑立即进行腰穿引流，以防神经症状恶化。

如果在前路手术时碰到硬膜缺损，则尝试在原位修复。对于继发腹侧脊髓疝的缺损，后路是首选。这样可以完整暴露缺损两侧并进行适当的修补。患者俯卧在射线可透过的Jackson手术床上，以最大程度地减少静脉压力，并通过X线进行适当定位。麻醉人员应对患者动脉置管，以便可以监测平均动脉压，以预防全身性低血压引起的脊髓灌注不足和局部缺血。我们强烈建议使用术中电生理监测，特别是连续的体感诱发电位（SSEPs）和运动诱发电位（MEPs），术中可以立即识别导致脊髓损伤的可逆性机械因素。

手术技巧

对于伴有脊髓疝的腹侧缺损，应以缺损平面为中心做后正中切口。在翻修后路手术中，可以使用原手术切口。在缺损区域向下解剖至硬膜囊背侧。在某些情况下，有必要向头尾侧扩展进行椎板切除，以识别正常的硬膜边缘，然后朝异常区域进行暴露。硬膜暴露后，使用手术显微镜。

接下来，使用手术刀和/或微剪刀对先前修复的硬脊膜进行中线切开。使用4-0 Nurolon缝线（Ethicon, Somerville, New Jersey）固定硬膜边缘（图34.1a），切口放止血棉片。蛛网膜用神经钩、解剖刀或微剪刀打开，并且在其周围放置棉片，以防止血液进入蛛网膜下腔（图34.1b）。为了使脊髓放松并充分暴露腹侧硬脊膜，在有必要时可以电凝并用小剪开切断齿状韧带和胸神经根（图34.1c）。一旦脊髓腹侧不受任何粘连的束缚（图34.1d），硬脊膜缺损应完全显露（图34.1e）。应尝试使用5-0或6-0 Prolene（Ethicon）缝线间断缝合进行一期修复（图34.1f）。进行暴露和缝合时，必须注意避免脊髓前动脉的损伤，如果损伤了脊髓前动脉，很有可能会导致脊髓梗塞这一灾难性的后果。

如果无法进行一期修复，则应使用硬脊膜替代物，例如DuraGuard（Baxter, Deerfield, Illinois）或Alloderm（Allergan, Dublin）。移植物的尺寸应能覆盖整个缺损，将其小心地围绕着脊髓的腹面，然后使用6-0 Prolene缝线将移植物固定于硬膜内层的四个角。完成此步骤后，我们应确认脊髓复位于正常位置，并使用4-0 Nurolon缝线缝合背侧硬膜切口。在表面上喷涂一层很薄的硬脊膜密封剂。

术后处理

腹侧胸硬膜缺损修复术前或术中应放置腰穿引流管。由于我们的技术无法实现完全水密修补，所以要考虑到发生大量引流液的可能。我们通常在手术后立即以15ml/h或患者可耐受的最大量开始引流（以较大者为准）。然后继续小量引流至少5天，并严格卧床休息。可以考虑术后影像学检查（MRI或CT脊髓造影）来确认缺损的闭合情况（图

34.2）。如果此时没有脑脊液漏的临床或影像学证据，对引流管进行至少24小时的夹闭试验。如果仍然没有渗漏的迹象，则将引流管移除。如果没有血肿和潜在的凝血障碍，所有的患者都应采用下肢加压泵联合药物预防下肢深静脉血栓。为预防肺不张，在患者醒着时应鼓励患者每小时进行一次肺活量测定。

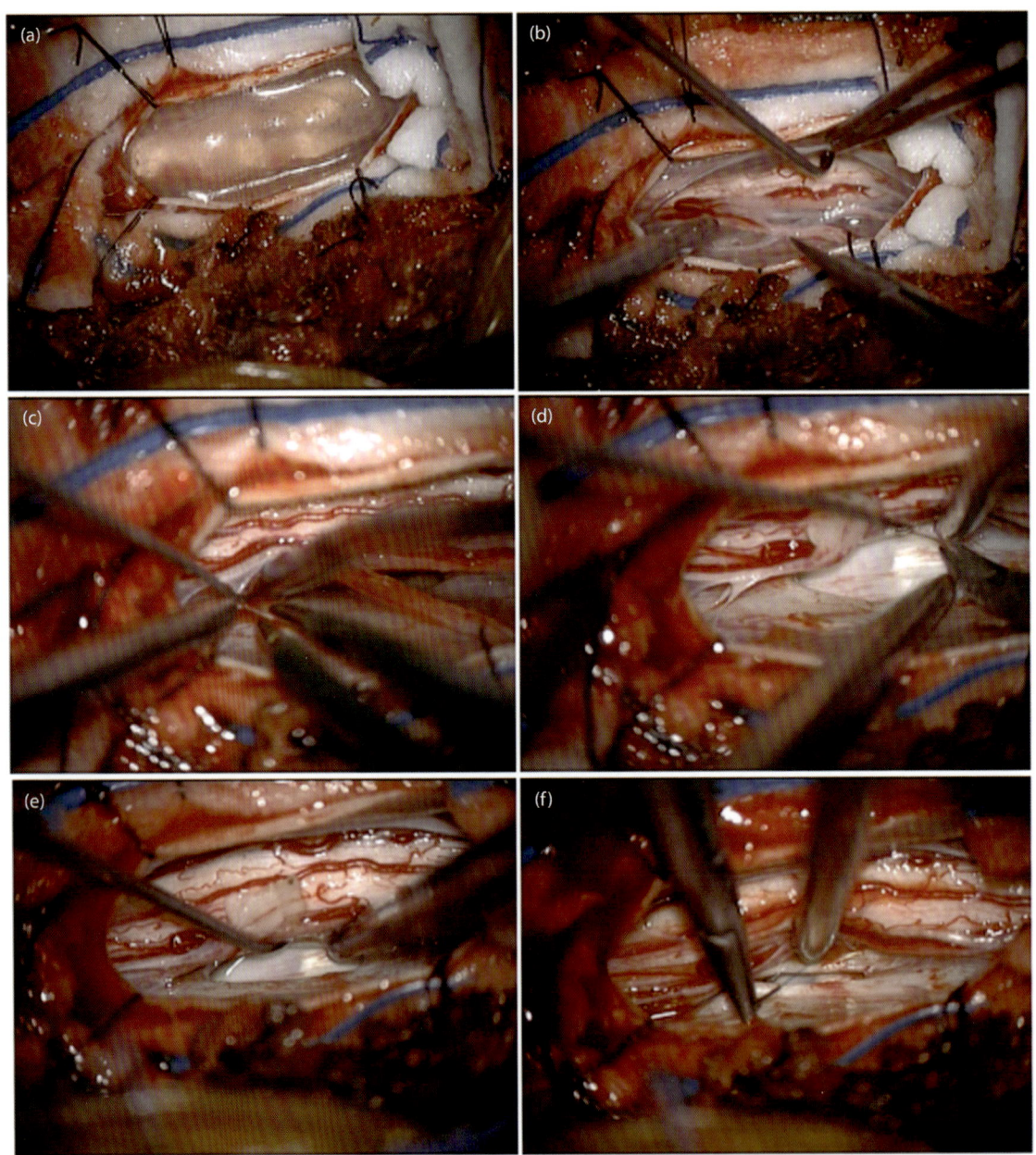

图 34.1 术中腹侧硬膜缺损修补。（a）切开硬膜，边缘用 4-0 线缝固定。（b）神经钩、纤维剪刀剪开蛛网膜暴露脊髓。（c）电凝齿状韧带并切开，暴露并游离脊髓。（d）用小剪刀对腹侧缺损硬膜边缘及脊髓粘连进行松解。（e）彻底显露硬膜腹侧缺损。（f）使用 6-0 聚丙烯缝线一期缝合修复硬膜。

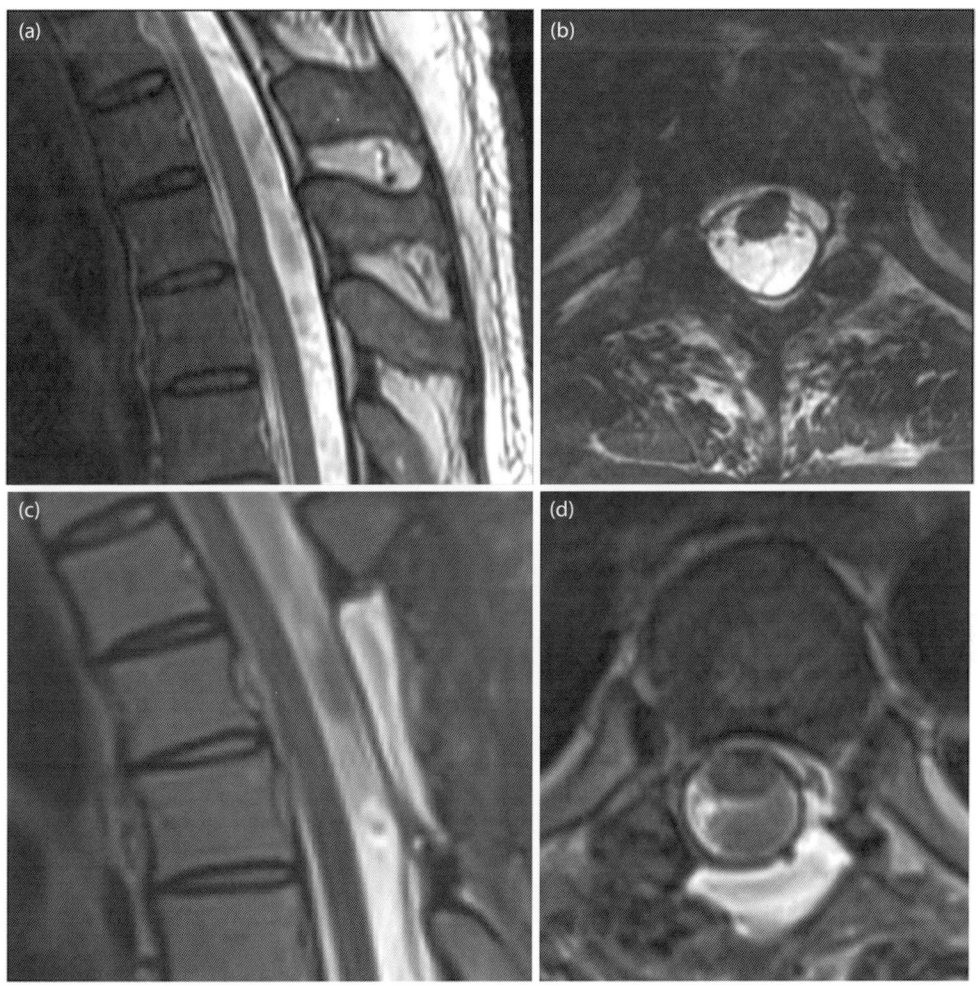

图 34.2 MR T2 加权像。（a,b）术前矢状位、轴位，继发于胸髓腹侧硬膜缺损的脊髓疝。可以看到腹侧硬膜外脑脊液漏。（c,d）术后矢状位、轴位，显示两个节段椎板切除，脊髓疝修复，脑脊液漏减少。

并发症

这种翻修手术的并发症，如果不能被适当避免或解决，可能会引起灾难性的后果。首先，如果不能阻止脑脊液从缺损处进一步流出，有可能会导致颅内低压，进而引起颅内出血。持续性脊髓疝也会导致远端神经功能快速恶化。术中操作以及移植硬膜片放置过程中如果伤及脊髓或脊髓前动脉，会导致永久性脊髓损伤和瘫痪。持续的CSF排入胸腔也会导致肺水肿和氧合不足。

要点与难点

　　有时需通过切开的齿状韧带来旋转脊髓，以识别硬膜缺损，在这一过程中神经监测至关重要。如果在监测中出现突然的变化，这时候旋转操作需要更轻柔，避免粗暴操作。如果随后尝试中监测电位振幅持续降低，那么术者必须考虑对腹侧脊髓采取更侧方的入路，这需要进一步的骨切除，例如关节突切除或经椎弓根入路。这些操作会使脊柱不稳定，并且可能需要通过内固定融合来稳定。必须注意限制密封胶的过量使用，因为这些密封胶会膨胀并对邻近的脊髓造成严重影响。最后，患者术后的体位对促进硬脊膜修复起重要辅助作用。通常，对上胸椎硬膜缺损的患者保持在30°，而对于中胸和低胸椎硬膜缺损，患者应保持平躺体位。

第35章

持续性腰椎硬膜撕裂的处理

JOSEPH S. BUTLER, MATTHEW S. GALETTA,
AND BARRETT I. WOODS

适应证 ································ 289	手术技巧 ······························· 290
相对禁忌证 ··························· 289	术后处理 ······························· 291
预期 ··································· 290	并发症 ································· 292
翻修手术原则 ························ 290	参考文献 ······························· 293
术前计划与手术室准备(包括神经监测的应用) ·························· 290	

适应证

硬脊膜损伤发生机制很多,这种并发症在脊柱手术中腰椎节段最常发生,是医生最不愿意见到的,且可能产生严重的临床和法医学后果。急性或持续性脑脊液漏的患者通常会出现长时间的严重头痛,甚至可能在这期间并发脑膜炎。此外,这些患者可能表现出腰椎上方明显的波动性液体包块、脊柱皮肤瘘或伤口感染。如果不及时治疗,这种情况可能会导致背痛加重、蛛网膜炎和功能预后差。

其他症状包括眩晕、颈后部疼痛、颈部僵硬、恶心、复视、畏光、耳鸣和视力模糊。这些症状是由于脑脊液从蛛网膜下腔持续渗漏后,脑脊液压力降低,导致颅内内容物丧失浮力并向尾侧移位。在非常罕见的病例中,它也与颅内积气的发展有关。

相对禁忌证

生命体征不稳定、不能耐受手术的患者不能进行此手术治疗。

预期

患者应被告知手术的目标将是解决脑脊液漏及其神经系统症状，并将长期后果的风险降至最低。

翻修手术原则

持续性硬脊膜损伤的并发症包括脑脊液瘘管或假性囊肿的形成，这些并发症有导致患者脑膜炎的风险，及时进行一期修复对有效预防这些并发症很重要。此外，一期水密修复可以防止因持续性脑脊液漏所致液体聚集，从而避免液体聚集引起的伤口不愈合。

硬膜囊损伤范围变化很大，小的缺损只有针眼大且没有脑脊液漏，大的缺损则需要硬脊膜重建。在硬脊膜的两个内层保持完好并且没有脑脊液漏的情况下，不进行硬膜囊修复这种想法非常诱人，但我们的建议是，对这种撕裂应尽量修复，因为术后腹腔内压力的升高会使蛛网膜破裂，从而导致持续的脑脊液漏。

术前计划和手术室准备（包括神经监测的应用）

在确定腰椎硬膜损伤修复的术前计划时，硬膜损伤的机制、环境和位置必须考虑。

磁共振成像（MRI）用于检查术后是否存在持续性脑脊液漏。计算机断层扫描（CT）脊髓造影可用于显示蛛网膜下腔并确定渗漏部位，它还可以帮助预测哪些患者更适合经皮穿刺治疗。如果渗漏部位未能显示，则可以使用同位素扫描进行进一步评估。排出液体需确认是否为脑脊液，具体方案有使用试剂尿液试纸条检验右旋糖，或使用电泳法评估 β-2转铁蛋白。

行后路腰椎硬膜修复，患者需俯卧于Jackson手术台。前路腰椎硬脊膜修复的患者，手术的体位取仰卧位。

在摆好体位后获取运动诱发电位（MEPs）和体感诱发电位（SSEPs）的基线数据。

手术技巧

要实现水密修补，暴露硬膜损伤周边至关重要。如果确定撕裂的边界和范围很复杂，可以用神经钩探查和确定。原位修复通常使用6-0 Gore-Tex缝合线，对于存在瘢痕的翻修手术，更常使用4-0丝线。多种缝合技术，包括连续缝合、锁定缝合或间断缝合都可以使用（图35.1）。

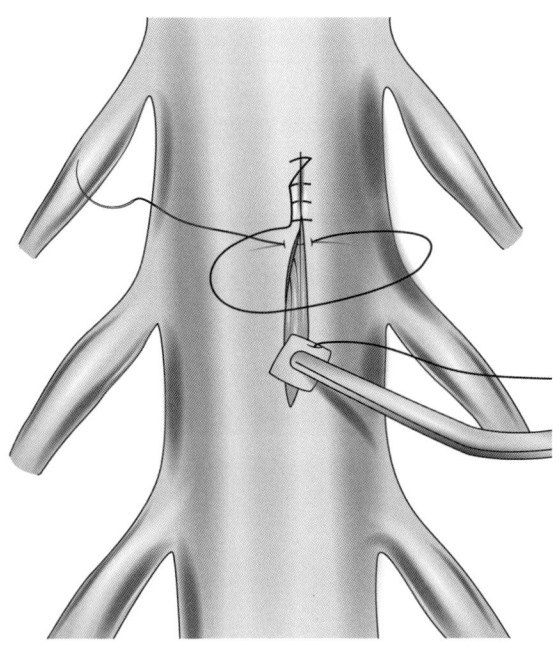

图 35.1　硬膜连续锁边缝合示意图。[引自：Eismont FJ et al. J Bone Joint Surg Am 1981；63（7）：1132–1136. With permission.]

具体使用哪种技术应取决于硬膜损伤的位置、撕裂的复杂性、硬膜周围的完整性和视野，以及术者的舒适度。对于在背侧或侧背方位置的椭圆撕裂，如果周围硬膜完好，首选锁边缝合。对复杂的损伤、位于腹侧或出口神经根腋部的损伤、硬脊膜脆且易碎的患者，简单的间断缝合可能会更接近硬膜边缘。在修复过程中，尤其是在连续锁边缝合时，给缝合线施加的张力一定要适当，以免扩大现有的撕裂或产生新的硬膜损伤。

可以使用几种技术来增强修复。硬脊膜关闭之后，取肌肉或脂肪并将其缝合到修复处。缝合线穿过肌肉和组织，将其滑动至修复处，并用锁定结固定。从皮下组织取脂肪，将裸露的硬脊膜整个覆盖，并塞入侧隐窝以防止移动。缝线修复的辅助用品，例如组织胶、纤维蛋白和胶原蛋白产品，对于成功修复硬膜至关重要。如果硬膜缺损位于腹侧或邻近出口神经根部缝合线附近，可能难以做到修复，那使用这些产品使脑脊液停止流出就很有必要了。

术后处理

对于修复不确切的硬膜损伤患者，或对术后有症状的患者，平卧休息是最基本的治疗手段。卧床休息的时间通常在24～48小时之间，之后将头部抬高至30°。如果患者在床头抬高的过程中仍没有临床症状，那么患者就可以起床到椅子上活动。所有长期卧床的患者，只要没有明显的禁忌，均应使用抗栓袜（TED）和抗栓泵（SCD）预防深静脉血栓形成（DVT）。一般术后48小时才考虑药物预防血栓。

术后Jackson Pratt引流24~48小时，如果24小时引出的CSF量很大，通常不接负压，重力自然引流。8小时排出量少于50ml时，可拔除引流管。但这不是统一标准，而且引流管理中存在很大的可变性。

对于脊柱术后硬膜损伤患者，是否肠内营养仍有争议。便秘会导致患者排便时腹腔内压力显著增加，这可能会对修复的硬膜造成损伤。有人主张对这些患者中术后使用腹部约束带。

对不可修复的硬膜损伤、脑脊液瘘管和假性囊肿来说，蛛网膜下腔引流术是一种选择，其功能是通过从缺损处分流CSF，减小硬膜内和硬膜外间隙之间的压力梯度。以大约10ml/h或者360ml/d的速度持续蛛网膜下腔引流3~5天，已被证明是治疗复杂性或持续性CSF渗漏的有效方法。

并发症

假性硬膜膨出和肌肉皮肤瘘可能是硬脊膜损伤或持续性脑脊液漏的后遗症，它们可能影响功能和美观。这些并发症可导致浅表或深层感染，甚至导致脑膜炎。慢性假性囊肿患者也可出现继发于粘连和蛛网膜炎的神经根卡压。对于这些表现出持续性神经根症状的患者，治疗选择会受到一定限制。

要点与难点

伤口闭合

筋膜和皮下组织的水密修复可能比硬膜的原位修复更为重要。通常，筋膜层使用0号vicryl缝合线进行"8"字缝合。分离的筋膜使用1-0 ethibon缝线进行锁边缝合加强。皮下组织用2-0 vicryl和3-0尼龙缝线缝合。可以使用多种不同的缝合方法。但是主要原则是对筋膜层进行封闭，使其不透水，以防止伤口引流、瘘管形成和感染。

深层引流

如果硬膜已切开，腰椎可常规放置深部引流。使用10或15号刀片，切口中线头侧旁做一个1cm的切口，然后使用3-0尼龙线做"8"字形缝合。从切口处取出引流管远端，将缝线的末端留长并缠绕在引流管周围。当引流管引流液减少时拔除引流管，结扎缝线，防止脑脊液从引流管放置处漏出。

组织胶

Tisseel（Baxter, Deerfield, Ilinois）是含有抑肽酶的纤维蛋白，是一种纤维蛋白溶解抑制剂，可与凝血酶合用。将该组合物喷洒在硬膜上可以加强修复。除了支持水密修复外，它还可以止血。尽管它很受欢迎，但有文献记载使用纤维蛋白胶会引起神经压迫和神经毒性，因此术者应注意这一点。

Valsalva 动作

硬膜切开修复术后，患者应取反 Trendelenburg 体位，并进行 Valsalva 动作增加鞘内压，以刺激脑脊液漏出，从而发现未完全修复的部位。通过观察有无渗出来检查修复效果。

参考文献

1. Neuman BJ, Kristen R, Jeffery R. Cauda equina syndrome after a TLIF resulting from postoperative expansion of a hydrogel dural sealant. Clin Orthop Relat R, 2012;470(6): 1640–1645.

第 36 章

颈椎和腰椎术后慢性感染的治疗

KAMIL OKROJ AND CHRISTOPHER KEPLER

适应证 ·············· 295	手术技巧 ·············· 297
相对禁忌证 ·············· 295	术后处理 ·············· 298
预期 ·············· 296	并发症 ·············· 298
翻修手术原则 ·············· 296	病例报告 ·············· 300
术前计划与手术室准备 ·············· 296	

适应证

对于初诊时即可很容易诊断出术区感染的患者，除非有令人信服的证据表明感染仅限于蜂窝织炎，否则均要尽快行冲洗和清创术（I&D）。从这个意义上说，手术的适应证是经影像学证实的浅表或深部感染。对于前路和后路手术都是如此。术中未暴露的部分中如果存在感染，情况就更复杂。后路手术后继发前方椎间盘炎和/或骨髓炎，如果没有脓肿形成，通常可以用抗生素治疗，在后路清创术后必须进行影像学检查，以确保单纯抗生素治疗就已足够。如果感染进展，外科医生行前路冲洗和清创适应证要放宽。一旦出现前方的脓肿或者感染进展，即使没有明显的积液，也需要行前路手术。单纯前路手术后继发后路感染非常罕见，但也遵循相同的治疗决策模式。

相对禁忌证

术后有感染但没有神经功能症状恶化的高危患者，可以先使用静脉滴注（IV）抗生素治疗，然后口服抑制性抗生素治疗。由于抗生素治疗失败很常见，因此必须进行影像学和血液学检查以追踪治疗结果，一旦失败则表明患者需要重新评估和清创灌洗治疗，然后继续接受抗生素治疗。

预期

慢性感染手术的预期是根除感染灶并成功融合、清除感染并停用抗生素。当这些目标无法实现时，次要目标是在抑菌方案中实现融合，在通过CT确认融合后延期拆除内固定并停止抗生素治疗。当感染复发而无法实现融合或无法停用抗生素时，第三个目标是通过终身抗生素治疗来抑制感染。

翻修手术原则

慢性术后感染进行翻修手术的目的是去除失活的组织，包括骨骼、肌肉和/或筋膜；避免使用不必要的植入物；更换必要的植入物；引流那些仅靠抗生素可能无法成功治愈的脓肿。植入物有形成生物膜的倾向，所以在成功融合的基础上应该去除不必要的植入物。对于进行了植入物融合的患者，决定术后进行冲洗和清创的时间非常重要。手术后6周之内发生的急性感染，不太可能在植入物上形成生物膜，彻底冲洗后可将植入物留在原处。当手术后6周或更长时间出现了感染，必须假定已经形成了生物膜，应移除或更换内植物。术后时间越长，融合的可能性也就越大。在这种情况下，应进行CT扫描以评估融合状态。如果患者已经实现了充分的融合，在灌洗清创过程中，可以把内植物全部去除，不需放置新的内植物。但是如果患者尚未实现融合，则需要相应地更换植入物。

术前计划和手术室准备

曾行颈椎或腰椎手术的患者，如果距离手术日期很久，出现发热时，首先应接受标准的发热检查（即基础实验室检查，胸部平片，尿常规，双下肢超声检查），以排除术后感染的最常见原因或与手术不相关的感染。术后持续伤口引流、引流液为脓性和发热的患者，尤其那些手术超过两周的患者，术后感染的可能更高，检查应注意这一点，并立即确定是否为手术部位感染（SSI）。实验室检查应包括红细胞沉降率（ESR）、C反应蛋白（CRP）和白细胞计数，但有时候白细胞计数可能会误导我们。

由于术中整个伤口都会被打开，所以术者可能会有不做进一步的影像学检查就手术的想法。但是，在慢性感染的情况下，影像学检查对于确认感染有没有扩散到手术范围之外很重要。普通磁共振成像（MRI）及强化都可以确定感染范围，CT扫描通常对识别内固定失败和评估融合状态非常有价值。经MRI显示有骨间盘炎且无相关硬膜外脓肿的患者，应首先接受静脉滴注抗生素治疗。通过抗生素治疗仍未治愈的骨间盘炎、硬膜外脓肿或伤口边缘积液增多的患者，需要手术干预帮助消除感染。

除非患者既往有脊柱感染或存在弥漫性感染，手术室（OR）细菌培养结果获得前，通常无需咨询感染科医生。一般健康状况不佳的患者，应接受术前实验室检查，如发现营养不良，则予以纠正，以减少伤口愈合问题。除非患者有弥漫性感染并且怀疑败血症，否则术前暂不应用抗生素，以保证术中培养阳性率最大。在诊室见到高风险患者时，根据临床影像或感染史，就应考虑这一因素；患者切口处红斑，如没有进一步调查就常规使用口服抗生素治疗，有可能降低细菌培养的阳性率，使深部感染的诊断延误。

手术技巧

手术技术在很大程度上取决于前次手术。特别是对于后入路手术，需要打开浅表筋膜室，然后进行细菌培养。如果没有充足的证据表明感染已深入到筋膜，则应在培养后对浅筋膜室清创并用3L含抗生素的晶体液冲洗。只有完成此操作后，才能避免在打开筋膜时将可能无菌的区域暴露在感染下。如果在初次检查时发现深筋膜明显开放，则无需单独冲洗浅表筋膜室。

打开深层时，注意去除筋膜缝合线。深层感染进行细菌培养之后，进行全面的清洗和清创。取出内固定装置后，应清刮螺钉孔，以除去残留的失活组织。尽可能避免使用骨蜡，因为异物可能会导致细菌聚集。优选使用凝血酶产品（SURGIFLO或FLOWSEAL）。明显感染的骨移植物要清除，在慢性感染的情况下所有松动的骨移植物也应被清除。需要第二次冲洗清创的患者可以在最后一次手术时置入骨移植物。第二次手术可能性不大的患者可以用新材料进行骨移植，也可以在接受了几周的抗生素治疗后进行第二次骨移植手术。应考虑使用自体骨移植，在感染的植骨床上，自体骨相比于同种异体骨可能会更有优势。

术中根据术者的意见，有时需要整形外科术中会诊，评估利用椎旁组织皮瓣进行分期闭合需要切除和保留的组织。有很多侵入的软组织覆盖物可以作为覆盖的选择，但一般很少有必要，因为椎旁肌肉非常健壮。是初次闭合，还是延迟闭合，还是临时使用真空辅助闭合（VAC）设备，需要与整形外科医生协商后再做出决定。如果患者持续感染，皮瓣等复杂的闭合可能失败，所以可能需要术者第二次清创并进行细菌培养，如为阴性再考虑皮瓣闭合。

当计划分期进行手术时，有时会使用抗生素覆盖骨水泥珠。由于担心抗生素水泥珠迁移，通常只在非脊髓节段，例如后腰入路时应用。所有接受外科手术感染的患者都应配备引流管（通常为多个）或VAC设备。最后，在就诊时即出现败血症的患者，在清创术之后可能会因菌血症而立即恶化，通常需要计划带管在重症监护病房（ICU）整夜监护。

术后处理

与标准的处理流程类似，这些患者的术后管理包括适当的疼痛管理和早期物理治疗。引流管应比平常保留更长的时间，理想的情况是保留到24小时内的引流液小于10ml。如果使用VAC，则患者通常会在两天后返回手术室进行再次清创，并进行VAC更换或一期闭合。每次返回手术室均应重复培养以证明感染根除。要求术后与感染科医生协商。根据手术室取样细菌培养的结果选择抗生素，但是术前应用的抗生素，可能会对培养结果或患者特定的危险因素产生影响，在一定程度上影响术后抗生素的选择。

没有内固定物的患者通常接受6周的静脉抗生素治疗，而使用内固定的患者通常在接受静脉抗生素治疗6周后，进行长达一年的口服抗生素治疗。几乎所有患者都要行中心静脉置管（PICC）。术前血液培养呈阳性的患者必须等到每日血液培养阴性后再放置PICC。脊柱外科医生和整形外科医生通常会定期随访患者（例如2周，6~8周，3~6个月）。感染科的随访情况有所不同，但最迟应在初次清创后6周随访患者，并应在此之前获得实验室检查结果并回顾在此之前的治疗反馈结果。

并发症

翻修手术患者需要进一步减压和硬膜外清创冲洗，由于炎症和硬脊膜周围的粘连而增加了硬膜损伤的风险。感染活动处的硬膜撕裂更应关注，因为它们会增加患者脑膜炎的风险；在这种情况下，有必要使用能透过血脑屏障的药物进行适当的抗生素覆盖。许多因素诸如细菌耐药性，患者的一般情况或免疫缺陷有关的特异因素，未采取积极的清创策略或在有指征时采取多种手术入路，抗生素疗程不足等，都可能会导致感染无法根除。有时尽管外科医生尽了最大的努力，治疗失败还是会发生，但是通过对持续存在感染保持高度的警惕并及早发现，可以减少治疗失败的发生率。

要点与难点

伤口闭合

为了提高治疗的成功率,术者需要与感染科医生进行开诚布公的讨论会诊,对患者特定的风险因素、预期的抗生素治疗时间和患者可能的依从性进行沟通交流。

对于严重感染,进行多次清洗清创操作几乎没有什么弊端,在每次感染治疗中,对患者反复清创直到伤口和剩余组织看起来健康,其获得的益处远超过其带来的麻烦。

同样,骨移植物可以视为感染的潜在病灶。与冲洗清创时就植入新的同种异体骨相比,在抗生素治疗一段时间后,再进行翻修骨移植会更好。

> **病例报告**
>
> 　　65 岁，男性，8 年前行 L2～S1 减压融合术，患者表现为败血症，严重腰背痛，L1～L2、T12～L1 椎间隙感染，T11～T12 硬膜外脓肿延伸至 L3～T10（图 36.1a,b）。
>
> 　　行 T10～L3 翻修减压延长融合至 T11（图 36.2a）。二期前路行 L1～L2、L1～T12、T12～T11 椎间自体髂骨融合。
>
>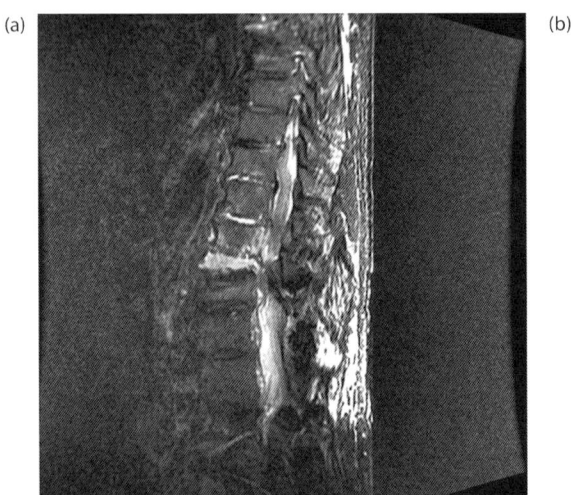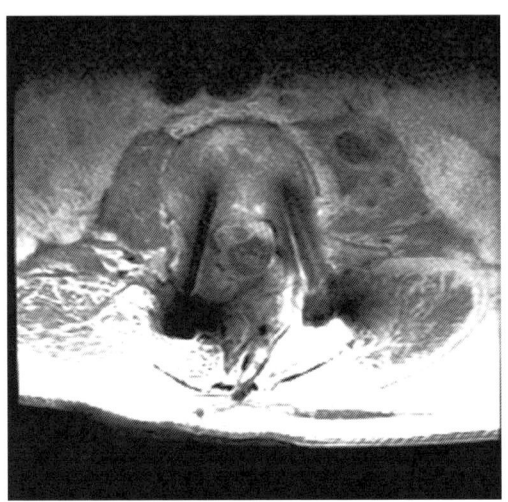
>
> 图 36.1　（a）术前 T2 相显示 L1～L2、T12～L1、T11～T12 椎间隙感染；（b）T1 增强片提示硬膜外脓肿
>
>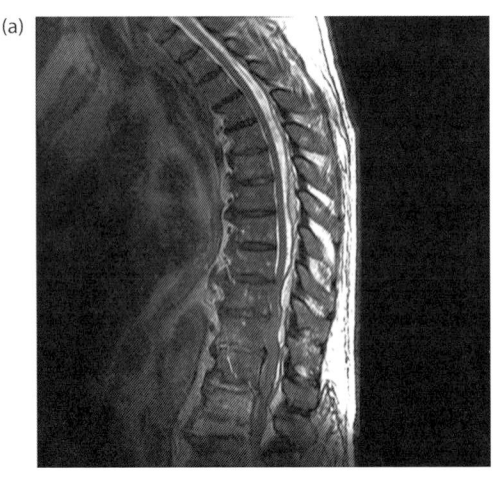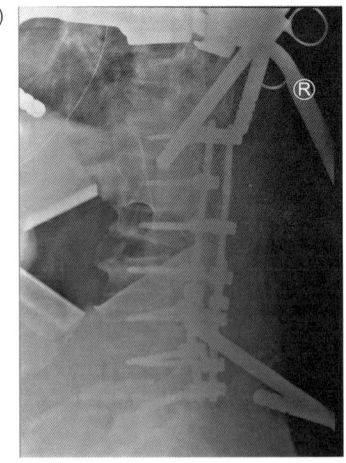
>
> 图 36.2　（a）一期术后侧位片；（b）术中自体髂骨椎间融合拍片。